Uni-Taschenbücher 789

T0222977

UTB

Eine Arbeitsgemeinschaft der Verlage

Birkhäuser Verlag Basel und Stuttgart
Wilhelm Fink Verlag München
Gustav Fischer Verlag Stuttgart
Francke Verlag München
Paul Haupt Verlag Bern und Stuttgart
Dr. Alfred Hüthig Verlag Heidelberg
Leske Verlag + Budrich GmbH Opladen
J. C. B. Mohr (Paul Siebeck) Tübingen
C. F. Müller Juristischer Verlag – R. v. Decker's Verlag Heidelberg
Quelle & Meyer Heidelberg
Ernst Reinhardt Verlag München und Basel
K. G. Saur München · New York · London · Paris
F. K. Schattauer Verlag Stuttgart · New York
Ferdinand Schöningh Verlag Paderborn
Dr. Dietrich Steinkopff Verlag Darmstadt
Eugen Ulmer Verlag Stuttgart
Vandenhoeck & Ruprecht in Göttingen und Zürich

Uni-Taschenbücher 785

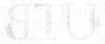

Eine Arbeitsgemeinschaft der Verlage

Birkhäuser Verlag Basel und Stuttgart
Wilhelm Fink Verlag München
Gustav Fischer Verlag Stuttgart
Francke Verlag München
Paul Haupt Verlag Bern und Stuttgart
Dr. Alfred Hüthig Verlag Heidelberg
Leske Verlag + Budrich GmbH Opladen
J.C.B. Mohr (Paul Siebeck) Tübingen
C. F. Müller Juristischer Verlag – R. v. Decker's Verlag Heidelberg
Quelle & Meyer Heidelberg
Ernst Reinhardt Verlag München und Basel
K. G. Saur München · New York · London · Paris
Ferdinand Schöningh Verlag Paderborn
Eugen Ulmer Verlag Stuttgart
Vandenhoeck & Ruprecht in Göttingen und Zürich

J. C. Brocklehurst
T. Hanley
M. Martin

Geriatrie
für Studenten

Autorisierte Übersetzung und Bearbeitung
von Michael Martin

Mit einem Geleitwort von Ingeborg Falck

Mit 38 Abbildungen und 7 Tabellen

Springer-Verlag Berlin Heidelberg GmbH

Dr. *J. C. Brocklehurst* ist Professor für Geriatrie an der Universität Manchester; Dr. *T. Hanley* ist beratender Geriater für den Harrogate District; Prof. Dr. *Michael Martin* ist Leitender Arzt der Geriatrischen Klinik der Städtischen Kliniken (Akademisches Lehrkrankenhaus) Duisburg.

Titel der englischen Originalausgabe

GERIATRIC MEDICINE FOR STUDENTS

By

J. C. BROCKLEHURST
M. D. (Glas.), M. Sc.
(Manc.), F.R.C.P.
(Glas. & Edin.)
Professor in Geriatric
Medicine, University
of Manchester

T. HANLEY
M. D. (Lond.), F.R.C.P. (Lond.)
Consultant Physician in Geriatric
Medicine, Harrogate District;
Formerly Senior Lecturer in
Geriatric Medicine, University
of Manchester

© Longman Group Limited, 1976
Ursprünglich erschienen bei Dr. Dietrich Steinkopff Verlag, Darmstadt 1976

CIP-Kurztitelaufnahme der Deutschen Bibliothek

Brocklehurst, John C.:
Geriatrie für Studenten / J. C. Brocklehurst;
T. Hanley; M. Martin. Autoris. Übers. u. Bearb.
von Michael Martin. Mit e. Geleitw. von Ingeborg
Falck. – Darmstadt: Steinkopff, 1980.
(Uni-Taschenbücher; 789)
Einheitssacht.: Geriatric medicine for students <dt.>
ISBN 978-3-7985-0503-2   ISBN 978-3-642-95962-2 (eBook)
DOI 10.1007/978-3-642-95962-2
NE: Hanley, Thomas; Martin, Michael [Bearb.]

Einbandgestaltung: Alfred Krugmann. Stuttgart
Satz: Druckerei Laub. Elztal-Dallau
Gebunden bei der Großbuchbinderei Sigloch, Leonberg

Geleitwort

Herr Prof. Dr. *M. Martin* hat die Initiative ergriffen und eine deutsche Ausgabe des Buches «Geriatrie für Studenten» von *J. C. Brocklehurst* und *T. Hanley* in die Wege geleitet.

Prof. Dr. *Brocklehurst* (Manchester) ist einer der führenden englischen Geriater und sein Buch läßt den hohen Stand der Geriatrie in England erkennen, ein Gebiet, auf dem wir in Deutschland noch einen erheblichen Nachholbedarf haben.

Klinische Medizin zum Wohl der alten Menschen unter Einbeziehung der psycho-sozialen Situation, aber auf dem Fundament einer naturwissenschaftlich begründeten Medizin auf hohem wissenschaftlichen Niveau läßt das Buch erkennen und zeigt damit ein nachahmenswertes ärztliches Wirken. Dieses Gleichgewicht zwischen Klinik und Wissenschaft wird an dem Buch von Prof. Dr. *Brocklehurst* deutlich. Damit ergibt sich ein gutes informatives Lehrbuch für Studenten, aber auch für jeden Arzt, der mit alten Menschen Umgang hat und das sind die meisten Ärzte.

So ist es sehr zu begrüßen, daß Prof. Dr. *M. Martin* dieses Buch dem deutschen Leser zugänglich gemacht hat.

Berlin, August 1979

I. Falck

Vorwort der Originalausgabe

Die Geriatrische Medizin – Medizin der alten Menschen – ist eine eigenständige Disziplin, die vier verschiedene Elemente vereinigt: Studium des Alterns, klinische Grundprobleme älterer Menschen (Fallneigung, Inkontinenz, Verwirrung usw.), Besonderheiten bei Krankheiten im Alter sowie Organisation und Zurverfügungstellung medizinischer, sozialer und freiwilliger Hilfeleistungen für alte Menschen. Wichtig ist in diesem Zusammenhang, daß ältere Menschen die größte in sich geschlossene Gruppe darstellen, die medizinische und soziale Hilfen beansprucht, wobei diese Tendenz in Zukunft noch wachsen wird.

Aus den genannten Gründen beansprucht die geriatrische Medizin einen gebührenden Platz im medizinischen Studium, was auch den Grund für die Veröffentlichung des vorliegenden Bandes darstellt.

Dieser Abriß ist als Studentenausgabe konzipiert und speziell für die Bedürfnisse des Medizinstudenten geschrieben. Wir hoffen aber, daß auch die Lernenden der medizinischen Hilfsberufe einen Nutzen davon haben werden. Vielleicht finden auch Ärzte einige Anregungen für die Betreuung ihrer alten Patienten.

Wir sind vielen Helfern dankbar für die Unterstützung bei der Abfassung dieses Buches. Besonders danken wir *Susan Williamson*, die einen besonders großen Anteil an der Fertigstellung des Manuskriptes hatte. Ferner gebührt *Brian Pearson* und *Keith Harrison* Dank, die für die Diagramme verantwortlich waren.

Darüberhinaus danken wir den Herausgebern von Lancet und Gerontologia Clinica sowie Dr. *MacMillan* und seinen Kollegen für die Erlaubnis, Abbildungen zu verwenden.

Manchester 1976,

J. C. Brocklehurst
T. Hanley

Vorwort

Die Geschichte der deutschen Bearbeitung des Buches von *Brocklehurst* und *Hanley* «Geriatric Medicine for Students» begann 1976, als ich in einer Buchhandlung in Oxford auf meiner Suche nach einem kurzen aber kompetenten Text über Geriatrische Medizin auf den Abriss von *Brocklehurst* und *Hanley* stieß. Schon nach wenigen Seiten Lesen erkannte ich, daß hier Kenner und Praktiker der allgemeinen internen geriatrischen Medizin ihre Erfahrungen in beispielhafter Prägnanz zusammengefaßt hatten.

Aus Interesse an der vorgelegten Konzeption begann ich sogleich mit einer deutschen Übersetzung. Mir schwebte vor, meine Studenten mit dem einen oder anderen Teil des Buches bekannt zu machen. Im Frühjahr 1977 erwähnte ich während eines Besuches bei *John Brocklehurst* in Manchester beiläufig, daß eine Übersetzung unterwegs sei. Am 1. September 1977 erhielt ich dann vom *Dr. Dietrich Steinkopff Verlag* die Nachricht, daß man gerne eine deutsche Bearbeitung des *Brocklehurst-Hanley*schen Buches herausgeben möchte und daß man von meinen Aktivitäten gehört habe.

Es war von vornherein klar, daß eine deutsche Ausgabe sich nicht mit der alleinigen Übersetzung erschöpfen konnte. Speziell die pharmakologische Seite mußte auf in Deutschland erhältliche Präparate abgestimmt werden. Weiterhin erschien es notwendig, auf den Gebieten der Gefäßerkrankungen, des Diabetes mellitus und der hirnorganischen Syndrome Textumschreibungen vorzunehmen. Diese wurden mit den ursprünglichen Autoren sorgfältig abgestimmt und dienten dem Zweck, ein Bezugssystem zu deutschen Verhältnissen herzustellen und den eigenen Erfahrungsstand mit in den Leitfaden einzubringen.

Die Organisation der medizinischen und sozialen Versorgung in Großbritannien wurde in ganzer Breite dargestellt. Der Leser mag sich selbst ein Bild über den hohen Stand der geriatrischen Betreuung in England machen. Nach wie vor ist Großbritannien als Schrittmacher der geriatrischen Medizin anzusehen. Ein spezielles Kapitel («Geriatrisch-soziale Dienste in der Bundesrepublik») beschäftigt sich daneben mit den ersten zögernden Entwicklungen in Deutschland. Die Gegenüberstellung macht deutlich, daß bis zu einer befriedigenden geriatrischen Versorgung noch ein weiter Weg zurückgelegt werden muß.

Duisburg, Herbst 1978 *M. Martin*

Inhalt

Geleitwort von Prof. Dr. I. Falck V
Vorwort der Originalausgabe VI
Vorwort VII

1. Teil: Altern und Alter 1
  1. Theorien des Alterns 3
  2. Soziologische und psychologische Aspekte
    der Gerontologie 13
  3. Geriatrische Patienten 26

2. Teil: Wichtige Probleme der Geriatrie 35
  4. Zerebrale Syndrome 37
  5. Störungen der autonomen Funktionen 53
  6. Fallneigung 61
  7. Verwirrtheitszustände 65
  8. Urininkontinenz 78
  9. Stuhlinkontinenz 97
  10. Dekubitus 102
  11. Knochenerkrankungen und Frakturen 113

3. Teil: Besonderheiten bei Krankheiten im höheren Lebensalter . . 125
  12. Anämie 127
  13. Herzkrankheiten 144
  14. Ernährungsbedingte Störungen 153
  15. Störungen der Elektrolyte und des Flüssigkeitshaushaltes . . 172
  16. Diabetes 188
  17. Infektionen 196
  18. Sensorische Probleme 206
  19. Ernährung 215
  20. Erkrankungen peripherer Gefäße und Störungen
    der Gelenkfunktionen 221

4. Teil: Dienstleistungen für den alten Menschen 227
  21. Geriatrischer Dienst in Großbritannien 229
  22. Soziale Einrichtungen in Großbritannien 240
  23. Freiwilligenhilfe in Großbritannien 245
  24. Geriatrisch-soziale Dienste in der Bundesrepublik
    Deutschland 247
  25. Juristische Gesichtspunkte in der Geriatrie 252
  26. Betreuung Sterbender 253

Sachregister 263

1. Teil: Altern und Alter

1. Theorien des Alterns

«Was ist Altern und was ist seine Ursache?» Dies sind Fragen, die die Menschheit immer bewegt haben. Das Interesse hierfür ist verständlich, da nur Menschen unter den lebenden Kreaturen fähig sind, die Idee des Alterns zu erfassen und infolgedessen das Altern fürchten lernen. Tiere erdulden das Altern nur in der Aktualität des Augenblicks.

Eines ist sicher: Genauso, wie es niemals einen Stein des Weisen oder ein Lebenselexier gab, so gibt es auch nicht einen einzelnen Grund für das Altern. Altern ist ein komplexer Vorgang und obgleich der Tod letzten Endes unausweichlich bleibt, erscheint er doch als zufälliges Ereignis in dem Sinne, daß Altersprozesse plötzlich eine für das Überleben vitale Struktur treffen – z. B. die Zellen des Atemzentrums. *Keats* romantische Vorstellung, «Tod ist des Lebens hoher Tribut» stellt eine unwissenschaftliche Aussage dar.

Analogie der Maschine. Der menschliche Organismus kann in gewissem Sinne als Maschine betrachtet werden, die eine ehrfurchtgebietende Komplexität und Haltbarkeit besitzt und das gleiche Schicksal aller Maschinen erleidet, die regelmäßig benutzt werden. Früher oder später entwickeln sich Schäden, sie laufen nicht mehr richtig und bleiben schließlich stehen, es sei denn, es ist ein Minimalprogramm für Unterhaltung und Reparaturen vorhanden.

Beim Weiterspinnen dieser Analogie können einige Prinzipien sichtbar gemacht werden, die dem biologischen Alternsprozeß nahekommen.

1. Die Abnutzung einer komplexen Maschine geschieht an verschiedenen Stellen ihrer Konstruktion. Einmal wird es zur Materialermüdung (Metall, Holz) kommen. Im Bereich höherer Funktionseinheiten werden Störungen auftreten (z. B. an den Zündkerzen eines Benzinmotors). Weiterhin können sich Systemfehler entwickeln, die davon abhängige andere Funktionen beeinträchtigen (z. B. Unterbrechungen elektrischer Leitungen). Diese drei Arten des Alterns von Maschinen ähneln in gewisser Weise dem Altern des Menschen: Altersvorgänge in Zellen, in Organen und in Geweben (z. B. im Blut als Sauerstofflieferant).

3

2. Je komplexer eine Maschine gebaut ist, desto größer ist die Wahrscheinlichkeit, daß Fehler auftreten. Diese können von verschiedener Art und Bedeutung sein und zu verschiedenen Zeitpunkten auftreten.

Trotz der Tatsache, daß Altersvorgänge ein äußerst komplexes Geschehnis darstellen, mag es dennoch erlaubt sein, einige Prozesse, die als Generalnenner für das Altern angesehen werden, isoliert zu betrachten.

Gleich zu Beginn muß zugegeben werden, daß eine Fülle von Theorien, aber nur wenige bewiesene Fakten existieren und daß wenig Definitives bekannt ist. Eines erscheint aber logisch: Der Mechanismus des biologischen Alterns wird durch die gleichen Besonderheiten gekennzeichnet sein, die ein lebendiges Wesen von einem nicht lebendigen Objekt unterscheidet. Zwei wichtige Eigenschaften des Lebendigen sind: (1) Die Fähigkeit sich zu vermehren und (2) die Fähigkeit, Energie aus der äußeren Umgebung in sich hineinzuziehen und für bestimmte Zwecke zu verbrauchen. Diese beiden einzigartigen Fähigkeiten der lebendigen Materie beruhen auf der Tatsache, daß Proteine synthetisiert werden können. Die Gestalt eines Individuums ist von Strukturproteinen bestimmt und die wesentlichsten Komponenten der biochemischen Aktivitäten, die mit Energieproduktion zusammenhängen, sind Enzyme, also Proteine. Eine weitere bemerkenswerte Eigenschaft des lebendigen Gewebes betrifft den im Zellkern gespeicherten genetischen Code, der exakte Instruktionen für die Proteinsynthese im Körper zur Verfügung stellt.

Aus diesem Grunde ist es nicht verwunderlich, daß fast alle z. Zt. diskutierten Theorien des Alterns sich mit dem genetischen Code der Proteinsynthese beschäftigen, wobei angenommen wird, daß dieses komplizierte System besonders störanfällig sei. Es gibt zwei voneinander zu trennende Schulen. Die eine nimmt an, daß Altern durch Störung der Proteinsynthese verursacht werde. Die andere vertritt die Meinung, daß in die Programme der Proteinsynthese eine «molekulare Uhr» eingebaut sei, die im Alter zu starker Verlangsamung oder Beendigung der Proteinbildung führt.

4

1.1. Theorien des Alterns, die auf einer defekten Proteinsynthese gründen

Der Proteinsynthese-Prozeß kann durch den ebenso kurzen wie rhythmischen Satz

DNS produziert RNS und RNS produziert Protein

ausgedrückt werden. Hierbei spielen 2 Sub-Theorien des Alterns eine Rolle. Die eine bezieht sich auf Störungen von «DNS produziert RNS» («primary error hypothesis») und die zweite bezieht sich auf «RNS produziert Protein» («non-DNA error theory»).

Um diese Zusammenhänge besser zu verstehen, müssen einige Fakten über das genetische Codesystem erwähnt werden. Die codierte Anweisung zur Proteinsynthese befindet sich auf einem Strang der Doppelhelix im Zellkern, der aus Desoxyribonuclein-säuren (DNS) aufgebaut ist. Die «Buchstaben» entsprechen den Oberflächenstrukturen der vier Basen Adenin (A), Cytosin (C), Guanin (G) und Thymin (T). Zum Verständnis genetischer Vorgänge ist der chemische Aufbau der genannten Verbindungen unwichtig. Es genügt festzuhalten, daß ein DNS-Code-Alphabet mit vier Buchstaben (A, C, G und T) vorhanden ist. Die codierte Information besteht aus einer speziellen Folge dieser «Buchstaben», etwa wie beim Morsealphabet mit seinen zwei Buchstaben, den Punkten und Strichen.

Die genetische Information befindet sich, wie erwähnt, nur auf einem Strang der DNS, der erst nach Entspiralisierung der Doppelhelix verfügbar wird. Im Interesse einer Verständlichkeit beim Decodieren muß der Strang ohne Unterbrechung vorliegen.

1.2. Theorien über Störungen des «DNS produziert RNS»-Teilschritts

Die meisten «primary error»-Theorien befassen sich mit möglichen Wegen, auf denen die codierte, sich auf dem DNS-Strang befindliche Information verzerrt werden kann.

1. *Deformierung der «Buchstaben» selbst:* Die Theorie der «freien Radikale» meint, daß oxydative Veränderungen der DNS verschiedene Buchstaben des Codes unlesbar machen. Für die

Bedeutung dieses Mechanismus sprechen Erfahrungen, daß eine Beschleunigung von Altersvorgängen durch Röntgenbestrahlung oder Gabe mutationsauslösender Substanzen bewirkt werden. Dieser Komplex ist deshalb von Interesse, da es antioxidierende Verbindungen gibt, die Bestrahlungseffekte verhindern können. Hier ist zumindest ein Ansatzpunkt vorhanden, die obengenannte Theorie experimentell zu bestätigen, wobei es einige Anhaltspunkte dafür gibt, daß antioxidierende Verbindungen in hohen Dosen tatsächlich Altersvorgänge verlangsamen können. Die Schwäche der Theorie liegt in der Schwierigkeit, eine Quelle für innere oder äußere DNS-Schädigung unter Normalbedingungen ausfindig zu machen. Die universellste und natürlichste Quelle für Mutationen ist die kosmische ionisierende Strahlung. Die hierdurch ausgelösten Effekte können darin bestehen, daß Zellen zufällig von einem energiereichen Strahlungspartikel getroffen und in ihrem Kerngebiet verschiedene DNS-Anomalien verursacht werden. Die Wahrscheinlichkeit allerdings, daß Strahlenteilchen ein DNS-Molekül wirklich treffen, ist sehr gering und macht es äußerst unwahrscheinlich, daß derartige von außen bewirkte Mutationen für Altersvorgänge ausschlaggebend sind. Dies gilt ebenso für andere genetische Störungen des Menschen.

2. *Quervernetzung in Makromolekülen (DNS) (cross linkage)*. Das beste Beispiel hierfür ist Naturkautschuk, bei dem ein Plastizitätsverlust mit der Entwicklung chemischer Quervernetzung zwischen langen, gestreckten Kohlenwasserstoffketten einhergeht. Es spricht· vieles dafür, daß Quervernetzungen von Kollagenketten (die Hauptbausteine der Sehnen) beim Alterungsprozeß vorkommen. Dieses Phänomen wird von vielen Autoren als wesentlichste Störung des alternden Bindegewebes betrachtet, obgleich es Hinweise gibt, daß es sich eher um eine Ausreifung des Kollagens als um einen wirklichen Altersvorgang handelt. Es ist viel darüber spekuliert worden, ob eine Quervernetzung der DNS ihre Funktion als Informationsträger behindern würde. Klare Fakten liegen aber nicht vor, hauptsächlich wegen der großen technischen Schwierigkeit, «junge» DNS mit «alter» DNS zu vergleichen.

3. *Irreparable Brüche der DNS-Informationsstränge* sind eine weitere Möglichkeit, Altersvorgänge zu erklären. Hierfür fehlen zur Zeit aber noch klare Beweise.

4. *Das abnehmende Vermögen der DNS mit Histonen,* basischen

Proteinen, *zu reagieren*, die bestimmte Teile des genetischen Codes verdecken, wurde ebenfalls für Altersveränderungen angeschuldigt.

Autoimmunität und Altersvorgänge

Eine weitere, die DNS-Mutation hervorhebende Theorie meint, daß Lymphozyten als mobile, zwischen «Selbst» und «Fremd» unterscheidende Zellen zur somatischen Mutation fähig sind und hierdurch ihre antigenen Eigenschaften verändern. Das Ergebnis könnten Antigen-Antikörperreaktionen an verschiedenen Orten des Körpers sein. Die Vertreter dieser Hypothese meinen, daß Altersvorgänge über zunehmende Histoinkompatibilität erklärt werden könnten. Ein indirekter Beweis hierfür wäre in der Zunahme verschiedener Typen von Auto-Antikörperreaktionen bei älteren Menschen zu sehen.

1.3. Theorien über Störungen des «RNS produziert Protein ·Teilschritts»

Um die hier in Rede stehenden Gedankengänge zu verstehen, ist es notwendig, kurz auf den genetischen Informationsfluß einzugehen. Die DNS-Buchstaben A und T können sich wie Schlüssel und Schloß miteinander verbinden, d. h. es handelt sich um komplementäre Strukturen. In gleicher Weise ist die Verbindung C und G möglich. Dieser Schlüssel-Schloß-Effekt beruht auf der stereochemischen Form sich miteinander verbindender Moleküle.

Der erste Schritt für den Organismus, eine genetische Schrift zu entziffern besteht darin, einen komplementären Abdruck herzustellen, wobei das oben skizierte Abdruckverfahren benutzt wird. Hierbei ist zu beachten, daß T von U (= Uracil) ersetzt wird. Der gesamte Vorgang wird «Transkription» genannt und der enstehende komplementäre Abdruck «Messenger-RNS». RNS ist ein langes Molekül und auf den Ribosomen der Zelle lokalisiert.

Beispiel: DNS-Information	CGA	TGG	CCT
Komplementärer Abdruck als Messenger-RNS	GCU	ACC	GGA

Drei Grundtatsachen müssen beachtet werden:
1) Der Code besteht aus Tripletts (= Gruppe dreier Basen).Jedes Triplett steht für eine spezifische Aminosäure

7

2) Der Code wird in einer bestimmten Richtung eingelesen

3) Es muß ein Startpunkt gekennzeichnet sein

In dem oben angeführten hypothetischen Beispiel sind die Tripletts wie folgt angeordnet:

> ⌐ Starte mit dem Ablesen hier
>   Lies in dieser Richtung ⎯⎯⎯⎯→
> ⌊→ | GCU | ACC | GGA | ...

Die Information lautet jetzt: «Verkette die Aminosäuren Argenin, Tryptophan und Prolin hintereinander».

Jede der genannten Aminosäuren wird mit dem Vehikel kleiner Transport-RNS-Moleküle zur Eiweißbaustelle gebracht. Die Transport-RNS besitzt für jede Aminosäure einen komplementären Anti-Code, der in den Abdruck der Messenger-RNS einrastet und so die Aminosäuren an die vorgeplante Stelle einsetzt. Dieser Prozeß wird in Abbildung 1 verdeutlicht.

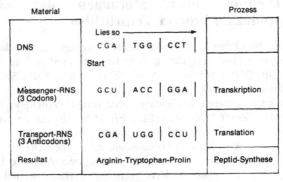

Abb. 1.1: Funktion von DNS und RNS

Hinsichtlich Detail und Gesamtaufbau handelt es sich um ein extrem vereinfachtes Schema der Vorgänge. Ein «kleines» Proteinmolekül enthält etwa 300 Aminosäuren. Erwähnenswert ist, daß tatsächlich jede der 64 möglichen Dreierkombinationen (Tripletts = «Worte» des genetischen Codes) aus den vier zur Verfügung stehenden Buchstaben (4 x 4 x 4 = 64 Tripletts) benutzt wird und daß einige der 20 beim Menschen vorkommenden Aminosäuren durch mehr als nur ein Triplett charakterisiert werden können. Einige wenige Tripletts stehen für «Start», «Stop» oder «Nonsense».

1.4. Random error Hypothese

Viel Aufmerksamkeit wurde der Möglichkeit zufälliger Fehler in der Entzifferung des genetischen Codes (Random-error) geschenkt. So glaubt die «Error-Catastrophe» von *Orgel*, daß Fehler im Mechanismus der Enzymbildung, die bei der DNS-Entzifferung mitwirken, vorkommen können: Eine durch defekte Enzyme gestörte Transkription würde Störungen der genetischen Information nach sich ziehen und schließlich in einer «Katastrophe» enden.

Medvedev hat die Ansicht vertreten, daß Strukturgene, die nur einmal auftreten, empfänglicher für den Effekt des Random-error seien als sich häufig wiederholende Gene: Die Lebensspanne verschiedener Tierarten könnte durch das Verhältnis zwischen sich wiederholenden Genen zu Strukturgenen bestimmt sein (verkürzte Lebenserwartung bei einem hohen Anteil an Strukturgenen). Einige der zufälligen Fehler, die im Verlauf einer Transkription auftreten können, sind:

1. Auslassen einer oder mehrerer genetischer «Buchstaben».
2. Einfügen einer oder mehrerer genetischer «Buchstaben».
3. Kombiniertes Einfügen und Auslassen.

Beim Einschleichen derartiger Transkriptionsfehler würde eine falsche Aminosäuresequenz resultieren. Allerdings existieren bestimmte eingebaute Schutzmechanismen, die derartige Nonsense-Mitteilungen unterdrücken können. Die Länge der genetischen Information, die falsch geschrieben wurde, hängt davon ab, welche speziellen Fehler beim Codieren unterlaufen sind (Abb. 1.2).

Die resultierenden physiologischen Folgen hängen davon ab, ob sich die fehlerhaften Aminosäuresequenzen in einem Proteinanteil befinden, der funktionell wichtig ist, wie z. B. im Bereich eines aktiven Enzymzentrums.

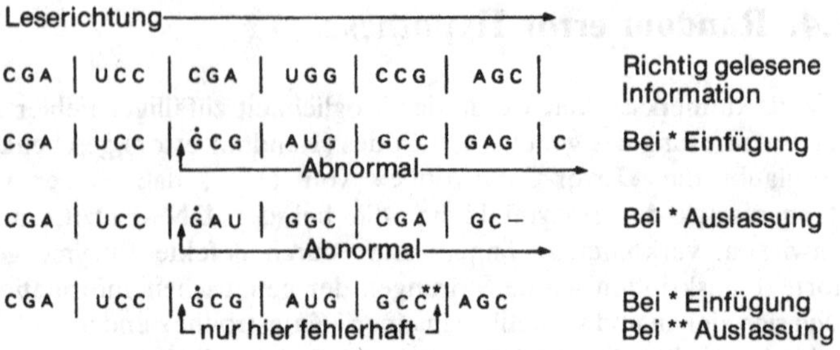

Leserichtung ─────────────────────────►

| C G A | U C C | C G A | U G G | C C G | A G C | | Richtig gelesene Information |

C G A | U C C | ↓Ġ C G | A U G | G C C | G A G | C   Bei * Einfügung
           └──────Abnormal──────►

C G A | U C C | ↓Ġ A U | G G C | C G A | G C −   Bei * Auslassung
           └──────Abnormal──────►

C G A | U C C | ↓Ġ C G | A U G | G C Ċ** | A G C   Bei * Einfügung
           └nur hier fehlerhaft┘   Bei ** Auslassung

Abb. 1.2: Verschiedene Möglichkeiten einer fehlerhaften RNS-Formation.

Abb. 1.2 (hypothetisches Beispiel) läßt die verschiedenen Fehlermöglichkeiten im Aufbau der Messenger-RNS erkennen.

Der Leser kann für sich selbst andere fehlerhafte Kombinationen (z. B. drei ausgelassene Buchstaben, drei fehlerhafte Einfügungen, ein falscher Start) im genetischen Text erfinden und Schlußfolgerungen über die Konsequenz dieser Fehler ziehen.

1.5. Theorie der «molekularen Uhr»

Bisher wurde das Auftreten von Fehlern in der Maschine selbst, d. h. auf Werkstattebene behandelt. Es wurde aber auch darauf hingewiesen, daß eine Ursache für das Altern durch Änderung des Informationsgehalts (Management-Information), die in der DNS enthalten ist, zustandekommen kann. Hierbei wird das «Management» u. a. durch basische Histon-Proteine ausgeübt, die entsprechend ihrer DNS-verdeckenden Eigenschaft Einfluß auf die Wirkungsweise von Strukturgenen nehmen. Der Prozeß des Wachsens und Differenzierens ist in genetischen Programmen enthalten, wobei mit Hilfe einer «molekularen Uhr» bestimmte Gene «einoder ausgeschaltet» werden können.

Ausgehend von diesen allgemeinen Voraussetzungen müssen einige kontroverse Hypothesen erwähnt werden.

1. Der Altersvorgang könnte als programmierter Ablauf angesehen werden, wobei Tod das letzte vorgeplante Ereignis darstellt.

10

2. Von der Evolution her betrachtet sei Altern ein wertvoller
Vorgang, da hierdurch das langfristige Überleben der Spezies
gewährleistet werde. Dies ergäbe sich
a) durch positive Selektion von Genen, die am Programm
teilnehmen, aber nach Eintritt eines bestimmten Reifezustandes
wieder abgeschaltet würden. Hier muß allerdings eingeworfen
werden, daß es bis jetzt keine überzeugende Beweisführung dafür
gibt, daß programmiertes Altern für das Überleben einer Spezies
vorteilhaft ist. So sterben Elefanten in der Wildnis meistens, weil
die Zähne durch Kauen flach geworden sind, und viele Raubtiere
durch Verlust von scharfen Zähnen und Klauen. Bei wilden
Tieren in ihrer natürlichen Umgebung dürfte der Tod durch
hohes Alter, wie er bei Menschen vorkommt, ein sehr seltenes
Ereignis darstellen. Insofern würde dem programmierten Altern
nur wenig Selektionswert zukommen.
b) Durch Genselektion: Von der Evolution her gesehen sei
Altern deshalb wertvoll, weil eine Selektion von Genen stattfindet. Diese sei für die Ausreifung von Vorteil, entfalte später
aber ungünstige Effekte. Die Genselektion begünstige die Re-
produktion bei gleichzeitiger Sicherung des Todes.

Zwei weitere experimentelle Beobachtungen sind in Bezug auf die
«molekulare Uhr»-Hypothese wichtig. Sofern eine Infektion mit
bestimmten Arten von RNS (z. B. durch das Rous-Sarkom-Virus
oder das Rauscher-Maus-Leukämie-Virus) stattfindet, können Zell-
kulturen, die normalerweise nur eine begrenzte Lebensspanne
besitzen, in unsterbliche Zellen transformiert werden. Wie erwähnt,
gilt der Satz «DNS produziert RNS». Es gibt aber Anhaltspunkte
dafür, daß bei derartig infizierten Zellen eine umgekehrte Transkription «RNS produziert DNS» möglich ist: Die abnorm produ-
zierte und abgeänderte DNS ist in der Lage, das genetische
Programm der Zelle zu übernehmen und unterliegt dann nicht mehr
den Bedingungen des in der normalen DNS vorprogrammierten
Alterns.
    Ein weiterer bemerkenswerter Befund ist das «Hayflick-Phäno-
men». Menschliche embryonale Lungengewebsfibroblasten, die in
einer Kultur gezüchtet werden, sind lediglich zu fünfzig aufeinander
folgenden Verdoppelungen fähig. Anschließend sterben sie. Zellen,
die von Lungen Erwachsener stammen, sterben entsprechend früher
ab: für je 10 Jahre chronologischen Alters geht ein Verdoppelungs-
prozeß verloren. Dieser Befund kann durch Annahme einer

«molekularen Uhr», die imstande ist, Zellkernteilungen zu zählen, erklärt werden (die molekulare Uhr hat sicherlich nicht die verflossene Zeit registriert, da Fibroblastenkulturen über lange Zeiträume in gefrorenem Zustand aufbewahrt werden können, wobei die Zellteilung nach dem Auftauen in gleichem Maße abläuft, wie bei nicht eingefrorenen Zellen). Allerdings zeigen die Zellen am Ende ihres Teilungsvermögens chromosomale Abnormalitäten, so daß die Lebensspanne auch durch Anhäufung von DNS-Fehlern erklärt werden könnte.

Bisher wurde im wesentlichen über die Zelle gesprochen. Es sind aber Hinweise dafür vorhanden, daß auch das Medium, in dem die Zellen suspendiert sind, Altersvorgänge auslösen kann. So erholten sich verlorengegangene Funktionen im Gewebe alter Tiere nach Transplantierung auf junge Tiere.

2. Soziologische und psychologische Aspekte der Gerontologie

Sowohl Soziologen als auch Psychologen haben vieles zum Studium des Alterns beizutragen und eine große Zahl von Wissenschaftlern beider Disziplinen arbeitet ausschließlich auf dem gerontologischen Sektor. Der Soziologe definiert und beschreibt die alternde Population, diskutiert die Probleme, die eine alternde Gesellschaft mit sich bringt und konzipiert Lösungen derartiger Probleme. Die Psychologen beschäftigen sich dagegen in dreifacher Weise mit dem Altersprozeß. Einmal entwickeln sie Tests zum Beurteilen geistiger und intellektueller Fähigkeiten und wenden sie zur Beurteilung von Altersvorgängen an. Zweitens beschreiben sie das Erlebnis des Alterns selbst sowie die Bedürfnisse und die Probleme alter Menschen. Drittens wird die Haltung der restlichen Gesellschaft alten Menschen gegenüber beleuchtet und die Gründe für diese Haltung ermittelt.

2.1. Soziologische Aspekte der Gerontologie

Jede Gesellschaft beschäftigt sich in ihrer eigenen Art mit dem Altern. In höher entwickelten Gesellschaftsformen liegt reichlich Informationsmaterial über Altersprobleme und Wege zu ihrer Lösung vor. Abbildung 2.1 vermittelt Populationsänderungen in Deutschland über die letzten 70 Jahre. Wir sehen, daß der Altersaufbau unserer Gesellschaft im Jahre 1910 Pyramidenform besaß. Der größte Populationsanteil wurde in der Altersgruppe 0–15 Jahre gefunden. Dieses Bild des Lebensbaumes hat sich langsam gewandelt. Zunächst fand sich die Form eines Quadrates mit dreieckförmigem Abschluß nach oben. In letzter Zeit dominierte eine sich nach oben und unten verjüngende Form. Dieser bildhaften Darstellung entsprechen Daten der Lebenserwartung, wie sie in Tabelle 2.2 niedergelegt sind.

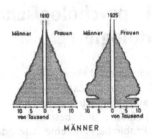
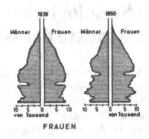

Altersaufbau der Wohnbevölkerung am 31.12.1975

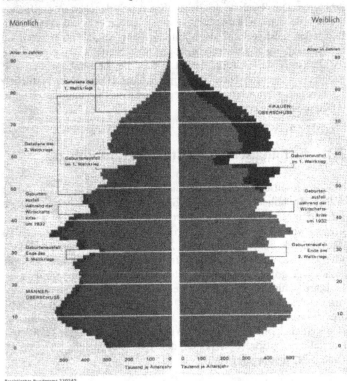

Abb. 2.1: Populationsverteilung im Deutschen Reich bzw. im Bundesgebiet zwischen 1910 und 1975.

Tab. 2.1: Lebenserwartung (Statistisches Bundesamt, Wiesbaden)

	1901/10	1973/75	Zunahme %
Bei Geburt			
Männer	44,8	68,0	51,8
Frauen	48,3	74,5	54,2
mit 65 Jahren			
Männer	10,4	12,2	17,3
Frauen	11,9	15,5	30,3

Es gibt zwei wichtige Gründe für die genannten Veränderungen. Einmal macht sich die Verbesserung der Hygiene und der Ernährung sowie Zunahme der Geburtenkontrolle bemerkbar und zum anderen spielt die erfolgreiche Bekämpfung von Infektionskrankheiten eine Rolle. Hier sind Impfungen und Chemotherapie mit neuen Antibiotika zu nennen. Während Tuberkulose die häufigste Todesursache bei jungen Erwachsenen zu Beginn dieses Jahrhunderts war, spielt sie jetzt kaum noch eine Rolle für Todesfälle. In gleicher Weise können Diphtherie und die Komplikationen von Masern, Scharlach und Meningitis sowie Kindbettfieber nicht mehr als wesentliche Ursachen von Todesfällen angesehen werden. Insofern überleben die meisten Menschen den Übergang vom Berufsleben zum Ruhestand und es gibt Anzeichen dafür, daß für diese Periode mit einer weiteren Zunahme der Lebenserwartung gerechnet werden kann.

Die Jahre des Ruhestandes werden häufig mit dem Begriff des Altwerdens verbunden. Dies ist keineswegs richtig. Chronische Alterskrankheiten treten meist erst nach dem 75. und dann noch häufiger nach dem 85. Lebensjahr auf. Aus diesem Grunde ist es

Tab. 2.2: Voraussage der Bevölkerungsentwicklung (Statistisches Bundesamt, Wiesbaden) Zahlenangaben x 1 000

Population Bundesrepublik	1975	1990	Änderung %
Alle Altersgruppen	57.937	54.779	− 5,5
65 +	8.790	6.784	− 22,8
75 +	2.911	3.817	+ 31,1
85 +	424	639	+ 50,9

interessant, sich Veränderungen hinsichtlich der zahlenmäßigen Größe verschiedener Altersgruppen, wie sie bis zum Jahre 1990 vorausgesagt werden, vor Augen zu führen (siehe Tab. 2.2).

Abgesehen von der bekannten Tatsache, daß Ruhestand und höheres Alter eine Erfahrung sind, die wir alle einmal durchleben werden, zeigen wirtschaftliche Vergleiche, daß Hochbetagte in Zukunft Hauptverbraucher sozial-medizinischer Einrichtungen sein werden. 1975/76 kamen in der Bundesrepublik auf 4 Erwachsene, die in der Arbeitswelt standen, 6 Menschen, die entweder noch nicht die Schule bzw. Universität verlassen hatten oder die sich im Ruhestand befanden.

2.2. Lebensformen nach der Pensionierung

Tab. 2.3: Unterbringung älterer Menschen von 65 Jahren und darüber in England und Wales 1963

Privathaushalte	94,0 %	
Hotels, Pensionen, Herbergen	1,5 %	95,5 %
Altersheime	1,7 %	
Psychiatrische Kliniken, Pflegeheime	1,0 %	
andere Krankenhäuser und Pflegeheime	1,8 %	4,5 %

Die Tabelle 2.3 zeigt Lebensformen über 65jähriger in einer 1963 in Großbritannien durchgeführten Erhebung. Über 95 % der älteren Menschen lebte in privaten Häusern (entweder eigenen Häusern oder zusammen mit Verwandten bzw. Fremden) sowie in Hotels und Pensionen. Nur 4,5 % lebten in Altersheimen oder waren in Krankenhäusern institutionalisiert.

Beim Vergleich der Häufigkeit einer Unterbringung älterer Menschen in Heimen oder Krankenhäusern ergeben sich folgende Zahlen:

Großbritannien	4,5 %
USA	4,6 %
Dänemark	7,0 %

Für die Bundesrepublik ergab sich 1971 eine Unterbringungsrate von etwa 4 %. In einer Großstadt im Ruhrgebiet (Duisburg) lebten 1976 3 % der über 65jährigen entweder in Altenwohnheimen (1,8 %) oder in Altenkrankenheimen/Pflegeheimen (1,2 %).

16

Die sich ergebenden regionalen Unterschiede könnten zwei Erklärungen haben. Zunächst lehrt die Erfahrung, daß ältere Menschen möglichst lange unabhängig in ihrer eigenen Wohnung leben wollen und daß jede Art institutionalisierter Unterbringung das Letzte ist, was sich alte Menschen wünschen und zu dem man ihnen raten soll. Auf der anderen Seite besteht aber auch kein Zweifel, daß die jüngeren Glieder der Gesellschaft geradezu unzumutbare Anstrengungen (sowohl geistig als auch physisch) machen müssen, um mit den Problemen der Pflege behinderter Verwandter fertig zu werden. Eine demente alte Frau, die kaum Nacht und Tag voneinander unterscheiden kann, die Gashähne aufdreht, die möglicherweise in den Straßen herumläuft und nicht mehr nach Hause findet oder die nachts ihre Enkelkinder erschreckt, weil sie versehentlich in den Schlafraum hineinläuft, sind Dinge, die über Monate und Jahre kaum einem Menschen zuzumuten sind. Der anhaltende Streß kann schließlich zu einem Zusammenbruch führen, der nicht nur die Person, die sich der Pflege des alten Menschen angenommen hat, sondern der die ganze Familie und möglicherweise die Ehe trifft. Unter Berücksichtigung der Demenzhäufigkeit (siehe Kapitel 7) muß angenommen werden, daß die relativ kleine Zahl von 3–4,6 % institutionalisierter älterer Menschen in den USA, Großbritannien und Deutschland eine wesentlich größere Belastung der Angehörigen beinhaltet, als dies z. B. in Dänemark mit 7 % institutionalisierter älterer Menschen der Fall ist.

2.3. Familienkontakte

Untersuchungen über den Zusammenhang zwischen alten Menschen und ihren Familien haben gezeigt, daß speziell in Großbritannien ein enger Kontakt zwischen Eltern und Kindern besteht. Unglücklicherweise beruht diese Erkenntnis auf Untersuchungen, die bereits 20 Jahre alt sind. Es ist möglich, daß sich hier inzwischen Änderungen ergeben haben. Etwa ein Fünftel alter Menschen sind ohne Kinder geblieben. Tabelle 2.4 zeigt aber, daß in Fällen mit Kindern der Kontakt zu den Eltern aufrecht erhalten wird. Selbstverständlich bedeutet Kontakt mit Kindern nicht auch Betreuung. Es ist möglich, daß sich ein älterer Mensch, obgleich er im Hause des Sohnes oder der Tochter lebt, dennoch wie ein Fremder fühlt: Zurückgezogen im eigenen Raum und mit wenig

Tab. 2.4: Familienkontakte bei älteren Menschen von 65 und mehr Jahren (Townsend 1955)

Keine lebenden Kinder: 20 %

Restliche Gruppe:
80 % sehen täglich ihre Kinder
 4 % sehen ihre Kinder seltener als einmal pro Woche

52 % leben mit Angehörigen im selben Haus
25 % leben von ihren Angehörigen nicht weiter als 5 Minuten Gehentfernung
 8 % haben Angehörige, die weiter als 5 Minuten Gehweg entfernt liegen

---

Kontakt nach außen. Dies ist aber eher ungewöhnlich. Obgleich ältere Menschen oft Wert darauf legen, für Kinder, bei denen sie leben, keine Last zu sein, wohnt doch der Hauptanteil aller Witwen oder Witwer im Haus der Kinder.

Entscheidungen über die zukünftige Form der Unterbringung, insbesondere auch über einen Umzug zum Altersheim oder hinsichtlich der Unterbringung bei den Kindern sollten niemals in Krisenzeiten, wie z. B. unmittelbar nach einem Trauerfall, getroffen werden. Der Hausarzt kann hier beratend einspringen, selbst wenn er nicht mehr erreicht, als verschiedene Möglichkeiten aufzuzählen bzw. Risiken und Vorteile gegeneinander abzuwägen.

2.4. Einsamkeit

Es ist oft gesagt worden, daß die Einsamkeit die Geißel des Alters sei. Besonders wenn ein Ehepartner oder Freunde gestorben sind und allgemeine Körperschwäche sowie Nachlassen der Sinne (besonders des Gehörs) eine Begrenzung des Aktionsradius nach sich ziehen, muß Einsamkeit in stärkerem Maße zum Problem werden. wobei oft freiwillige Hilfsorganisationen durch Hausbesuche oder Einrichten von Altenclubs helfen können. Der Hausarzt sollte dafür sorgen, daß in seinem Einflußgebiet ein derartiger freiwilliger Hilfsdienst vorhanden ist und daß dieser entsprechende Dienste anbieten kann. Der Hausarzt wird immer bereit sein, freiwillige Hilfsdienste anzuregen, Lücken in der Versorgung zu entdecken bzw. versuchen, diese zu füllen.

2.5. Psychologie des Alterns

Verschiedene psychologische Tests können als Werkzeug betrachtet werden, die Psychologen benötigen, um ihren Beruf auszuüben. Bestimmte Tests sind für Fragen im Bereich der Forschung und für die Versorgung der Patienten wichtig. Es gibt viele Tests, die hier benutzt wurden. Der Wechsler-Intelligenztest für Erwachsene ist wahrscheinlich der bekannteste. Es handelt sich um ein spezielles Betätigungsfeld der Psychologen, so daß Details hier nicht erörtert werden sollen. Die Tests weisen Störungen der intellektuellen Funktion nach und geben Hinweise auf die Prognose bei organischen Erkrankungen. Auch spielen sie für die Beurteilung, inwieweit ältere Menschen rehabilitationsfähig sind, eine Rolle.

2.6. Einstellungen betagter Menschen gegenüber dem Altersvorgang

Einige Psychologen sind der Auffassung, daß ältere Menschen eine der beiden Haltungen gegenüber dem Altersvorgang einnehmen:
1. Ständige Beschäftigung mit Krankheitserscheinungen.
2. Nur geringe Irritierbarkeit durch Störungen der Körperfunktion.

Vielen Menschen mag das genußreiche Ausleben einer Freizeit sowie ein bequemes Leben gleichbedeutend mit physischem Wohlergehen sein. Hier wird eine Zunahme altersbedingter Gebrechlichkeit nur schwer ertragen. Andere vermögen dagegen schwerste Behinderungen zu erdulden und sind gleichzeitig in der Lage, sich durch soziale und geistige Aktivitäten einen Ausgleich zu schaffen. Wahrscheinlich handelt es sich hierbei um zwei Verhaltensmuster, die bereits im jugendlichen Alter angelegt wurden.

Allgemein gesehen dürften sehr alte Menschen eine Elite der Gesellschaft bilden; sie besitzen eine optimistische Grundhaltung bezüglich ihrer Gesundheit, ein großes Maß an sozialem Einfühlungsvermögen und eine gehobene Stimmungslage. Tatsächlich konnte gezeigt werden, daß die meisten älteren Menschen ihre Gesundheit mindestens ebenso gut, oft aber auch besser als die ihrer Altersgenossen einschätzten.

Ein weit verbreiteter Lehrsatz der psychologischen Gerontologie war bis vor 10 Jahren die Theorie der Ablösung («Disengagement»). Diese Theorie meinte, daß die wechselseitige Ablösung der Gesellschaft vom alternden Individuum eine notwendige Bedingung für ein sinnvolles Altern und gesundes Funktionieren der Gesellschaft darstelle. Heute wird diese Theorie in überwiegendem Maße wieder verlassen und es hat sich der Grundsatz gebildet, daß soziale Integration und Aktivität wichtige Faktoren für den harmonischen Altersvorgang darstellen. Tatsächlich besteht ein zunehmender und begrüßenswerter Trend dahin, daß ältere Menschen ihre Lernfähigkeit beweisen, ihre intellektuelle Erfahrung erweitern und sich mit neuen Ideen vertraut machen. Lehr- und Lernmöglichkeiten werden in verschiedenster Art angeboten. Es kommt sogar vor, daß Menschen in ihren alten Tagen einen neuen Studiengang an der Universität beginnen.

Es ist einmal gesagt worden, «daß der normale, verständige und adäquat an die Umwelt adaptierte ältere Mensch eine realistische Einstellung zu den Tatsachen des Lebens besitzt, sich so nimmt wie er ist, seine Frau als ebenbürtigen Partner auf dem gemeinsamen Weg anerkennt und weitgehende Toleranz hinsichtlich der Einschätzung seiner nächsten Verwandten zeigt».

2.7. Psychologische Begleitumstände des Alterns

Der Altersvorgang, wie ihn der Psychologe sieht, wird von verschiedenen, das Alter begleitenden Besonderheiten bestimmt. Beispielsweise verlangsamt sich die Reaktionszeit und der ältere Mensch ist nicht mehr in der Lage, Geschwindigkeit und Genauigkeit in der gleichen Weise zu erzielen, wie dies für jüngere möglich ist. Aus diesem Grund bekommen ältere Arbeiter Schwierigkeiten beim Arbeiten auf einem schnell vorrückenden Fließband. Dies ist einer der biologischen Gründe, warum ein Übergang in den Ruhestand erforderlich wird.

Eine weitere Funktion, die durch das Altern beeinflußt wird, ist das *Gedächtnis*. Das Langzeitgedächtnis (Gedächtnis für sehr weit zurückliegende Ereignisse) wird offensichtlich über das ganze Leben bewahrt. Auf der anderen Seite vermindert sich die Fähigkeit älterer Menschen, weniger weit zurückliegende Geschehnisse zu behalten. Dies führt dazu, daß die Vergangenheit immer mehr ins

Zentrum des Bewußtseins rückt. Möglicherweise liegen hier aber nur scheinbare Verschiebungen in der Gedächtnisleistung vor. Gedächtnis besteht aus dem Speichern neu einlaufender Fakten, wobei diese Fähigkeit u. a. der Motivation unterliegt. Zum Beispiel muß ein Wunsch, etwas zu behalten, vorhanden sein. Ist eine berufliche Karriere abgeschlossen, so kann jegliche Motivation enden. Es bedarf eines hohen Maßes an Interesse, um bestimmte Dinge dem Gedächtnis einzuverleiben.

Läßt das Gedächtnis mit zunehmendem Alter – durch welche Gründe auch immer – nach, so befindet sich ein älterer Mensch in unserem technologischen Zeitalter im Nachteil, da die eigene Erfahrung, die über viele Jahre gesammelt wurde, schnell unwichtig wird und neue Techniken gelernt werden müssen.

Der Vorteil, den ältere Menschen besitzen, liegt in der Anhäufung von Erfahrung und Weisheit. In unserer Gesellschaft sind diese aber oft von geringerer Bedeutung als in früheren, weniger ausgeklügelten Gesellschaftsformen. Eine positive Seite dieses Sachverhaltes besteht darin, daß manche ältere Menschen die Gelegenheit nutzen, Memoiren und Lehrbücher schreiben und ein Interesse an Geschichte und auch an den Abläufen der Altersvorgänge selbst gewinnen. Ältere Menschen besitzen oft auch eine große Erfahrung in der Manipulation sozialer Funktionen und finden sich besonders gut in der Maschinerie von Komitees, Gesetzen und Ritualen zurecht. Diese Fähigkeiten besitzen in etablierten Gesellschaftsschichten ein größeres Gewicht als in der Arbeiter- und Fabrikwelt.

2.8. Stereotypien des Alterns

Eine interessante psychologische Fragestellung befaßte sich mit verschiedenen Charakteristika einer größeren Population älterer Männer. Die Analyse der Befunde, die graphisch aufgetragen werden konnte, zeigte verschiedene Stereotypien des Alterns. Vielleicht am erstaunlichsten war die Art, in welcher diese Stereotypien mit dem bisherigen Leben des betreffenden Individuums korrelierten. Stereotypien konnten wie folgt unterteilt werden:

2.8.1. Konstruktive Haltung

Es handelt sich um einen gut an die Umwelt adaptierten Mann, der das Leben mit seinen mannigfaltigen Äußerungen genießt, der humorvoll, tolerant, flexibel und selbstkritisch ist, eine glückliche Kindheit hatte und eine Kontinuität im Verlauf des späteren Lebensweges aufweist.

Altern

Der Altersprozess, das Ausscheiden aus dem Berufsleben und der Tod werden akzeptiert. Die Freude am Essen, an der Arbeit, am Trinken, am Spiel und am Sex bleiben erhalten. Auf Vergangenes wird mit wenig Bedauern zurückgeblickt, das unmittelbar Kommende freudig erwartet.

2.8.2. Abhängigkeit

Es handelt sich um einen sozial angepaßten, in seiner Lebenshaltung aber passiven, wenig ehrgeizigen Mann mit einer gewissen Weitsicht. Er neigt dazu, überoptimistisch und unpraktisch zu sein. Er hat spät geheiratet und steht unter dem Einfluß einer starken Frau.

Altern

Er ist froh, sich aus dem Berufsleben zurückziehen zu können, er ißt und trinkt zu viel, er spielt gerne und genießt die Ferienzeit. Er ist jeder Form von Arbeit abgeneigt.

2.8.3. Defensive Haltung

Es handelt sich um einen Mann, der immer zuverlässig gearbeitet hat, der sich gut einordnen konnte und ein soziales Leben führte. Er hat immer vorgeplant, wollte aber niemals helfen. Er war selbstbeherrscht, lebte in Konventionen und zeigte nur unter äusserem Zwang Aktivität.

Altern

Er hat Angst vor dem Altern. Er versucht die Pensionierung herauszuziehen. Er sieht wenig Vorteile im Hinüberwechseln zum Ruhestand und ist nicht bereit, sich mit den Problemen der Pensionierung auseinanderzusetzen.

2.8.4. Feindseligkeit

Äußere Umstände und andere Menschen werden für das eigene Scheitern verantwortlich gemacht. Es besteht Agressivität und Mißtrauen sowie die Neigung sich zu beklagen. Beschäftigungsverhältnisse werden oft unterbrochen und gewechselt. Unzulänglichkeiten verschiedenster Art sind erkennbar.

Altern
Dieser Mensch kann im Alter nichts Gutes sehen, er fürchtet sich vor dem Tod und beneidet die Jungen. Um Zeit zu gewinnen, stürzt er sich in verschiedene Aktivitäten.

2.8.5. Selbsthaß

Ein Mann, der kritisch und geringschätzig über sich denkt und ohne jeden Ehrgeiz ist. Sein Leben ist durch sozialen und wirtschaftlichen Niedergang gekennzeichnet. Er ist unglücklich verheiratet und hat wenig Hobbys. Er fühlt sich als Opfer äußerer Umstände.

Altern
Die Tatsache des Alterns wird akzeptiert. Es besteht kein Neid auf Jüngere. Das Leben erscheint nicht mehr interessant und der Tod wird als Erlösung angesehen.

2.9. Selbstmord

Es ist eine bedenkliche Tatsache, daß bei älteren Menschen die Selbstmordrate höher als bei jüngeren liegt. In der Gruppe älterer Menschen ist die Rate besonders bei Alleinstehenden hoch. Selbstmord kann durch Tod eines Angehörigen, Verlust von Freunden oder durch eine physische oder psychische Krankheit ausgelöst werden.

2.10. Pensionierung

In unserer westlichen Gesellschaft ist das Sicheinleben in den Ruhestand ein so bedeutsamer Schritt, daß Ärzte diesem Komplex besondere Beachtung schenken müssen. Der Arzt sollte etwas über die Probleme und besonderen Umstände der Pensionierung wissen, die Pensionierung als Faktor einer größeren Zahl von Krankheitserscheinungen erkennen und in der Lage sein, Ratschläge für die sinnvolle Gestaltung des Ruhestandes zu geben.

Die Pensionierung ist ein neu auftretendes Phänomen in der zweiten Hälfte des 20. Jahrhunderts. Fast jeder verbringt heute eine größere Zahl von Jahren im Ruhestand. Die Zeit der Pensionierung kann und sollte eine Zeit der Erfüllung sein, bei der ein älterer Arbeiter von der Last schwerer Arbeit befreit ist und sich imstande fühlt, andere Dinge des Lebens, für die er zuvor keine Zeit hatte, wahrzunehmen. Dies erscheint vielleicht als idealisierte Betrachtungsweise. Für viele Menschen besitzt sie aber einen Wahrheitsgehalt. Ein Mensch, der den Ruhestand genießt, hat auch früher seine Arbeit gerne ausgeführt. Demgegenüber hat ein Mensch, der den Lebensabend als langweilig empfindet, auch zuvor kein Verhältnis zur Arbeit gefunden. Die Pensionierung ist immer mit verschiedenen Einschränkungen verbunden.

2.10.1. Finanzielle Einbuße

Die meisten Menschen sind nach ihrer Pensionierung ärmer als vorher und diejenigen, die von ihrer Rente leben, bemerken plötzlich, daß sie weniger als ein Viertel des früheren Verdienstes zur Verfügung haben.

2.10.2. Statusverlust

Häufig wird die Bedeutung eines Menschen im Zusammenhang mit seiner Arbeit gesehen. So war er vor seiner Pensionierung ein Bankdirektor, ein Lehrer, ein Vorarbeiter oder ein Eisenbahnaufsichtsbeamter. Schon einen Tag nach Beendigung seiner Arbeit ist er nur noch ein alter Rentner. Ein solcher Übergang beinhaltet eine bedeutsame und ungern gesehene Statusänderung.

2.10.3. Vereinsamung

Für die meisten Menschen bedeutet Arbeit gleichzeitig menschlicher Kontakt. Tatsächlich repräsentiert die Arbeitswelt in unserer industrialisierten Gesellschaft die wichtigste soziale Ordnung, in die der Mensch hineingestellt ist. Ausscheiden führt unmittelbar zum Verlust sozialer Bindungen.

2.10.4. Verlust geordneter und sinnvoller Beschäftigung

Gleichgültig ob Menschen ihre Arbeit schätzen oder nur unwillig ausüben, sie haben sich an die tägliche Routine der Arbeitswelt gewöhnt. Hier wäre noch am ehesten ein Ersatz möglich; dieser unterbleibt aber meistens.

Wahrscheinlich sind dies die wichtigsten, mit einer Berentung verbundenen Änderungen der Lebenssituation. Von besonderer Bedeutung ist hierbei, daß die Umstellung den Betreffenden ohne Vorwarnung und ohne die Möglichkeit der seelischen Verarbeitung trifft.
Vielleicht wird es in Zukunft mit zunehmender Freizeit und entsprechender Schulung besser möglich sein, mit den zusätzlichen Jahren, die ein Ruhestand in sich birgt, fertig zu werden. Bestimmte programmierte Vorbereitungen auf die Zeit des Ruhestandes, die möglichst schon fünf oder zehn Jahre vor der Pensionierung begonnen werden sollten, könnten die Bewältigung verschiedenster medizinischer und psychologischer Probleme erleichtern.

2.11. Umwelt

Bei Berücksichtigung der sozialen und psychologischen Faktoren des Alterns muß auch die Umwelt der Menschen berücksichtigt werden. Diese trägt zum Gelingen oder Scheitern der Umstellung in großem Maße bei. Wichtig ist die Gestaltung von Wohnungen, in denen ältere Menschen leben, ferner daß die Bewohner sicher und abgeschirmt leben, ohne jedoch von der übrigen Welt abgetrennt zu sein, daß Läden und öffentliche Gebäude leicht zu erreichen sind und daß Geschäftsinhaber und öffentliche Bedienstete die besonderen Bedürfnisse älterer Menschen (besonders wenn diese auf sich selbst gestellt sind) berücksichtigen. Um einen gewissen Aktionsradius aufrecht zu erhalten, sind ältere Menschen von öffentlichen Transportmitteln, die ihnen oft gefährlich erscheinen, abhängig.

3. Geriatrische Patienten

Das fortgeschrittene Lebensalter stellt höchste Ansprüche an medizinische Betreuung. In Großbritannien behandelt der Hausarzt im Durchschnitt pro Jahr 6,3 % der über 65jährigen gegenüber 3,8 % der Gesamtpopulation. Bei einer Stichprobe in Münchner Städtischen Krankenhäusern fand sich 1963, daß 47 % der Kranken älter als 60 Jahre waren. Dies hängt u. a. mit den speziellen Krankheitsbedingungen älterer Menschen zusammen.

1. Einige Behinderungen stellen sich bei fast jedem ein, der nur lange genug lebt, d. h. sie sind altersspezifisch und können keiner besonderen Krankheit zugeordnet werden.
2. Es stellen sich im Laufe des Lebens verschiedene chronische Krankheitserscheinungen ein. Diese addieren sich im Laufe des Lebens und sind, einmal erworben, nicht rückbildungsfähig.
3. Es gibt verschiedene ungünstige soziale Umstände, die für das Befinden des älteren Menschen eine entscheidende Rolle spielen.
4. Ältere Menschen sind für akute Krankheiten anfälliger als andere Bevölkerungsgruppen.

Die genannten Punkte zeigen, wie wichtig es ist, sich mit humanitären und wirtschaftlichen Problemen, die bei der Entstehung von Krankheiten im Alter eine Rolle spielen, fachgerecht auseinander zu setzen. Es wird manchmal angeführt, daß die medizinische Behandlung älterer Menschen, die am Ende ihres Lebens stehen, weniger wichtig sei, und daß größere Investitionen nicht indiziert seien. Da jedoch fast alle im Alter auftretenden krankhaften Veränderungen gemildert und manche von ihnen behoben werden können, ist genau das Umgekehrte richtig. Wird keine gründliche Untersuchung durchgeführt, können wichtige Teile im Spektrum des Krankheitsgeschehens übersehen und alte Menschen unnötigerweise abhängig von anderen werden. Da Krankheiten des fortgeschrittenen Lebensalters außerordentlich komplex sind und die begleitenden Behinderungen das Leben des Patienten, seiner Familie und die Gesellschaft, in der er lebt, nachhaltig beeinflussen, ist es außerordentlich wichtig, daß die ärztliche Untersuchung und die Beurteilung dieser Ergebnisse genau so sorgfältig erfolgt, wie bei jedem anderen Kranken auch. Es ist eine Binsenwahrheit, daß biologisches und chronologisches Alter nicht miteinander übereinstimmen müssen. Manche Menschen sind bereits mit 60 Jahren sehr alt und manche sind mit 80 und 90 Jahren noch relativ jung. Aus diesem Grunde darf dem chronologischen Alter nicht zu viel Beachtung geschenkt werden, obgleich zugegebenerweise in der Regel deutliche Unterschiede zwischen Patienten von 60 und von 80 Jahren bestehen. Meistens kommt es zu einer erkennbaren Verstärkung der Altersprozesse beim Eintritt in die höheren Siebzigerjahre.

Ein *geriatrischer Patient* kann durch die weiter oben erwähnten Besonderheiten charakterisiert werden. Diese sollen nun etwas genauer besprochen werden.

Eine wichtige Besonderheit bezieht sich auf eine Änderung verschiedener Körperfunktionen. Die auffälligsten sind der *Gedächtnisverlust*, die *Presbyopie* (Presbus = alter Mensch, Ops = Auge, d.h. die Änderung in der Sehfähigkeit des Alternden) und die *Presbyacusis* (Akusis = Hören). Andere Körperfunktionen, die durch das Alter beeinflußt werden, sind Änderungen des *Stehvermögens* (mit zunehmendem Alter können Patienten beim Aufrechtstehen schwanken) und der *Blasenfunktion* (die Blasenkapazität vermindert sich durch Beeinträchtigung der cerebralen Miktionskontrolle).

Es ist nicht immer leicht, Altersveränderungen und Krankheiten auseinander zu halten. Ein gutes Beispiel hierfür ist das Phänomen der *Osteoporose* (besonders wichtig, weil sie zu Knochenbrüchen Anlaß gibt). Die Osteoporose wird meistens als eine altersbedingte Krankheit unbekannter Ursache angesehen. *Arteriosklerose* stellt ebenfalls zweifellos eine krankhafte Veränderung dar, obgleich es wenige Menschen der westlichen Welt gibt, die mit zunehmendem Alter ohne derartige Veränderungen anzutreffen sind. Erwähnenswert sind weiter Störungen der Körpertemperaturkontrolle und der Aufrechterhaltung eines bestimmten Blutdrucks bei Haltungsänderung, wobei es keineswegs klar ist, ob dies mit einer cerebrovasculären Schädigung zusammenhängt oder ob hier nicht andere Störungen in spezifischen Gehirnzentren angenommen werden müssen.

Zu diesen Defizienzen, die sich bei fast jedem, der älter wird, einstellen, gesellt sich ein zweiter Faktor, nämlich fortschreitende degenerative bzw. chronisch-pathologische Veränderungen. Einmal erworben, sind sie für den Rest des Lebens nachzuweisen. Sie umfassen Arthrosen, Bandscheibendegenrationen, Spondylosis, Fußdeformitäten, chronische Lungenerkrankungen, sowie arterielle

Verschlußkrankheiten (stenosierende Coronarsklerose, cerebrale Ischämie und Apoplexie, periphere Verschlüsse von Extremitätenarterien).

An dritter Stelle muß die soziale Unsicherheit, in der sich ältere Menschen befinden, genannt werden. Als Folge der Pensionierung oder des Todes eines näheren Angehörigen gelangen ältere Menschen in eine Isolierung. Sie werden wegen physischer oder psychischer Behinderungen von einer größeren Zahl sozialer Dienstleistungen wie Umbau häuslicher Einrichtungen, Stellen von Haushaltshilfen, Austeilen warmer Mahlzeiten, Hauspflege und anderer Leistungen abhängig. Tatsächlich gibt es bei älteren Menschen weit häufiger eine Verbindung zwischen sozialen und medizinischen Problemen als in anderen Bevölkerungsgruppen, so daß keines dieser Probleme für sich alleine betrachtet werden kann.

Viertens und letztlich kann (ähnlich wie ein Tropfen das Faß zum Überlaufen bringt) eine akute Infektion, ein Infarkt, ein Unfall, eine Blutung, eine Medikamentennebenwirkung, eine subakut verlaufende Anämie oder eine metabolische Störung hinzukommen und einen bisher mühsam erhaltenen Gleichgewichtszustand zum Erliegen bringen.

3.1. Anamnese und Befunderhebungen

Die Krankheiten älterer Menschen sind im höchsten Maße komplexer Natur. Anamnese und klinische Untersuchung müssen deshalb nicht nur berücksichtigen, was als letzter auslösender Faktor für den Besuch beim Arzt Ausschlag gab, sondern sich darüber hinaus auch mit weniger vordergründigen Krankheitserscheinungen beschäftigen, damit am Ende das vollständige Bild der gesamten Behinderung vorliegt.

Aus praktischen Gründen ist es zunächst vorteilhaft, die anstehenden *Probleme* kennenzulernen. Es sind die Probleme, die es beispielsweise für Menschen schwierig machen, unabhängig in der gewohnten Umgebung weiter zu leben. Eine Hemiplegie z.B. hat völlig verschiedene Bedeutung bezüglich der zukünftigen Lebensform, je nachdem ob ein Patient mit seiner Frau zusammenlebt oder ob es sich um eine betagte, alleinstehende Frau handelt. Selbstverständlich muß eine vollständige Liste der Diagnosen am Ende der Untersuchungen niedergelegt werden. Die sich stellenden Probleme dürfen dabei aber nicht vergessen werden.

Die Anamnese ist oft durch Taubheit, Sprachschwierigkeiten oder geistige Störungen schwierig zu erheben. Es ist zweckmäßig, sich Angaben von Verwandten oder Freunden bestätigen zu lassen. Zunächst sollte eine möglichst vollständige Anamnese, so gut es geht, von dem Patienten selbst niedergeschrieben werden. Anschließend, während der Patient für die Untersuchung vorbereitet wird, kann eine zusätzliche Version der Angehörigen notiert werden.

Besteht irgend ein Zweifel über die Verwertbarkeit der Angaben des Patienten, sei es aufgrund von Gedächtnisschwund oder Bewußtseinstrübung, so ist ein Gedächtnis- und Orientierungstest erforderlich, der in die Anamnese mit eingebaut wird. Meist gelingt ein derartiger Test durch Erkundigungen nach der Tagesbeschäftigung, ob der Patient liest oder nicht, welche Zeitung oder welche Illustrierte er vorzieht, welches Buch er zuletzt gelesen hat, ob er fernsieht, was sein bevorzugtes Programm ist, ob er die Tagesschau ansieht und wer Bundeskanzler bzw. Bundespräsident ist. Ferner kann dem Patienten mitgeteilt werden, daß eine Gedächtnisprüfung wichtig sei und daß man ermitteln möchte, ob er Namen von fünf Städten, fünf Blumen und fünf Farben behalten kann. Schließlich erkundigt man sich, ob der Patient gut rechnen kann und stellt einige Aufgaben wie die «Siebenerreihe» (100–7, 93–7, 86–7 usw.), läßt die Monate des Jahres vorwärts und rückwärts zählen usw.

Diese Tests können ohne weiteres Aufheben gemacht werden, wobei sie mit in die Anamnese einfließen. Ihre Ergebnisse erlauben dem Arzt die übrigen Auskünfte zu bewerten. Bei der Anamnese sollte besonders auf eine Dysurie geachtet werden: Wie oft der Patient nachts aufstehen muß, um Wasser zu lassen, ob eine Inkontinenz besteht und wie sie sich auswirkt. Weiterhin sollte über die Neigung zum Hinfallen gefragt werden. Sofern der Patient gefallen ist, sollte er die Umstände genauer beschreiben. Oft ist es notwendig, die Angehörigen über etwaige Episoden von Verwirrtheit, auffälliges Verhalten und Halluzinationen zu befragen.

Auch die Eßgewohnheiten sind wichtig, insbesondere wenn der Patient alleine lebt. Oft gewinnt man am besten einen Eindruck, indem man den Patienten fragt, was er in den letzten 24 oder 48 Stunden gegessen hat. Es ist wichtig, nach sozialen Dienstleistungen zu fragen, wo seine Familie lebt und ob er sie regelmäßig sieht. Sofern der Patient im Ruhestand lebt, wird man nach seiner früheren Beschäftigung fragen. Dabei läßt sich möglicherweise ermitteln, ob eine ausgeglichene Gemütslage vorliegt oder ob er sich alleine fühlt.

Bevor sich der Patient zur Untersuchung hinlegt, wird die Form des Gehens beurteilt. Eine Ataxie kann dadurch ausgeschlossen werden, daß man den Patienten bittet, sich mit zusammengestellten Füßen hinzustellen, zunächst bei offenen und später mit geschlossenen Augen.

Die klinische Befunderhebung entspricht dem üblichen Vorgehen wie bei jüngeren Personen und soll hier nicht im einzelnen besprochen werden. An anderer Stelle wird auf eine Reihe spezieller Untersuchungsmethoden eingegangen. Hier sollen nur einige generelle Hinweise gegeben werden.

Das Körpergewicht muß ermittelt werden. Da es oft nicht sinnvoll ist, dieses Gewicht der aktuellen Körpergröße zuzuordnen, hilft man sich durch Messen der Entfernung zwischen rechten und linken Fingerspitzen bei weit ausgebreiteten Armen. Dies entspricht etwa der Größe im jugendlichen Erwachsenenalter. Besondere Aufmerksamkeit sollte dem Muskelschwund, den Gelenken, den Füßen, der Zunge und den Zähnen gelten.

3.2. Zentral-nervöses System

Kraft und Koordination können schnell durch drei einfache Untersuchungstechniken ermittelt werden.

1. Ausstrecken der Arme und beobachten, ob diese Stellung bei geschlossenen Augen zu halten ist.
2. Der Patient wird aufgefordert, mit der rechten Hand in schneller Folge den linken Handrücken zu beklopfen. Danach schlägt die linke Hand den rechten Handrücken so schnell wie möglich.
3. Prüfen des Hacke-Knie-Versuches. Sofern hierbei Unregelmäßigkeiten zu erkennen sind, können diese später differenzierter überprüft werden.

Bei Vorliegen arthrotisch veränderter Gelenke ist die Abschätzung des Muskeltonus durch spezielle Haltungsanomalien manchmal schwierig. Ein seltener Typ von verstärktem Muskeltonus ist die paratonische Rigidität (Gegenhalten). Sie stellt eine Apraxieform bei Patienten mit chronischer cerebraler Störung dar. Tiefenreflexe

30

können altersbedingt durch Leitungsverlangsamung in den peripheren Nerven beeinträchtigt sein. Der Achillessehnenreflex geht oft verloren. Die Sensibilität ist meistens unverändert erhalten. Das Gefühl für Vibration an den Beinen fehlt in vielen Fällen bei alten Patienten. Bei der Untersuchung des zentralen Nervensystems sollte die Gesichtsfeldprüfung nicht vergessen werden, wobei besonders die homonyme Hemianopsie nach Apoplexie von Bedeutung ist.

3.3. Kardiovaskuläres System

Zusätzliche Herztöne sind bei älteren Menschen oft bedeutsamer als Herzgeräusche und sollten aufmerksam beachtet werden. Rhythmusstörungen sind ebenfalls häufig. Die Blutdruckmessung erfolgt am stehenden und liegenden Patienten (hier an beiden Armen). Zur Beurteilung einer haltungsbedingten Hypotonie sollte der Patient nach vorherigem fünf- bis fünfzehnminütigem Liegen zwei Minuten stehen. Die Registrierung vorhandener oder nicht-vorhandener peripherer Pulse ist ebenfalls wichtig.

3.4. Respiratorisches System

Sofern bei der Auskultation der basalen Lungenanteile ein Knistern gehört wird, wird der Patient aufgefordert, einige tiefe Atemzüge zu machen. Danach verschwindet das Knistern, das mit Immobilität und beeinträchtigter Atemexkursion zusammenhängt.

3.5. Gastrointestinales System

Die Aorta ist bei älteren Menschen oft vorspringend und bei der Palpation als harte Vorwölbung im mittleren Abdomen zu tasten. Dies betrifft insbesondere magere Patienten mit ausgebogener, sklerotischer Aorta. Dieser Befund darf nicht mit einem Tumor verwechselt werden.

Die Geschlossenheit der vorderen abdominellen Muskelplatte kann nur nach Anheben des Kopfes beurteilt werden. Auch das Vorhandensein palpabler Fäzesteile sollte immer beachtet werden.

Die *rektale Untersuchung* darf niemals ausgelassen werden, da Obstipation eine sehr häufig anzutreffende Beschwerde älterer Menschen darstellt und manchmal auch ein bisher verborgenes Carcinom erkannt wird. Oft ist es schwierig, zwischen harten Fäkalmassen und Carcinom zu unterscheiden. Bei etwaigen Unklarheiten wird die Untersuchung nach Reinigung des Rektum durch Einlauf wiederholt.

Bei Patienten mit Dysurie oder vulvo-vaginalen Symptomen muß auch die Vulva untersucht werden. Eine bimanuelle Untersuchung ist allerdings oft nicht erforderlich.

3.6. Labortests und besondere Untersuchungen

Da Anämie, Hypokaliämie und Knochenerkrankungen häufig bei älteren Menschen vorkommen, wird bei der Erstuntersuchung neben speziellen Tests immer ein ganzes Blutbild und Serumelektrolyte angefordert. Auch eine Urinuntersuchung auf Zucker und Eiweiß erfolgt in jedem Fall. Sofern Dysurie vorhanden, wird die bakteriologische Urin-Mittelstrahl- oder die Katheterurinuntersuchung durchgeführt. Weiterhin gehört die Kenntnis einer Thoraxaufnahme und eines EKG zu den Erfordernissen der Erstuntersuchung. Auch ein normales EKG kann später als Basisunterlage für etwaige spätere Veränderungen dienen.

Speziellere Erhebungen werden weiter unten diskutiert. Sie sind erforderlich, sofern behandlungsfähige weitere pathologische Veränderungen vermutet werden. Aber selbst wenn vermutete Veränderungen nicht therapierbar erscheinen, sind bestimmte Tests für die Diagnosensicherung dennoch gerechtfertigt. Ohne eine klare Diagnose ist weder die Prognosestellung noch entsprechende Beratung des Patienten möglich. Auslassen differenzierter Untersuchungen unter dem Vorwand des zu hohen Alters führt möglicherweise zur falschen Diagnosestellung, die über viele Jahre hinweg die Betreuung des Kranken ungünstig beeinflußt.

Aufgrund der Obstipationsneigung älterer Menschen sind für die Sigmoidoskopie und den Kontrasteinlauf besondere Vorbereitungen notwendig. Eine kurze Einweisung in die Klinik ist meist erforderlich. Hier kann der Patient regelrecht vorbereitet und dadurch kostbare Zeit für den Arzt gespart werden. Es ist allerdings auch möglich, daß eine entsprechende Vorbereitung über mehrere Tage zu Hause erfolgt.

Bei Erkrankungen des zentralnervösen Systems sind die Grenzen für aufwendigere Untersuchungen oft schwierig zu ziehen. Nichtinvasive Techniken (z. B. Gehirnscan , Ultraschalluntersuchungen und Computertomographie) dürfen freigebig durchgeführt werden. Angiographische Maßnahmen sollten nur dann ausgeführt werden, sofern beim Aufdecken eines operationswürdigen Befundes auch tatsächlich eine Operation durchgeführt werden kann. Andere, mit größeren Nebenwirkungen behaftete Untersuchungstechniken wie die Luftenzephalographie, werden bei sehr alten Menschen nur selten durchgeführt.

2. Teil:
Wichtige Probleme der Geriatrie

4. Zerebrale Syndrome

Die arterielle Verschlußkrankheit ist die wichtigste Einzelursache für die Morbidität und Behinderung älterer Menschen. Auswirkungen lassen sich im Bereich des Gehirns, des Herzens und der Beine beschreiben. Im Bereich des Cerebrum verursacht die arterielle Verschlußkrankheit eine Zahl umrissener Syndrome, führt aber auch zu klinisch relevanten Veränderungen, die nicht immer klar zu definieren sind. Zusätzlich vergesellschaften sich vaskuläre Störungen mit anderen pathologisch-anatomischen Gehirnveränderungen, wie senilen Plaques und neurofibrillären Degenerationen (Neurofibrillary tangles). Die letzteren, bei der senilen Demenz vorkommenden Veränderungen, werden im Kapitel 7 diskutiert. Ein weiterer wichtiger Punkt ist die Tatsache, daß die zerebrale arterielle Verschlußkrankheit mit akuten Verwirrtheitszuständen einhergehen kann. In Regionen, die bezüglich ihrer Blutversorgung bereits am Rande der Dekompensation stehen, können zusätzliche Schädigungen der corticalen Neurone zu entsprechenden akuten Ereignissen Anlaß geben. So kann ein plötzlicher Sauerstoffmangel (z. B. im Rahmen von Bronchopneumonie, Hypertonie, Herzinfarkt, Medikamenteneinwirkung, Toxämie bei Infektion) dort zu zeitweiligen Störungen der Gehirnfunktion führen, wo bereits vorher durch das Bestehen einer vaskulären Unterversorgung ein kritischer Zustand vorhanden war.

Dieses sind wichtige Tatsachen, die bei den verschiedenen zerebralen Syndromen älterer Menschen berücksichtigt werden müssen. Sie sind für die verwirrende Vielzahl von Störungen verantwortlich.

4.1. Zerebrale Blutversorgung

Die Blutversorgung des Gehirns ruht auf vier Säulen: Zwei Aa. carotis internae und zwei Aa. vertebrales. Ihre Ursprünge und Verläufe sind in Abbildung 4.1. zusammengestellt.

Die A. carotis communis entspringt aus dem Truncus brachiocephalicus auf der rechten Seite bzw. entspringt für die linke Seite direkt aus dem Aortenbogen. Sie teilt sich in die A. carotis interna und externa auf, wobei eine Verbindung zwischen diesen beiden Blutleitern über die A. ophthalmica (via Verzweigungen der A.

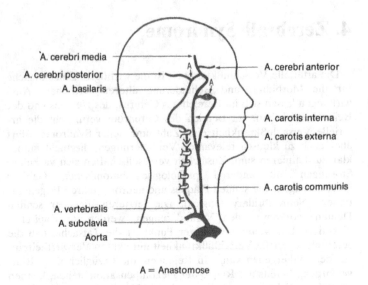

A. cerebri media
A. cerebri posterior
A. basilaris
A. cerebri anterior
A. carotis interna
A. carotis externa
A. carotis communis
A. vertebralis
A. subclavia
Aorta

A = Anastomose

Abb. 4.1: Zerebrale Zirkulation

supraorbitalis, A. supratrochlearis und der A. temporalis super-
ficialis) gegeben ist. Die A. carotis interna betritt den Schädel-
innenraum über den Canalis caroticus und verzweigt sich dann in
die beiden Äste, A. cerebralis anterior und media.

Die A. vertebralis entspringt beiderseits von der A. subclavia,
verläuft dorsal und durchzieht die Foramina transversaria der
cranialen sechs Halswirbel. Dies geht aus den Abbildungen 4.2 und
4.3 hervor. Es wird deutlich, daß die Vertebralarterien durch eine
Anzahl pathologischer Halswirbelsäulenveränderungen beeinflußt
werden können.

Nach Passage der Foramina transversaria des Atlas treten die
beiden Vertebralarterien durch das Foramen Magnum in das Schä-
delinnere ein. Sie verlaufen an der Dorsalseite des Hirnstammes
und konfluieren unter Bildung der A. basilaris, die entlang der Pons
verläuft. Nach Abgabe der Aa. cerebellaris posteriores inferiores
gibt die A. basilaris die beiden Aa. cerebri posteriores ab.

Die wichtigste Anastomose, die eine Blutversorgung der überaus
empfindlichen Gehirnzellen garantiert, auch wenn eine der vier

38

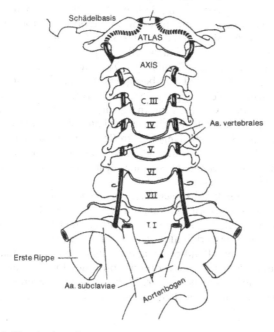

Abb. 4.2: Vertebralarterien

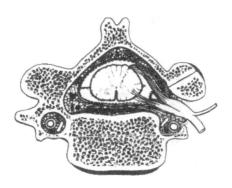

Abb. 4.3: Querschnitt des Rückenmarks im Halsteil mit Vertebralarterien durch die Foramina transversaria

Hauptarterien verschlossen ist, ist der Circulus Willisi, der aus einer Verbindung der genannten Gefäße über eine A. communicans anterior und zwei Aa. communicantes posteriores (Verbindung von A. cerebri media mit A. cerebri posterior) aufgebaut ist.

Alle Anteile der zerebralen Blutversorgung sind bei älteren Menschen besonders störanfällig. Die extracraniellen, hirnversorgenden Arterien sind ein besonders häufiger Sitz für atheromatöse Plaques, die häufig im Bereich der Bifurkation und speziell am Abgang der A. carotis interna anzutreffen sind. Der Circulus Willisi kann ebenfalls durch ausgedehnte atheromatöse Einlagerungen mit Stenosebildungen betroffen sein. Zusätzlich können auch die Hirnarterien kleineren Kalibers durch atheromatöse Veränderungen, eine Mediafibrose, eine Hyalinisierung oder eine Kalzifizierung betroffen sein.

Eine bedeutende Altersveränderung mit nachfolgender Störung der vertebro-basilaren Zirkulation betrifft die Bandscheibendegeneration. Hierbei kommt es zur Strukturauflösung der Bandscheiben, die Intervertebralspalten verschmälern sich und die nach außen gepreßten Bandscheibenbestandteile heben Anteile des Ligamentum longitudinale posterius sowie des Ligamentum longitudinale anterius vom Wirbelkörper ab. An diesen Stellen kommt es zur Bildung neuer Knochenstruktur in Form von Osteophyten (Abb. 4.4).

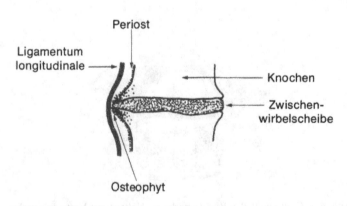

Abb. 4.4: Bandscheibendegeneration

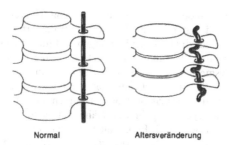

Normal   Altersveränderung

Abb. 4.5: Veränderungen der Halswirbelsäule durch Bandscheibendegeneration

Die Bandscheibendegeneration ist ein Grund für das Kleinerwerden des Menschen. Dieser Sachverhalt wird am Beispiel der Halswirbelsäule schematisch in Abbildung 4.5 wiedergegeben. Der Vorgang wird *zervikale Osteochondrose* genannt.

Aus den erwähnten Gründen stellt die zerebrale Blutversorgung bei älteren Menschen eine kritische Größe dar, und kann durch hinzukommende Faktoren (Anoxie, Hypertension, toxischer Einfluß, fokale Ischämie) gestört werden – Ereignisse, die bei jüngeren Patienten mit einer sonst ungestörten Blutversorgung unbemerkt ablaufen würden.

4.2. Störung der zerebralen Blutversorgung bei älteren Patienten

Episodisch auftretende zerebrale Minderdurchblutungen, in der Form wie sie oben beschrieben wurden, und langanhaltende, mehrere Regionen umfassende Störungen der zerebralen Blutversorgung können zur Hirnatrophie mit einer Zahl charakteristischer pathologisch-anatomischer Veränderungen führen.

Schon mit bloßem Auge läßt sich ein «Etat criblé» und ein «Etat lacunaire» als unscheinbare, mit einem kleinen Wall umgebene Einziehungen, in denen winzige geschlängelte Arterien enthalten sind, erkennen. Sie sind besonders häufig im Bereich der Basalganglien und der zentralen weißen Substanz des Gehirns zu finden.

Mikroaneurysmen (zuerst beschrieben von *Charcot* 1868) sind weitere Veränderungen, die kleinste zerebrale Arterien betreffen. Sie können Anlaß zu kleineren Blutungen und Infarkten geben.

Die genannten Veränderungen (Etat criblé, Etat lacunaire, Mikroaneurysmen) nehmen mit fortschreitendem Alter zu und sind besonders häufig bei Vorliegen eines Hochdrucks. Die Hypertension kann gleichermaßen Haemorrhagien und Infarkte verursachen, die unregelmäßig in der Nähe der weißen Substanz der Hirnrinde lokalisiert sind. Es ist auch möglich, daß Mikroembolien von atheromatösen Plaques extracranieller hirnversorgender Arterien abgeschwemmt werden und intrazerebrale corticale Störungen verursachen. Schließlich wurde auch eine kongophile Angiopathie (d. h. Amyloidbildungen) in kleineren Arterien des Gehirns bei etwa 15 % älterer Menschen beschrieben.

4.3. Klinische Syndrome

Unter Berücksichtigung der zahlreichen Veränderungen, denen das alternde Gehirn und seine Blutversorgung unterworfen sind, erscheint das recht große Spektrum klinischer Syndrome, die sich teilweise überlappen, nicht überraschend. Diese Verhältnisse sind besonders bei Patienten von Bedeutung, die an Hypertonie leiden bzw. mehrmals eine Apoplexie durchgemacht haben. Es ist auch wichtig darauf hinzuweisen, daß es zerebrale Syndrome gibt, bei denen keine der genannten Veränderungen zu finden sind. Aus Gründen der Übersichtlichkeit können drei Syndromgruppen unterschieden werden.

1. Syndrome, die das gesamte Gehirn betreffen.
2. Syndrome, die speziell mit Veränderungen an den Carotisarterien zusammenhängen.
3. Syndrome, die mit Veränderungen der vertebro-basilaren Versorgung zu tun haben.

4.3.1. Zerebrales Multiinfarkt-Syndrom im Alter

Dies ist die übergeordnete Bezeichnung für Syndrome, die mit der ersten Gruppe (Beeinflussung des ganzen Gehirns) zusammenhängen. Das klinische Bild kann eins oder mehrere der folgenden Elemente enthalten:

Demenz,
Apraxie mit Muskelrigidität und lebhaften Sehnenreflexen,
Akinesie.

Die senile Demenz (siehe Kapitel 7) tritt aber auch nicht selten ohne zerebrale arteriosklerotische Verschlüsse auf.

Der «arteriosklerotische Parkinsonismus» im Rahmen eines Multiinfarktgeschehens ist ein eher klinischer als pathologisch-anatomischer Komplex. Die häufigsten klinischen Zeichen sind Rigidität, Akinesie und Verlust des Minenspiels. Seltener sind Tremor, Sialorrhoe und andere autonome Störungen, die bei der genuinen Parkinsonschen Krankheit vorkommen. Das Glabella-klopfzeichen ist meistens positiv.

Bei dem Glabellaklopfzeichen wird der mittlere Stirnanteil zwischen den Augenbrauen rhythmisch mit den Fingern beklopft. Normalerweise blinzelt ein Mensch synchron mit dem Klopfen für einige Augenblicke und hört anschließend trotz Weiterklopfen mit dem Lidschlag auf. Ein Patient mit Parkinsonismus beendigt den Lidschlag nicht, bzw. es kommt zu einem Augenliderkrampf.

Die Hauptmerkmale der im Rahmen des Multiinfarkt-Syndroms vorkommenden zerebralen Störungen, zu denen Demenz und Parkinsonismus hinzutreten können, umfassen Apraxie, Muskel-rigidität, schlürfender Gang (Astasia abasia) und Hyperreflexie.

Das Phänomen des *Gegenhaltens* (paratonische Rigidität) ist eine Form von Muskelstarre, die nachweisbar wird, sobald der Untersucher die entsprechende Gliedmaße hält, wobei der Patient den Muskeltonus nicht willkürlich herabsetzen kann. Dieses Phänomen wurde auch als «quasivolitional» bezeichnet. Der Untersucher erhält den Eindruck, als ob der Patient dem Versuch, seine Gliedmaßen zu bewegen, absichtlich Widerstand entgegensetzt. Diese Rigidität ist inkonstant insofern, als sie nicht immer im gleichen passiven Bewegungsablauf auftritt und in keiner Weise die aktive Beweglichkeit behindert. Insofern scheint es, als ob die Rigidität eine Unfähigkeit darstellt, bestimmte Bewegungsabläufe, die der Untersucher wünscht, nachzuvollziehen. Offensichtlich liegt hier eine besondere Form der Apraxie vor.

Ein gleichartiges Phänomen können manchmal Schwestern beobachten, wenn sie derartige Patienten auf die Seite rollen möchten und erleben, daß eine generalisierte Muskelkontraktion, oft mit Anklammern an die Kittel der Schwestern, auftritt.

Eine andere Form der Apraxie wird bei Kranken beobachtet, die beim Stehen und Gehen unterstützt werden. Ein solcher Kranker

neigt sich nach dorsal und verfällt in allgemeine Muskelver-
krampfung. Ohne Kontakt mit der Pflegeperson kann er jedoch
mühelos aufstehen und ungehindert laufen.

Die typische Gangart eines Kranken mit zerebralem Multiinfarktsyndrom wird entweder als Petren-Gang oder als Astasia abasia
bezeichnet. Der Patient schlürft nicht nur, sondern zeitweilig
scheinen seine Füße gleichsam am Boden festgeklebt zu sein. Es
wird der Eindruck erweckt, als ob seine Füße durch unter dem
Boden angebrachte Magnete bewegt würden. Auf der anderen Seite
ist ein solcher Patient ohne Mühe in der Lage, über einen 30 cm
hochgehaltenen Stock hinüberzusteigen.

Das dritte Kennzeichen dieses Syndroms sind ausgesprochen
lebhafte Reflexe bei normalem Babinski.

Die genannten Phänomene können als wichtigste Kennzeichen
eines durch Multiinfarkte geschädigten Gehirns angesehen werden.
Zusätzlich können weitere pathologische Reflexe ausgelöst werden,
wobei diese auf eine generalisierte zerebrale Schädigung hinweisen.
Es handelt sich um den Greifreflex, das forcierte Greifen, den
Nachfaßreflex, den Saugreflex und den Palmomentalreflex (Die
ersten drei zeigen eine partielle Schädigung des Lobus frontalis an).

Bei dem *Greifreflex* handelt es sich um eine kurze Kontraktion
der Hand- und Fingerflexoren bei druckausübender Berührung
über der radialen Palmarfläche (die Bewegung muß in Richtung auf
die Finger geführt werden). Bei einem nachfolgenden Zug an den
sich bewegenden Fingern wird die Beugebewegung weiter verstärkt,
so daß der Patient buchstäblich aus dem Bett oder vom Stuhl
gezogen werden kann. Die Reflexe werden besonders deutlich bei
zwei- oder dreifacher Wiederholung.

Forciertes Greifen: Beim Berühren der Handflächen (der Patient
muß hierbei die Augen schließen) kommt es zum Greifreflex, wobei
sich die Hand in die Richtung bewegt, aus welcher der berührende
Reiz geführt wurde.

Saugreflex: Ein beliebiges Objekt (z.B. ein Bleistift), das mit
den Lippen in Kontakt gebracht wird, löst eine Muskelkontraktion
der Lippen im Sinne eines Saugreflexes aus.

Palmo-mentaler Reflex: Ein nicht schmerzhafter Stimulus
(z.B. Kratzen) auf der Handfläche führt zu einer Kontraktion der
Kinnmuskulatur.

Eine andere Begleiterscheinung ist die Perseveration. Weiterhin
kann eine Urininkontinenz im Sinne der nicht-inhibierten neurogenen Blase bestehen.

4.3.2. *Syndrome, hauptsächlich ausgelöst durch Störungen im Versorgungsgebiet der A. carotis*

Es gibt drei Hauptstörungen: Intermittierende ischämische Attacken (transient ischaemic attacks = TIA), Schlaganfälle und Arteriitiden.

4.3.2.1. *Intermittierende ischämische Attacken (TIA)*

Intermittierende ischämische Attacken sind Episoden mit fokalen Funktionsstörungen des Gehirns, die sich über Minuten oder Stunden entwickeln, dann aber innerhalb von 24 Stunden zu einer vollständigen Restitution gelangen. Es kann hierbei ein Bewußtseinsverlust auftreten. Dies ist aber nicht häufig und die Symptome variieren abhängig von der zerebralen Lokalisation. TIA können durch Störungen im Carotisversorgungsbereich oder im Vertebralis-Basilaris-Versorgungsgebiet auftreten. Ihre Ätiologie ist nicht völlig klar. Offensichtlich können verschiedene Mechanismen vorliegen. Im Carotisversorgungsgebiet sind TIA besonders häufig bei atheromatösen Stenosen der Carotis interna. Man glaubt, daß Mikroembolien von derartigen Plaques abgeschwemmt werden. Die Symptomatik besteht aus Visusverlust bei Embolie einer Zentralarterie, vorübergehender Aphasie, Monoparese, Hemiparese, Paraesthesien oder Anaesthesien.

In der Regel ist die Art der Symptomatik bei jeder Attacke gleichartig.

Prognose : Intermittierende zerebrale Ischämien besitzen eine prognostische Bedeutung, da etwa 30–50 % der Patienten mit häufig wiederkehrenden Ischämien innerhalb von drei Jahren eine irreversible Apoplexiesymptomatik entwickeln. Im Carotisversorgungsgebiet besitzen wiederholt auftretende Ischämien eine ernstere Prognose als im vertebro-basilaren Gebiet.

Vorgehen: Bei Verdacht auf TIA mit Störungen im Gebiet der Carotisversorgung sollte wie folgt vorgegangen werden.

1. Etwaige Carotisstenosen sollten ermittelt werden. Sie sind durch Auskultation der Carotisgabel erkennbar. Ihre hämodynamische Wirksamkeit kann durch spezielle Untersuchungsmethoden unter Zuhilfenahme der Ultraschall-Doppler-Technik abgeklärt werden. Die genauere Ausdehnung der Obstruktion wird durch

die Carotisangiographie ermittelt. Die Angiographie wird in der Regel aber nur ausgeführt, sofern vom Allgemeinzustand des Kranken her die Möglichkeit für eine Endarteriektomie besteht. Aus diesem Grunde sollte vor jeder Angiographie der Gefäßchirurg gehört werden. In der Regel kann die Operation auch bei älteren Patienten durchgeführt werden. Hierdurch hat sich die Prognose hinsichtlich einer zerebralen Dauerschädigung bei Vorliegen TIA gebessert. Bei allen Patienten mit Zeichen der intermittierenden zerebralen Ischämie sollte an Veränderungen der Arteria carotis gedacht und diese durch einfache klinische Untersuchungen wahrscheinlich gemacht oder ausgeschlossen werden. Gleiches gilt auch für Patienten in höherem Lebensalter.

2. Antikoagulantienprophylaxe: Es gibt eine Reihe von Kontraindikationen für die Antikoagulantienbehandlung. Diese beinhalten Hochdruck und jede Art von haemorrhagischer Diathese (auch Hiatushernie und Ulcus ventriculi oder duodeni). Die Antikoagulation für sich ist einfach und kann ohne Belästigung des Patienten durchgeführt werden. Sie benötigt aber eine regelmäßige Quickwertkontrolle im Abstand von ein oder zwei Wochen mit jeweiliger Festlegung der individuellen Dosierung. Sofern ischämische Attacken hintangehalten werden, sollte die Antikoagulantienbehandlung mindestens ein Jahr lang durchgeführt werden. Nicht selten werden Antikoagulantien für das ganze Leben verordnet. Nach neueren Untersuchungen stellt auch die Acetylsalizylsäuremedikation (3 x 0,5 g Colfarit®) eine wirkungsvolle Prophylaxe dar.

4.3.2.2. Apoplexie

Der Schlaganfall ist ein komplexes Geschehen und da er ausführlich in den neurologischen Lehrbüchern abgehandelt wird, kann auf eine breite Diskussion verzichtet werden. Einige wichtige Besonderheiten in bezug auf den älteren Patienten sollen aber erwähnt werden.

Apoplexie kann pathologisch-anatomisch durch einen Infarkt entweder im Rahmen einer Gefäßthrombose, einer Embolie oder einer Haemorrhagie ausgelöst werden. Weiterhin kann eine klinische Klassifizierung mit «Schlaganfall in Entwicklung» oder «kompletter Schlaganfall» vorgenommen werden. Ein sich entwickelnder Schlaganfall (Stroke in evolution) ist dadurch charakterisiert, daß er sich über eine gewisse Zeit von Stunden oder Tagen ausbildet. Hierbei können die drei obengenannten Ursachen zusammenwirken. Obgleich die Embolie ein plötzliches Ereignis darstellt, kann sich eine appositionelle Thrombusabscheidung proximal des Embolus bilden und damit eine Vergrößerung des Infarktareals induzieren. Auf der anderen Seite kann bei akuter Haemorrhagie eine langsam nachfolgende Ischämie durch Sickerblutung in das umgebende Gewebe auftreten. Zusätzlich entwickelt sich bei allen Formen der Apoplexie ein Ödem über die nächsten Stunden mit Verschlechterung des Krankheitsbildes.

In der Differentialdiagnose der Apoplexie müssen subdurale Haematome ausgeschlossen werden, insbesondere bei Patienten, deren Bewußtseinslage einen wechselnden Verlauf über mehrere Tage nimmt und bei denen eine Hemiparese zur Ausbildung kommt. Subdurale Haematome sind oft mit einem Kopftrauma assoziiert. Dieser Zusammenhang besteht aber auch bei zerebralem Infarkt oder zerebraler Haemorrhagie, sofern die Kranken hierbei hinfallen. Eine weitere wichtige Differentialdiagnose ist die Subarachnoidalblutung, die ebenfalls eine Hemiparese bewirken kann. Hier besteht meist ein ausgeprägter Kopfschmerz (der auch bei intrazerebraler Blutung vorkommt). Ein wichtiges diagnostisches Charakteristikum ist die Differenz der Pupillenweite.

Sofern die Untersuchung einige Tage nach Beginn einer Subarachnoidalblutung durchgeführt wird, ergibt die Lumbalpunktion einen blutigen Liquor bzw. eine Xanthochromie. Blut oder Xanthochromie können, müssen aber nicht, bei intrazerebraler Haemorrhagie auftreten. Wegen der möglichen chirurgischen Therapie ist die Diagnose einer Subdural- und Subarachnoidalblutung wichtig.

Bei der Apoplexie ist die Rehabilitation von Lähmungen und Sprachstörungen eine besonders wichtige geriatrische Aufgabe.

4.3.2.3. *Arteriitis temporalis*

Die Arteriitis temporalis oder Riesenzellarteriitis ist eine generalisierte Erkrankung mittelgroßer Arterien, wobei meistens Äste der A. carotis externa befallen sind. Die Arteriitis temporalis ist eine Erkrankung der zweiten Hälfte des Lebens und wird mit zunehmendem Alter immer häufiger. Es handelt sich um eine Erkrankung, deren Diagnose schnell gestellt werden muß, da sich zu jeder Zeit Blindheit oder (weniger häufig) ein Schlaganfall entwickeln können und diese Komplikationen durch adäquate Behandlung mit Steroiden zu verhüten sind. Die Riesenzellarteriitis befällt meistens die Temporalarterie, welche in der akuten Phase druckschmerzhaft, heiß und verdickt ist, später aber schmerzlos und pulslos vorgefunden wird. Das wichtigste Symptom ist der temporale Kopfschmerz. Die Krankheit kann auch andere Arterien des Körpers befallen. Häufig sind allgemeine Störungen wie Krankheitsgefühl, Müdigkeit, generalisierte Schmerzen. Die Zentralarterie ist das am zweithäufigsten befallene Gefäß mit der möglichen Entwicklung beidseitiger Sehstörung oder Blindheit. Bei Erhöhung der Blutsenkungsgeschwindigkeit kann die Diagnose einer Riesenzellarteriitis vermutet werden und durch Biopsie der befallenen Arterie bewiesen werden. Die Untersuchungen sollten nicht lange hinausgezögert werden. Allerdings ist die Kenntnis der Blutsenkungsgeschwindigkeit vor Beginn der Behandlung notwendig. Die Therapie startet mit 40–60 mg Prednisolon pro Tag. Nach 14 Tagen wird dann auf etwa 20 bis 30 mg und nach einiger Zeit auf 10 bis 15 mg als Erhaltungsdosis für das folgende Jahr zurückgegangen. Danach können die Steroide abgesetzt werden, wobei auf ein Wiederaufflammen der Aktivität durch laufende Kontrolle der BKS für die nächsten 12 Monate geachtet werden muß.

Die *Riesenzellarteriitis* wird als Variante einer anderen Krankheit, die auch häufig bei älteren Menschen gefunden wird, nämlich der *Polymyalgia rheumatica* angesehen. Die letztere zeichnet sich durch Druckschmerzhaftigkeit der Muskulatur und spontanen Muskelschmerz sowie manchmal durch Fieber und weitere uncharakteristische Symptome aus. Es finden sich keine arteriellen Laesionen, wie dies bei der Arteriitis temporalis der Fall ist. Die BKS ist aber auch hier beschleunigt und eine Steroidbehandlung führt zu schnellem Abklingen der Symptomatik bzw. zu einer BKS-Normalisierung. Bei einigen Patienten mit Polymyalgia rheumatica ergibt die Biopsie das Bild einer Riesenzellarteriitis.

4.3.3. Syndrome im Rahmen der vertebro-basilaren Insuffizienz

Die A. vertebralis und basilaris versorgen das Rautenhirn, das

Kleinhirn und die okzipitale Hirnrinde. Ischämien in diesen Gebieten können neuroregulatorische Funktionsstörungen verursachen. Diese bestehen in Beeinträchtigung der Mechanismen für die Aufrechterhaltung des Gleichgewichts, für die Erhaltung des Blutdrucks und für die Temperaturregulation sowie Funktionsstörungen des Brechzentrums. Die vertebrobasilare Insuffizienz kann deshalb mit Fallneigung, Koordinationsstörung, Nystagmus, Schwindel, Übelkeit, Erbrechen, Episoden passagerer Blutdruckerniedrigung und Störung der Thermoregulation einhergehen. Ischämie beider Okzipitalrinden verursacht Blindheit (und bei Befall nur einer Rinde eine homonyme Hemianopsie mit Aussparung der Macula). Bei Einbezug der Hirnnervenkerne entstehen Dysphagie, Dysarthrie, Augenmuskellähmungen, Hemiparese der Gesichtsmuskeln, halbseitige Sensibilitätsstörungen des Kopfes, periorale Paraesthesien und Schwindel.

4.3.3.1. TIA durch Störungen im Vertebralis-Basilaris-Bereich

Es handelt sich um Störungen wie sie im Rahmen eines Carotisverschlußsyndroms vorkommen. Die transitorische Symptomatik ist jedoch ein besonderes Merkmal und umfaßt einige der obengenannten Störungen.

Die Ätiologie ist nicht bekannt. Es konnte auch keine klare Korrelation zwischen arterieller Stenose und klinischem Bild, wie dies bei den Carotisstenosen der Fall ist, gefunden werden. Deshalb bestehen auch keine Möglichkeiten des chirurgischen Eingriffs. Die übliche Behandlungsmethode ist die Gabe von Antikoagulantien oder Thrombozytenaggregationshemmern. Die Prognose der TIA für das vertebro-basilare System ist nicht so ungünstig wie für das Carotisversorgungsgebiet. Die Entwicklung einer definitiven Apoplexie ist selten.

4.3.3.2. Drop-attacks

Eine «Drop-attack» tritt ohne vorheriges Warnzeichen und ohne Bewußtseinsverlust auf. Charakteristischerweise kann der Patient, einmal am Boden liegend, nicht mehr mit eigener Kraft aufstehen. Diese Definition wurde zeitweise etwas modifiziert insofern, als einige Patienten einen Augenblick vor dem Fall Unsicherheit und Schwindel bemerken und andere imstande sind, wieder aufzu-

stehen, speziell wenn es ihnen gelingt, sich an schwereren Möbel-
stücken hochzuziehen. Ein Patient, der eine Drop-attack erleidet,
knickt häufig in sich zusammen und erreicht hierbei den Boden in
relativ langsamer Geschwindigkeit, wodurch ernste Verletzungen
weniger häufig vorkommen als dies vielleicht erwartet werden
könnte. Immerhin führen Drop-attacks bei älteren Menschen in
etwa 22 % zu Oberschenkelfrakturen.

Man hat angenommen, daß Drop-attacks durch einen plötzlichen
Verschluß beider Aa. vertebrales im Rahmen eines Kinking und/
oder durch Osteophytenvorwölbung ausgelöst werden. Hierbei
müßte eine definierte, besonders ungünstige Halsbewegung eine
Rolle spielen. Der plötzliche Blutverlust zum Rautenhirn und zum
Kleinhirnkomplex würde dann zu einem plötzlichen Verlust der
reflexbedingten aufrechten Körperhaltung und zum Sturz des Patienten führen. Weiter wurde diskutiert, daß ein Aufstehen deshalb
nicht möglich sei, weil die reflektorisch gesteuerte aufrechte Körperhaltung den sensorischen Input in das propriozeptive System
benötigt. Hierzu ist ein Druck auf die Fußsohle und Übertragung
des Gewichts auf die Unterschenkel erforderlich. Aus diesem
Grund kann ein Patient, dem man nach dem Hinfallen wieder auf
die Beine hilft, in der Regel weiterlaufen.

Die Behandlung der Drop-attacks besteht in zweierlei Maßnahmen. Zunächst muß darauf geachtet werden, daß sich fallge-
fährdete Patienten so wenig Schäden wie möglich antun. Auf keinen
Fall sollten sie ohne Begleitung Treppen hinauf und hinunter
steigen. Außerdem sollten offene Feuer immer bewacht sein und
die Umgebung so sicher wie möglich gemacht werden. Die zweite
Maßnahme besteht darin, den Patienten mit einer Halsstützmanschette (Schanz'sche Krawatte) zu versehen, die Nackenbewe-
gungen hemmt. Es sollte auf einen möglichst guten Sitz geachtet werden, wobei die Halsmanschette zweckmäßigerweise zeitlich zunächst
begrenzt angewendet wird. Ältere Patienten müssen sich an dieses
Hilfsmittel oft erst gewöhnen. Die Halsstützmanschette wird selbstverständlich nicht im Bett getragen, sollte aber nach dem Aufstehen
angelegt werden. Es ist sicher sinnlos, die Halsstützmanschette Patienten, die nur ein- oder zweimal im Jahr hinfallen, zu verschreiben.
Sofern die Fallneigung aber mehr als einmal pro Monat manifest
wird, bzw. sich eine zunehmende Frequenz bemerkbar macht, ist das
Tragen einer derartigen Halsstützmanschette einen Versuch wert.

Unsere Kenntnis über Ursache und Behandlung der Drop-attacks
ist noch sehr unzureichend. Die Kompression von Gefäßen durch

Bewegungen des Halses ist eine gute Theorie. Es ist aber meist unmöglich, eine Drop-attack durch bestimmte Kopfbewegungen des Patienten willkürlich zu provozieren.

4.4. Parkinsonismus

Der Parkinsonismus ist eine häufige Erkrankung älterer Menschen. Sie ist in neurologischen Lehrbüchern ausführlich beschrieben und es ist nicht beabsichtigt, eine erschöpfende Beschreibung vorzulegen. Es sollen nur einige Punkte, die im Zusammenhang mit den Veränderungen am älteren Menschen stehen, abgehandelt werden.

Differentialdiagnose

Der *genuine Parkinsonismus* geht mit einer Schüttellähmung einher und beginnt im mittleren Lebensalter. Allerdings kann diese Erkrankung auch bei älteren Menschen erstmals eintreten und wird dann zweckmäßigerweise «idiopathischer Parkinsonismus» genannt.

Der Postencephalitische Parkinsonismus wird heute nur noch sehr selten bei älteren Menschen, die den größten Teil ihres Lebens damit behaftet waren, gesehen. Der postencephalitische Parkinsonismus war eine Komplikation der Schlafkrankheit (Encephalitis lethargica), die epidemisch einige Male nach 1919 auftrat. Zusätzlich zu den klassischen Zeichen des Parkinsonismus gibt es hier eine Zahl begleitende Erscheinungen wie z. B. die okkulomotorische Krise, Schweißkrise und Skelettdeformitäten wie Skoliose, Handgelenk- und Handdeformitäten.

Der medikamentös ausgelöste Parkinsonismus ist häufig bei älteren Menschen nach Einnahme von Phenothiazinen und trizyclischen Antidepressiva anzutreffen.

Der *symptomatische Parkinsonismus* wird in Form einiger Syndrome (z. B. Shy-Drager-Syndrom, siehe Abschnitt 5.1.) sowie bei Hirntraumen und Vergiftungen (CO, Mangan) angetroffen.

Auf den *arteriosklerotischen Parkinsonismus* wurde bereits hingewiesen (siehe Abschnitt 4.3.1.). Es handelt sich hierbei um Akinesien im Gefolge eines zerebralen Multiinfarktgeschehens. Es darf keine Verwechslung mit dem genuinen oder dem idiopathischen Parkinsonismus erfolgen, bei denen keine Hinweise auf vasculäre Veränderungen an den Basalganglien bestehen.

Der *senile Tremor* wird bei manchen Individuen in höherem Lebensalter manifest. Es handelt sich nicht um eine Form des Parkinsonismus. Der Tremor kann den ganzen Körper oder nur die Hände betreffen. Bei Intentionsbewegungen nimmt dieser Tremor eher zu, während der Tremor des Parkinsonkranken bei gezielten Bewegungen abnimmt.

Behandlung

Die Behandlung des Parkinsonismus besteht in Gaben von L-Dopa und seinen Derivaten. Eine effektive Behandlung allein mit L-Dopa ist durch Übelkeit und Erbrechen limitiert. Deshalb wird heute meist eine Kombination von L-Dopa und Dopa-Decarboxylase-Hemmer in der geriatrischen Praxis angewendet. Der Dopa-Decarboxylase-Hemmer vermindert den peripheren Abbau von L-Dopa zu Dopamin außerhalb des ZNS und begünstigt dadurch eine relativ hohe Konzentration von L-Dopa und Dopamin im Zentralnervensystem. Kleinere L-Dopa-Dosen können ohne Nebenwirkungen verabreicht werden. Die hauptsächlichste Nebenwirkung des L-Dopa sind Störungen im Bereich des zentralnervösen Systems, speziell Dyskinesien (d. h. bizarre Bewegungen). Weiterhin können L-Dopa und ähnliche Substanzen schwere, zeitweilig mit Halluzination verbundene Konfusion auslösen. Deshalb sollte diese Therapie äußerst sorgfältig bei älteren, bereits leicht verwirrten Patienten überwacht werden. Singultus und Hämaturie sind zwei weitere unerwünschte Begleiterscheinungen.

Darüberhinaus sollte L-Dopa nicht mit anderen psychotropen Medikamenten, die den zerebralen Aminstoffwechsel beeinflussen, verabreicht werden.

Anticholinergische Antiparkinsonsubstanzen (z. B. Trihexyphenidyl, Artane®) wurden schon lange in der Behandlung des Parkinsonismus verwendet. Eine neuere Behandlung besteht in der Gabe von Amantadin (Symitrel®, PK-Merz®), entweder alleine oder in Kombination mit einem der genannten Medikamente.

Es darf nochmals darauf hingewiesen werden, daß der arteriosklerotische Parkinsonismus mehr eine klinische als pathologisch-anatomische Einheit darstellt. Seine Erscheinungen sprechen nicht auf die oben erwähnten Antiparkinsonsubstanzen an.

5. Störungen der automen Funktionen

5.1. Vegetative Störungen

Mit zunehmendem Alter stellen sich immer häufiger Störungen im Bereich des autonomen Nervensystems ein. Dies schlägt sich in einer Zahl wichtiger klinischer Syndrome nieder. Hin und wieder auftretende Hypothermie, Hypotonie bei aufrechter Haltung, Blasendysfunktion, Schluckbeschwerden und Störungen der Darmfunktion sind besonders bei älteren Menschen wichtige Krankheitserscheinungen. Hierbei entsteht die Frage, in welchem Umfang einige dieser Veränderungen vom Alter selbst oder von verschiedenen pathologischen Prozessen abhängen. Weiterhin interessiert, inwieweit multifaktorielle Ursachen hierbei zugrunde liegen. Medikamente und umweltbedingte Faktoren können eine Rolle spielen, ebenso morphologische und metabolische Altersveränderungen. Viele Fragen müssen zur Zeit noch unbeantwortet bleiben. Trotzdem ist es wichtig, daß man beim Überdenken der verschiedenen vegetativen Syndrome die obengenannten Möglichkeiten mit einbezieht.

Eine seltene Form vegetativer Störung bei jüngeren Patienten ist das *Shy-Drager*-Syndrom, dessen Symptome Impotenz, Urinretention, Blutdruckabsinken in aufrechter Haltung und Stuhlinkontinenz sind.

Einige generelle Mechanismen wurden bereits herausgearbeitet. Zum Beispiel konnte man zeigen, daß mit zunehmendem Alter eine Störung der Neurotransmission in den autonomen Ganglien unter Abnahme der Azetylcholinproduktion vorhanden ist. Dies ist hauptsächlich durch die Abnahme des wichtigen Enzyms Cholinazetylase aber auch durch eine Abschwächung des Cholinesterase-Effekts bedingt. Beide Veränderungen führen zu einer Beeinträchtigung der vegetativen Funktion, wobei allerdings eine Gegenregulation insofern vorhanden ist, als mit zunehmendem Alter eine größere Empfindlichkeit des cholinorezeptiven Proteins gegenüber Azetylcholin besteht. Resultierende Auswirkungen hängen also von diesen beiden Faktoren ab. Weiterhin scheinen morphologische Veränderungen mit einer zahlenmäßigen Abnahme der Cholinrezeptoren vorzukommen. Als Ergebnis muß eine Minderung der Effektivität autonomer Funktionen in höherem Alter angenommen werden. Allerdings muß auch hier noch – wie dies auch in anderen Gebieten der noch jungen gerontologischen Wissenschaft der Fall ist – auf weitere Vertiefung dieser Kenntnisse gewartet werden.

Neben verschiedenen Veränderungen, die zu einer Störung autonomer Funktionen führen können, spielen zerebrovaskuläre Erkrankungen eine Hauptrolle. Es besteht kein Zweifel, daß eine große Zahl von Patienten, die an Hypothermie, orthostatischem Blutdruckabsinken und Blasenfunktionsstörungen leiden, auch zerebrovaskuläre Störungen erkennen lassen. Viele Medikamente, unter ihnen besonders Phenothiazine und Antiparkinsonsubstanzen können derartige Veränderungen potenzieren.

Das Kontrollzentrum für die vegetativen nervösen Systeme ist der Hypothalamus, wobei eingehendere Studien über Veränderungen der Hypothalamusregion mit zunehmendem Alter noch ausstehen.

5.2. Orthostatische Hypotension

Eine orthostatische Hypotension ist durch einen Blutdruckabfall von 20 mmHg systolisch oder diastolisch nach dem Wechsel von liegender zu stehender Haltung definiert. Beim Aufstehen eines jungen Menschen kann es momentan zu einem kurzen Schwindelgefühl durch die orthostatische Hypotension kommen, die unmittelbar danach durch vasomotorische Einregulierung behoben wird. Bei alten Menschen ist dieser Kompensationsmechanismus ineffizient und die orthostatische Blutdrucksenkung kann für Stunden anhalten. Manchmal führt die Blutdrucksenkung zu stuporösen Veränderungen, die durch Horizontallagerung des Patienten behoben werden können. Die orthostatische Hyptension ist einer der Gründe für das plötzliche Hinfallen älterer Menschen, insbesondere wenn in der Nacht das Bett für den Gang zur Toilette verlassen wird. Die Aufrechterhaltung eines konstanten Blutdrucks beruht auf reflektorischen Mechanismen. Die afferenten Fasern nehmen ihren Ausgang von Barorezeptoren im Carotis-Sinus und verlaufen über den Nervus glossopharyngeus zum vasomotorischen Zentrum im Hirnstamm. Die efferenten Impulse führen durch das Rückenmark und

54

die präganglionären Fasern zu den sympathischen Ganglien und von dort über postganglionäre Fasern zu den Blutgefäßen, bei denen sie Vasokonstriktion auslösen. Die Austestung dieses Reflexes zeigte, daß orthostatische Hypotension bei älteren Menschen vorwiegend zentral und weniger peripher bedingt ist, obgleich es auch Hinweise dafür gibt, daß die Barorezeptoren selbst durch Altersvorgänge in ihrer Funktion verändert werden.

Eine Studie an 100 über siebzigjährigen Patienten auf einer geriatrischen Station zeigte, daß die orthostatische Hypotension in 17 % nachweisbar war. Höhere Prozentsätze wurden bei älteren Menschen, die zu Hause leben, angegeben. Bei fast allen Patienten, die an einer derartigen haltungsbedingten Blutdrucksenkung litten, war eine zerebrovaskuläre Erkrankung vorhanden. Einige wiesen einen Parkinsonismus auf, während bei anderen ein Diabetes oder medikamentöse Einflüsse vorhanden waren.

Die orthostatische Hypotension löst Schwindel, Stupor oder Fallneigung aus. Nähere Angaben zur Diagnose und Therapie sind in Abschnitt 13.5 zu finden.

5.3. Störung der Thermoregulation

Grundsätzlich kann eine Hypothermie oder eine Hyperthermie vorkommen. Meist handelt es sich aber um ein plötzliches Absinken der Körpertemperatur. Eine Studie, die in London bei 1 000 älteren Patienten während der Winterzeit durchgeführt wurde, zeigte, daß relativ niedrige Körpertemperaturen von weniger als 35,5 °C bei 10 % der Probanden zu finden waren. Diese niedrigen Körpertemperaturen waren meistens morgens vorhanden und standen im Zusammenhang mit kalten Schlafräumen. Sie wurden besonders bei dem ärmsten Bevölkerungsanteil, d. h. den Fürsorgeempfängern gemessen.

Eine größere Zahl von Faktoren kommen für eine plötzlich einsetzende Hypothermie bei älteren Menschen in Frage. Eine verminderte Wahrnehmung der Kälte ist eine wichtige Ursache. Weiterhin sind Umweltfaktoren, wie schlechte Isolierung der Häuser, inadaequate Kleidung und Heizung von Bedeutung, wie dies oft bei mittellosen Menschen zu finden ist. Ein herabgesetzter Grundumsatz, ähnlich wie bei Schilddrüsenunterfunktion sowie der Einfluß von Medikamenten, insbesondere von Chlorpromazin, sind manchmal beisteuernde Faktoren. Die Immobilität selbst kann ebenfalls eine Ursache sein. Weiterhin spielt die schlechte Bekleidung älterer Menschen, die beim nächtlichen Gang auf die Toilette fallen und für Stunden, manchmal auch Tage, unzureichend bekleidet auf dem Boden eines kalten Raumes liegen, eine Rolle. In vielen dieser Fälle würde eine Hypothermie auch bei jüngeren Menschen auftreten. Zusätzliche Faktoren bei fortgeschrittenem Alter stellen die zerebrovaskuläre Erkrankung und die Alterung der zentralen temperaturregulierenden Funktionen dar.

Der Hypothalamus kann als eine Art Thermostat angesehen werden. Eine bestimmte Temperatur ist als Stellglied vorgegeben, mit dem die aktuelle Körpertemperatur verglichen wird (Abb. 5.1).

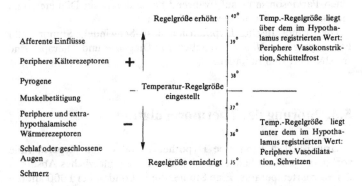

Abb. 5.1: Thermoregulation

Ist das Stellglied erhöht, so resultieren verschiedene Korrekturmechanismen wie Piloerektion, periphere Vasokonstriktion, Schüttelfrost und Kältegefühl. Dies veranlaßt den Menschen, sich wärmer anzuziehen und führt schließlich zur Erhöhung der Körpertemperatur bis zur festgesetzten Größe. Analog hierzu führen gegensätzliche Mechanismen bei niedrig eingeregelter Stellgröße zu Vasodilatation, Schwitzen und dem Bedürfnis, Kleidung auszuziehen. Dies führt zur Erniedrigung der Körpertemperatur. Der Temperaturstellwert kann durch Pyrogene oder durch sensorische Mechanismen (Registrierung einer niedrigen Umgebungstemperatur) angehoben werden. Bei körperlicher Betätigung oder bei heißer Umgebung kommt es auf der anderen Seite zur Erwärmung des Körpers, wobei über thermosensible Nervenleitungen und Auslösen eines thermoregulatorischen Reflexes die Temperaturstellgröße niedriger gestellt wird.

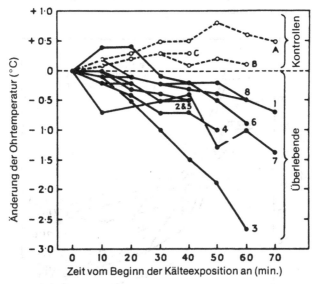

Abb. 5.2: Auswirkung einer äußeren Abkühlung auf die Kerntemperatur (nach *MacMillan* et al. 1967)

Das Thermoregulationszentrum liegt im Hypothalamus und kann u.a. durch zerebrovaskuläre Störungen mit zunehmendem Alter beeinflußt werden. Anhaltende Defekte dieses thermoregulatorischen Zentrums konnten im Verlauf einer Studie, die in Oxford durchgeführt wurde, nachgewiesen werden. Eine Gruppe von Patienten, die eine Hypothermie ohne weitere nachfolgende Beeinträchtigung überlebt hatte, wurde verschiedenen Tests, u. a. auch Körperabkühlung, unterworfen und die Reaktionen dieser Gruppe mit einer Gruppe normaler älterer Menschen verglichen. Abbildung 5.2 zeigt, daß bei den Hypothermieüberlebenden die Thermoregulation deutlich gestört war. Dies geht aus einem Abfall der Kerntemperatur, der bei der Kontrollgruppe nicht auftrat, hervor. Abbildung 5.3 vergleicht diese Beobachtung mit Veränderungen der Hauttemperatur nach Abkühlung, wobei zwischen beiden Gruppen keine Differenz beobachtet wurde. Es war auffallend, daß die Hypothermieüberlebenden kein Muskelzittern, nur eine geringe

57

Herabsetzung der Hautdurchblutung und keine wesentliche Veränderung der Sauerstoffaufnahme während der Abkühlung erkennen ließen. Dies muß als Hinweis auf eine thermoregulatorische Störung gewertet werden.

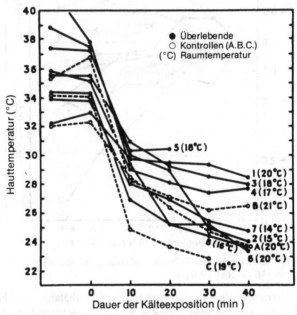

Abb. 5.3: Auswirkung einer Abkühlung auf die Hauttemperatur (nach Mac Millan et al. 1967)

Klinische Bilder

Die plötzlich auftretende Hypothermie ist eine Veränderung, bei der die Kerntemperatur des Körpers unter 35 °C abfällt. Sie kann durch Anfühlen des Patienten und durch Thermometer mit niedriger Skaleneinteilung kontrolliert werden. Ein speziell niedrig anzeigendes Thermometer ist käuflich.

Hypothermische Patienten sind blaß und weisen einen Tremor auf. Schüttelfrost besteht jedoch nicht. Das Bewußtsein kann herabgesetzt sein oder es besteht eine Apathie, manchmal auch Desorientiertheit, Halluzination oder paranoide Züge. Weiterhin werden Muskelrigidität, herabgesetzte Reflexe, eine verwaschene Sprache und manchmal pathologische Reflexe festgestellt. Eine Bradycardie kommt vor, die Atmung ist langsam und flach. Cheyne-Stokes'sches Atmen ist häufig.

Das EKG kann eine charakteristische J-Zacke (zwischen QRS und T-Welle) zeigen. Oligurie ist häufig vorhanden und eine wichtige Komplikation besteht im Auftreten einer akuten Pankreatitis, die durch Erhöhung der Serum-Amylase bewiesen wird. Ein generalisiertes Ödem oder ein Lungenödem zusammen mit Infektion der Atemwege können auftreten.

Bei kaltem Wetter müssen Ärzte ständig auf das Vorkommen einer Hypothermie bei älteren Menschen vorbereitet sein. Nicht selten tritt eine solche aber auch bei wärmerer Umgebung auf. Die Hypothermie ist ein ernstes Ereignis und mit einer Letalität von 35–40 % behaftet.

Behandlung

Eine langsame Erwärmung ist wichtig, wobei der Patient gut mit Decken in einem warmen Raum zugedeckt liegt. Bei höherem Alter führt eine schnelle Wiedererwärmung (z. B. durch Lichtbogen) zu katastrophalen Ergebnissen, wahrscheinlich weil die einsetzende starke Vasodilatation der Haut einen Abfall des Blutdrucks und ein inadäquates Blutangebot an das Herz nach sich zieht. Die reflektorische Vasodilatation führt dazu, daß kühles Blut aus der Haut den warmen Körperkern erreicht mit zusätzlicher weiterer Abkühlung und Erhöhung der Letalitätsquote.

Die Kontrolle der Herzaktion auf dem Monitor dient der Ermittlung häufig auftretender Arrhythmien, deren Behandlung oft lebensrettend ist.

Es muß darauf geachtet werden, daß Patienten nichts Erbrochenes aspirieren. Freie Luftwege sind wichtig. Antibioticagabe verhütet Bronchopneumonien. Große Zurückhaltung sollte bei der Infusionstherapie geübt werden. Hypokaliämiekontrolle ist erforderlich. Die intravenöse Gabe von Hydrocortison (200 mg) wird in der Regel innerhalb der ersten 48 Stunden bei Patienten mit leichter bis schwerer Hypothermie gegeben. An den folgenden beiden Tagen Gabe von jeweils 15 mg Prednisolon.

Eine Schilddrüsenunterfunktion muß selbstverständlich behandelt werden, aber nicht bevor die Temperatur definitiv auf wenigstens 32,2 °C angestiegen ist.

Verhütung

Die akzidentelle Hypothermie stellt bei älteren Menschen unter kalten Witterungsbedingungen ein weitaus größeres Problem dar, als meistens angenommen wird, und Ärzte sollten prophylaktisch auf die Umgebung, in der ihre alten Patienten leben, achten. Eine adäquate Kleidung muß gefordert werden. Ein elektrisches Heizkissen, sofern es sorgfältig bedient werden kann, ist ebenfalls nützlich. Spezielle Heizkissen für niedrige elektrische Spannungen sind neuerdings im Handel erhältlich.

Der Arzt sollte immer ein Thermometer mit niedriger Skala bei sich führen.

6. Fallneigung

Das Fallen ist ein wichtiges Symptom verschiedener Alterserkrankungen. Der Student sollte deshalb mit der Differentialdiagnose der Fallneigung vertraut sein. Im folgenden müssen einige wesentliche Gesichtspunkte hierzu vorausgeschickt werden.

6.1. Schwanken

Die Aufrechterhaltung des Gleichgewichts entspricht dem Ausbalancieren einer relativ großen Masse mit hoch über dem Boden liegendem Schwerpunkt über einer relativ kleinen Basis. Dieser fein austarierte Balanceakt wird durch entsprechende Muskeln und einen sensorischen Input durch Haut, Muskel und Gelenkrezeptoren gewährleistet. Sobald sich der Schwerpunkt über seine Basis hinausbewegt, wird das Gleichgewichtszentrum informiert mit nachfolgender Bewegungskorrektur durch entsprechend geeignete Muskeln. Selbstverständlich spielt auch das Sehen und der Vestibularisapparat eine Rolle. Dieser sehr komplexe Mechanismus wird in der Kindheit gelernt und zu einem Reflex umgewandelt, der unbewußt während des ganzen Lebens funktioniert. Die Koordination findet im Kleinhirn und im Rautenhirn statt.

Wie bei so vielen anderen automatischen Körperfunktionen kommt es in höherem Alter zu einer Beeinträchtigung dieses reflektorischen Vorgangs. Ältere Menschen sind weniger in der Lage, Bewegungen des Schwerpunktes über seine Basis hinaus schnell und adäquat zu korrigieren. Dies ist einer der Gründe, warum ältere Menschen fallen. Charakteristisch ist hierbei eine Zunahme des Schwankens beim Stehen.

Es ist viele Jahre her, seit *Sheldon* die Schwankneigung in Gruppen verschiedenen Alters untersuchte und seine Ergebnisse (dargestellt in Abb. 6.1) an Kurvenbildern demonstrierte. Aus ihnen ist zu ersehen, wie die aufrechte Körperhaltung während der Kindheit erworben wird und in höherem Alter teilweise wieder verloren geht.

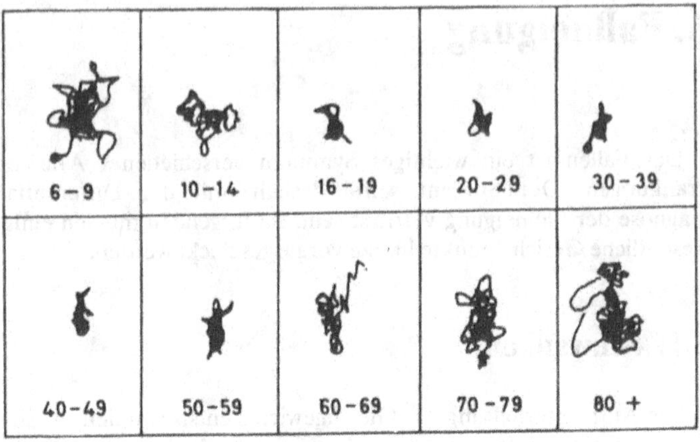

| 6–9 | 10–14 | 16–19 | 20–29 | 30–39 |
| 40–49 | 50–59 | 60–69 | 70–79 | 80 + |

Abb. 6.1: Schwanken – Altersabhängigkeit

6.2. Muskelschwäche

Der feste Halt im Kniegelenk als Endpunkt einer Serie verschiedenster Funktionsabläufe des Beines spielt ebenfalls eine Rolle für das Aufrechtstehen. Zwar gibt es nur wenige Hinweise darauf, daß Verlust an Muskelkraft, wie er im Laufe des Alters auftritt, per se die Ursache des Fallens darstellt. Trotzdem ist es sehr wahrscheinlich, daß Muskelschwäche ein prädisponierender Faktor für die Stehunsicherheit bei älteren Menschen ist. Andere Komponenten schließen Funktionsstörungen bei Osteomalazie, bei peripherer Neuropathie sowie bei Arthrosen des Knie- und Hüftgelenks ein.

Derartige Veränderungen können prädisponierende Faktoren im Rahmen der Fallneigung älterer Menschen sein. Die Differentialdiagnose des Fallens wird deshalb neben den Hauptursachen auch diese beisteuernden Faktoren mit berücksichtigen.

6.3. Differentialdiagnose der Fallneigung

6.3.1. Umweltbedingungen

Umweltbedingungen sind schlechte Beleuchtung, störende Matten, Teppiche und andere sich im Raume befindliche Gegenstände. Ebenfalls kann die Bepflasterung und Unebenheit eines Weges oder eines Gartens zum Fallen beitragen. Stürze, die durch derartige Umweltbedingungen ausgelöst sind, werden Stolperstürze genannt («Trips»).

6.3.2. Schlechte Sehleistung

Menschen, die alt und blind sind, verlieren leicht ihr Gefühl für das Gleichgewicht. Es könnte angenommen werden, daß sie häufiger als gut sehende Menschen stolpern. Dagegen spricht allerdings, daß sie meist sehr sorgfältig in ihren Bewegungen sind und es gibt verschiedene Hinweise dafür, daß Sehbehinderte nicht wesentlich öfter stolpern als normal sehende Menschen.

6.3.3. Zerebrale Ursachen

Epilepsie: Diese Störung nimmt mit höherem Alter zu und kann mit kardiovaskulären Veränderungen in Zusammenhang stehen. Der Epileptiker verliert normalerweise während des Anfalls sein Bewußtsein. Es handelt sich um tonisch-klonische Krampfanfälle, teilweise mit Inkontinenz. Epilepsie des älteren Menschen wird genauso wie bei jüngeren mit Anticonvulsiva behandelt.

Drop-attacks, eine der häufigsten Fallursachen, wurden an anderer Stelle bereits beschrieben (Abschnitt 4.3.3.2.).

Transient ischaemic attacks (TIA): Im Gegensatz zu den Drop-attacks handelt es sich hier um seltenere Ursachen einer Fallneigung, da meist kein plötzlicher Verlust des Bewußtseins oder eine übermäßige Schwäche der unteren Extremitäten vorhanden ist. Allerdings können TIA in seltenen Fällen auch einmal mit den obengenannten Symptomen einhergehen (siehe auch Abschnitte 4.3.2.1. und 4.3.3.1.).

6.3.4. Andere Ursachen

Die *orthostatische Hypotonie* ist bei älteren Menschen sehr häufig und man muß hieran bei der Einnahme blutdrucksenkender Medikamente besonders denken. Eine Anamnese mit Ereignissen nach dem Aufstehen ist ein starkes Verdachtsmoment. Der Blutdruck sollte zunächst nach 10 Minuten Liegen und dann nach 2 Minuten Stehen gemessen werden. Die orthostatische Blutdrucksenkung kann für länger als eine Stunde nachweisbar sein, so daß hier ein Grund für die Fallneigung, auch wenn sie eine gewisse Zeit nach dem Aufstehen auftritt, gegeben sein kann (siehe auch Abschnitt 5.2).

Das hin und wieder auftretende *Schwarzwerden vor den Augen* kommt bei älteren Menschen ebenso häufig wie bei jüngeren vor.

Miktionssynkope Manchmal sinkt der Blutdruck bei schneller Blasenentleerung stark ab und führt zu einer Synkope. Dies scheint öfters nachts als am Tage vorzukommen und gehört ebenfalls in das Gebiet der orthostatischen Regulationsstörung.

Adams-Stokes'scher Anfall Dieser geht mit Bewußtlosigkeit einher. Adams-Stokes-Anfälle können oft durch sachgemäße Behandlung vorangehender AV-Überleitungsstörungen verhindert werden. Wegen der Gefahr der Adams-Stokes'schen-Anfälle sollten AV-Überleitungsstörungen besonders sorgfältig behandelt werden. Manchmal wird der Adams-Stokes'sche Anfall erster Hinweis auf eine AV-Überleitungsstörung sein.

Gelegentlich ist die Fallneigung das erste und einzige Symptom einer schweren zugrundeliegenden Erkrankung (Herzinfarkt, Apoplexie).

7. Verwirrtheitszustände

Verwirrtheit gehört zu den wichtigsten geriatrischen Problemen, Es sind im wesentlichen vier Besonderheiten, die beachtet werden müssen: Die große Häufigkeit (fast die Hälfte aller Einweisungen in eine geriatrische Klinik erfolgt unter der Diagnose der Verwirrtheit) (1), das große Spektrum von Erkrankungen, die eine Verwirrtheit auslösen können (2), die durch Verwirrtheit ausgelöste Störung der sozialen Einordnung (3) und – sofern eine Verwirrtheit länger anhält – die erheblichen Forderungen, die an den medizinischen und sozialen Sektor gestellt werden (4).

Was ist eine Verwirrtheit? Zunächst handelt es sich um das Phänomen einer zerebralen Funktionsstörung und nicht um eine Diagnose. Die Bezeichnung definiert die Krankheit in keiner Weise. Das menschliche Gehirn ist eine außerordentlich komplexe «Informationsmaschine», die fähig ist, Billionen von Fakten zu registrieren, zu speichern und wieder abzurufen. Aus diesem komplexen Geschehen werden dann adäquate und gezielte Aktionen gestartet. Der Mechanismus einer solchen Maschine ist zu kompliziert, als daß er selbst durch hochgezüchtete Computersprachen ausgedrückt werden kann. Bewußtsein, Erinnerung und Aufmerksamkeit sind Vorgänge, die heute noch äußerst oberflächlich verstanden werden. So ist es kein Wunder, daß eine derartig ausgeklügelte Maschine außerordentlich empfindlich auf Veränderungen der Brennstoffzufuhr oder das Funktionieren einzelner untergeordneter Elemente, die Neuronen, reagiert. Dem Zusammenbruch der Gehirnfunktion geht in der Regel ein Versagen verschiedener wichtiger Funktionen wie die zeitliche und örtliche Orientierung sowie die Fähigkeit, angemessen zu reagieren und zu handeln, voraus. Bei Auftreten derartiger Störungen wird eine Verwirrtheit manifest.

Es wurde bereits betont, daß viele Krankheiten eine Verwirrtheit verursachen können. Tabelle 7.1 faßt die wichtigsten, wenn auch nicht alle, Gründe zusammen. Grob gesprochen können zwei verschiedene Verwirrtheitszustände unterschieden werden:

1. *Das chronische zerebrale Syndrom* (chronic brain syndrome, chronic brain failure) mündet in die senile Demenz. Es handelt sich um eine schleichende Krankheit mit unabwendbarem Abstieg und verheerenden sozialen Konsequenzen.

Tab. 7.1: Häufige Ursachen der Verwirrtheit

1. Chronisches zerebrales Syndrom
2. Symptomatische Verwirrtheit

Infektionen	U. a. Pneumonie, Pyelonephritis parasitäre und virale Infektionen
zerebrale Hypoxie	Herzinsuffizienz schwere Anämie Erkrankungen der Atemwege
Carcinom	
zerebrale Ischämie	Apoplexie, Embolie, allgemeine cerebrovasculäre Erkrankungen
Metabolisch	Hypokaliämie, Hypoglykämie, Urämie, diabetisches Präkoma, Wasserverlust, Wasserintoxikation, Myxödem
Nahrungsbedingt (Vitaminmangel)	Pellagra (Nikotinsäure-Mangel) Skorbut (Vitamin-C-Mangel) Vitamin-B-12- und Folsäure-Mangel (Bedeutung nicht sicher)
Umwelt- und Sozial- bedingt	Änderung des wirtschaftlichen Status, Trauerfall, abrupter Wechsel der Umgebung
Depression	Pseudodemenz
Iatrogen	Barbiturate, Digitalis, L-Dopa usw.
Organische zere- brale Läsion	*Parkinson*'sche Erkrankung, Tumor, subdurales Hämatom

2. *Die symtomatische Verwirrtheit* ist eine temporäre Störung der zerebralen Funktion und wird von einer Reihe generalisierter Erkrankungen ausgelöst. Sofern die zugrundeliegende Krankheit erkannt und behandelt wird, ist in vielen Fällen vollständige Erholung möglich. Die Unkenntnis der zellulären und biochemischen Gründe der Verwirrtheit wird hier oft durch das Beiwort «toxisch» verdeckt.

Es muß aber angemerkt werden, daß, obgleich die angegebene Unterteilung für diagnostische Gründe hilfreich ist, es auch eine Reihe Argumente für die Anschauung gibt, daß die symptomatische Verwirrtheit häufiger bei jenen älteren Menschen vorkommt, die sich bereits seit längerer Zeit an der Grenze ihrer intellektuellen Leistungsfähigkeit befinden. Eine Infektion, eine persönliche Aufregung oder andere Faktoren können einen definitiven Zusammenbruch der zerebralen Funktion zur Folge haben.

7.1. Pathophysiologie

Ein häufiges Thema dieses Buches bezieht sich auf die Schwierigkeit, Altersvorgänge von Krankheiten zu trennen. Störungen der Geistestätigkeit in höherem Alter sind ein besonders gutes Beispiel für ein derartiges Problem. Strukturelle zerebrale Änderungen sind immer vorhanden und nehmen von der Reife bis zum hohen Lebensalter zu. Das Hirngewicht fällt ab, in einigen Arealen kommt es zu einem Abfall der Zahl kortikaler Neurone. Weiterhin findet man zunehmend zwei typische mikroskopische Veränderungen, nämlich die senilen Plaques, die aus lamellierten amyloiden Niederschlägen bestehen und die Alzheimerschen Fibrillen (neurofibrillary tangles). Weder Ursache noch funktionelle Bedeutung dieser morphologischen Strukturen sind geklärt. Eine weitere Altersveränderung besteht in Ansammlungen des braunen Farbstoffes Lipofuszin in den Nervenzellen. Hier handelt es sich wahrscheinlich lediglich um degenerierte Lysosomen. Einige Autoren haben hierin aber auch die «Ursache» der senilen Verwirrtheit gesehen.

Zusammen mit diesen «normalen» Veränderungen des alternden Gehirns findet sich ein Nachlassen der geistigen Leistungsfähigkeit. Hierbei ist aber nicht bekannt, ob die Strukturveränderung tatsächlich den Funktionsabfall bedingt oder ob es sich lediglich um ein zufälliges Nebeneinander handelt.

Die «Intelligenz» nimmt über das ganze Erwachsenenleben hinweg ab, wobei allerdings verschiedene Intelligenzmerkmale eine verschieden schnelle Qualitätseinbuße erleiden. Verbale Fähigkeiten bleiben relativ lange erhalten, während das begriffliche Denken schneller verloren geht. Ältere Menschen sind durch Erfahrung in der Lage, den Verlust dieser intellektuellen Fähigkeit zu kompensieren. Sobald aber entsprechende Tests in definierten Zeiträumen durchgeführt oder unter ablenkenden Bedingungen gefordert werden, kommt es zu relativ schlechten Ergebnissen.

Ist Demenz lediglich eine besonders ausgeprägte Form dieser normalen Veränderung oder handelt es sich um eine Krankheit? Diese Frage ist noch immer unbeantwortet.

Obgleich «senile» und «arteriosklerotische» Demenz oft getrennt betrachtet werden, ist die Rolle der Arteriosklerose als Demenzursache stark umstritten. Die beiden Demenzformen wurden z. T. durch den Nachweis einer arteriellen Verschlußkrankheit im Bereich der Hirnarterien oder anderer Lokalisationen sowie den angeblich stufenweisen Verlauf der arteriosklerotischen Demenz differenziert. Es muß aber nochmals hervorgehoben werden, daß die Unterscheidung schwierig ist und für praktische Zwecke wenig Vorteile bietet.

Einige Ursachen der Verwirrtheit wurden in Tabelle 7.1 zusammengefaßt. Ihre Reihenfolge hängt von jenen Ärzten ab, die eine derartige Liste aufstellen – praktischer Arzt, Psychiater, Geriater. Jeder der angeführten Spezialisten bringt hier andere Gesichtspunkte ein. Eine kürzlich durchgeführte multizentrische Studie hat gezeigt, daß unter den in einer geriatrischen Abteilung zur Aufnahme kommenden Fällen in 45 % eine Verwirrtheit vorhanden war. In dieser Gruppe handelte es sich

257 mal um ein chronisches zerebrales Syndrom und

144 mal um eine symptomatische Verwirrtheit.

Das chronische zerebrale Syndrom war somit etwa zweimal so häufig wie die symptomatische Verwirrtheit.

In der Gruppe symptomatischer Verwirrtheit gliederten sich die Hauptursachen (die einander selbst nicht gegenseitig ausschlossen) wie folgt auf: Pneumonie 26 %, Herzinsuffizienz 33 %, Harnwegsinfektion 25 %, Carcinom 12 % und Depression 12 %.

7.2. Stufenweiser Fortgang in der Diagnose der Verwirrtheit

Es wird folgendes Vorgehen empfohlen:

1. Detaillierte Anamnese unter besonderer Berücksichtigung der zeitlichen Entwicklung der zerebralen Störung,
   Art der Störungen der intellektuellen Funktion oder der sozialen Anpassung,
   Medikamenteneinnahme.

kürzlichen Veränderung der sozialen Umgebung,
beigeordneten körperlichen Veränderung,
vorangegangenen Einweisung in Krankenhäuser,
zurückliegenden zerebralen Anamnese,
früheren Persönlichkeitsstruktur des Patienten und der Stimmungsänderung.

2. Klinische Befunderhebung und Beobachtung des Verhaltens.
3. Weitere Untersuchungen zur Auffindung anderer verborgener organischer Krankheiten.
4. Anwendung psychometrischer Testverfahren.

7.3. Anamnese

Die Anamnese ist außerordentlich wichtig und wird am besten von einem Arzt erhoben, der den Patienten schon vorher gut kannte. Es gehört zur Natur der Krankheit, daß Ungenauigkeiten in der Schilderung der Krankheitszustände vorkommen bzw. diese herabgespielt werden.

Der Beginn der Krankheit wird sich oft in zwei verschiedenen Formen abspielen:

Auf der einen Seite gibt es Patienten, die früher ein entschiedenes Auftreten zeigten, die geistig klar und sozial unabhängig waren. Der plötzliche Ausbruch einer Konfusion deutet auf eine symptomatische Verwirrtheit und verlangt schnellen Ausschluß einer organischen Erkrankung. Auf der anderen Seite gibt es eine protrahierte Entwicklung mit Veränderungen, die der Laie als «seltsam» oder «lächerlich» beschreiben würde und die auf die Entwicklung einer Demenz hindeutet. Dieser lang anhaltende Verlauf kann allerdings in eine akute Krise einmünden und als akute Konfusion verkannt werden. Die sich graduell entwickelnden zerebralen Veränderungen können sehr diskret sein: Kleine Verletzungen des sozialen Code, eine kaum bemerkbare Vernachlässigung der Kleidung und der persönlichen Hygiene, eine etwas derbe Sprechweise und die Unmöglichkeit, Geldgeschäfte so akkurat zu führen wie vorher. Ein guter Bekannter kann oft helfen, zwischen einfacher persönlicher Exzentrizität und regelrechter Abnormalität zu unterscheiden. Sicherere Hinweise sind schließlich zielloses Umherwandern und

Verlorengehen, zunehmende Verwahrlosung, Hamstern, Neigung zu häuslichen Unfällen und Unmöglichkeit, Küchengeräte gefahrlos zu handhaben.

7.4. Medikamentöse Ursache

Da es eine große Menge von Medikamenten gibt, die eine Verwirrtheit verursachen können, ist es wichtig, nicht nur über die gerade verschriebenen Medikamente Bescheid zu wissen, sondern auch nach Medikamenten, die noch von früher vorhanden sind und zu denen der Patient Zugang hat sowie nach nicht verschreibungs pflichtigen Medikamenten zu fahnden. Barbiturate, Schlaftabletten jeder Art, Digitalispräparate und Antiparkinsonmittel sind häufig verantwortlich zu machen.

Alkoholismus ist bei älteren Menschen keineswegs selten und derartige Patienten sind einer Verheimlichung genauso fähig wie jüngere.

7.5. Soziale Veränderungen und Unglücksfälle

Hierunter fallen ein plötzlicher Todesfall (Ehegefährte, Freund, Kind, Haustier), eine unerwartete Entlassung aus einem Arbeitsverhältnis, finanzielle Schwierigkeiten, Probleme bei der Pensionierung und Wohnsitzveränderung in unbekannte Nachbarschaft.

Die zuletzt genannten drei Punkte, die in Tabelle 7,1 aufgeführt wurden, können das Bild einer «pseudodementen Depression» entstehen lassen. Diese Diagnose ist besonders wichtig, da Behandlungsmöglichkeiten bestehen und es sich oft um eine reversible Wesensveränderung mit guter Prognose handelt. Die pseudodemente Depression kann zu schlechtem Abschneiden bei psychometrischen Tests führen.

Immer muß nach vorangegangenen Behandlungen und nach vorliegenden Geisteskrankheiten gefragt werden. Die einfache Frage wie «fühlen Sie sich deprimiert?» genügt in der Regel bei älteren Menschen nicht. Bessere Auskunft erhält man auf Fragen wie «haben Sie gute Laune?» oder «sind Sie zufrieden mit Ihrem Leben?».

7.6. Klinische Untersuchungen

Ein Blick auf Tabelle 7.1 zeigt, daß die Ursachen einer symptomatischen Konfusion fast die gesamte interne Medizin umfassen. Ein
Katalog der hauptsächlichsten klinischen Zeichen würde deshalb
einschläfernd sein und wenig Sinn besitzen. Aus diesem Grunde sei
lediglich der Rat gegeben, keine Untersuchung auszulassen
(knöcherner Schädel, Gesichtsfeld, Retina, Gehörgang und kleines Becken sind Beispiele für Auslassungssünden) und folgende
Dinge zu beachten:

Pneumonie ist eine häufige Ursache der Verwirrtheit, wobei die
typischen klinischen Zeichen (Fieber, Sputum, Schallverkürzung)
bei älteren Menschen oft wenig ausgeprägt und atypisch ausfallen
können.

Bei Patienten, bei denen entsprechend der Anamnese eine
chronische zerebrale Insuffizienz angenommen werden muß, bleibt
stets ein nagender Zweifel, daß möglicherweise eine organische
zerebrale Veränderung wie Tumor, Abzess oder subdurales Häma-
tom vorliegt. Der Verdacht auf derartige Veränderungen wird
durch starke Kopfschmerzen, Visusabnahme, epileptiforme Attacken und durch den Bericht eines Traumas verstärkt.

Einige generelle Veränderungen helfen, eine Demenz von anderen Verwirrtheitsformen zu unterscheiden. Bei einem dementen
Patienten ist die Fähigkeit zur differenzierten sprachlichen Äuße-
rung herabgesetzt. Es werden nur sehr einfache Inhalte geäußert,
Neologismus ist häufig und Antworten auf die Fragen des Untersuchers oft oberflächlich. Oft bitten die Patienten, Fragen zu
wiederholen, um Zeit für die Antwort zu bekommen. Andere
beantworten eine gestellte Frage durch Stellen einer anderen.

Auf der anderen Seite zeigen Patienten mit symptomatischer
Verwirrtheit ähnlich wie sonst gesunde Patienten, die an einer
Pneumonie erkranken, eine ungewöhnlich lebhafte Sprache mit
reichem Gedankeninhalt.

Urin- und Stuhlinkontinenz tritt öfters bei dementen Kranken im
Vergleich zu anderen Verwirrtheitszuständen auf. Zwei weitere bei
Demenz oft zu findende Besonderheiten sind nächtliches Wandern
und allgemeine Unruhe.

Zusätzliche Untersuchungen sind hauptsächlich auf die Ermittlung einer der symptomatischen Konfusion zugrunde liegenden
Krankheit gerichtet. Jeder Patient benötigt individuelle Betrach-

71

tung, wobei die wichtigsten regelmäßig durchzuführenden Suchmaßnahmen in Anfertigung einer Thorax-Röntgenaufnahme sowie der Anforderung eines Blutbildes und einer Urinkultur bestehen.

7.7. Bedeutung der psychometrischen Testverfahren

Es gibt eine große Zahl einfacher und schnell durchzuführender Tests auf Fragebogenebene. Einige sind weit verbreitet wie beispielsweise der «Mental status questionnaire» der «Royal College of Physicians». Die meisten Tests enthalten Fragen, um Orientierung, Neugedächtnis und begriffliches Denken zu überprüfen. Sie sind leicht auszuführen und ergeben ein numerisches Ergebnis. Obgleich es sich hier um nützliche Möglichkeiten des Screening und der Verlaufskontrolle handelt, so sind sie doch ungenügende Hilfsmittel, eine Demenz zu diagnostizieren und können nur zur Urteilsbildung eines erfahrenen Klinikers beitragen. Immer besteht das Risiko, sich von Dezimalstellen und Zahlenwerten verwirren zu lassen. Auf keinen Fall sollte ein Patient alleine aufgrund derartiger Testergebnisse als dement eingestuft werden.

7.8. Allgemeine Betreuung verwirrter Patienten

Auf die Wichtigkeit, symptomatische Verwirrtheitszustände vom chronischen zerebralen Syndrom zu trennen, wurde bereits hingewiesen. Dies ist der erste und wichtigste Schritt für weitere Therapieplanung. Vorausgesetzt, daß dieser Schritt bereits sorgfältig vollzogen wurde, beginnt nun

1. Die Behandlung der Verwirrtheit,
2. die Betreuung der Patienten unter Beachtung ihrer sozialen Umwelt.

7.8.1. Medikamentöse Behandlung der Verwirrtheit

Hinsichtlich der Behandlung von Verwirrtheitszuständen gilt das gleiche Prinzip wie bei anderen Erkrankungen, nämlich daß ältere

Menschen möglichst keine Medikamente erhalten sollen. Sofern wenig ausgeprägte Verwirrtheitszustände wie z. B. einfache Vergeßlichkeit vorliegen, kann auf Psychopharmaka verzichtet werden. Die wichtige Frage «welche Substanz?» ist schwierig zu beantworten, da außerordentlich viele Medikamente auf dem Markt sind. Bevor detaillierte Empfehlungen gebracht werden (die notwendigerweise subjektiven Charakter besitzen, sollen noch einige Empfehlungen hinsichtlich des «Tuns» bzw. «Unterlassens» gegeben werden.

Tun:
Gewinne Erfahrung im Gebrauch einer begrenzten Zahl bekannter Medikamente.

Tun:
Verschreibe das Medikament in voller wirksamer Menge unter Berücksichtigung des Körpergewichtes.

Tun:
Bei Absetzen einer Injektionstherapie langsames Ausschleichen. Andernfalls läuft der Patient Gefahr, von einem Extrem zum anderen zu lavieren.

Unterlassen:
Gabe potenter Psychopharmaka in unbekannten Kombinationen. Interaktionen sind häufig und schwierig vorauszusagen.

Unterlassen:
Gabe von Barbituraten an verwirrte ältere Menschen. Diese Substanzen beinhalten Suchtgefahr, sie verursachen mikrosomale Veränderungen und stören die Wirkung anderer Medikamente. Sie stellen selbst Ursache von Konfusionen dar.

Unterlassen:
Intramusculäre Gabe von Paraldehyd, ein in der Geriatrie kaum noch verwendetes Medikament.

Indikationen für medikamentöse Behandlungen

Nächtliches Wandern und Unruhe. Hier handelt es sich wahrscheinlich um die häufigste Ursache für die Ablehnung eines älteren Menschen durch Verwandte. Nächtliches Wandern erschreckt die Angehörigen und verursacht anhaltende Verstimmung wegen dauernder Störung zur Schlafenszeit. Die hilfreichsten Medikamente für diesen Zustand sind Chlormethiazol (Distraneurin®) in einer Dosierung von 500–1000 mg eine Stunde vor dem Schlafengehen. Viele ältere Menschen möchten ungewöhnlich früh schlafen. Dies ist unzweckmäßig, da das aktuelle Schlafbedürfnis mit zunehmendem Alter geringer wird. Die Tagesmedikation darf deshalb nicht einschläfernd wirken.

Als Alternative kann Promazin (Protactyl®) in Dosen von 50 mg, täglich um 25 mg ansteigend (bis 100 mg), bis zum Erreichen des gewünschten Effektes gegeben werden. Sofern sich diese Substanz als wirkungslos erweist, kann es mit Chlormethiazol in der oben angegebenen Dosierung kombiniert werden.

Unruhe am Tage, agitierte Zustände, Hyperaktivität. Zwei nützliche Medikamente für diese Störung sind das Haloperidol (Haldol-Janssen®) und Thioridazin (Melleril®-Sandoz Dragees). Haloperidol kann als Tabletten zu 1 mg oder als Tropfen (1 ml = 2 mg) rezeptiert werden. Thioridazin wird in Mengen von 3 x tägl. 1 Dragee zu 25 mg verordnet.

Höhergradige Aggressivität oder schwer zu kontrollierende Unruhe mit Halluzinationen (*floride delirante Zustände*) sind selbst bei höhergradig verwirrten älteren Patienten selten und benötigen in der Regel eine intramuskuläre Therapie. Bewährte Präparate sind Chlorpromazin (Megaphen®) 50–100 mg i. m. und Haloperidol 2,5–5,0 mg i. m. Das zuerst genannte Medikament kann Parkinsonismus und eine lageabhängige Blutdrucksenkung zur Folge haben. Chlorpromazin ist auch in der Lage, einen cholestatischen Ikterus zu erzeugen. Manchmal wird empfohlen, Chlorpromazin oder Haloperidol mit einer anticholinergischen Substanz zu verabreichen, um hierdurch extrapyramidale Nebeneffekte zu verhindern. Es ist aber immer ein fragwürdiges Unterfangen, hochaktive Medikamente zur Bekämpfung von Nebenwirkungen anderer Substanzen zu verordnen.

Einige ältere Menschen entwickeln im Rahmen ihrer Verwirrtheitszustände Verfolgungswahn und fühlen sich schlecht behandelt. Zeitweise gehen in diesen Fällen bereits lange Zeit vorher paranoide Züge voran. Manchmal sind in einer ungewohnten und daher feindlich empfundenen Umgebung derartige mißtrauische Regungen aber auch reaktiv bedingt. Leichte paranoide Symptome können durch Thioridazin (siehe weiter oben) günstig beeinflußt werden. Schwerere Veränderungen sprechen auf Trifluoperacin (Jatroneural®-Dragees) in Dosen von 2 mg ein oder zweimal täglich an. Sofern die Verwirrtheit Teil einer pseudodementen Depression ist, kommen tricyclische Antidepressiva oder in Ausnahmefällen eine elektrokonvulsive Therapie in Frage. Derartige Behandlungen gehören aber zum Aufgabengebiet des Psychiaters.

7.8.2. Gesamtheitliche Betreuung des Patienten

Das chronische zerebrale Syndrom bedroht oder zerstört die Fähigkeit der Patienten, ihr Leben im Sinne einer Unabhängigkeit zu führen, und die notwendige Behandlung besteht oft in Schaffung einer neuen adäquaten Umgebung für den alten Menschen. Es muß immer daran gedacht werden, daß beim chronischen zerebralen Syndrom die Einsicht in den Krankheitsvorgang in der Regel frühzeitig verloren geht. Die Patienten selbst merken oft relativ wenig davon, während die für die Pflege verantwortlichen Verwandten um so heftiger an den Beschränkungen und Spannungen, die ihrem Leben auferlegt sind, leiden.

Zwei zentrale Fragen müssen erörtert werden: «Kann der Patient alleine leben und wenn ja, welche sozialen Hilfen benötigt er?» Und: «Sofern der Patient nicht alleine leben kann, wo soll er dann untergebracht werden?» Die Antworten auf diese Fragen hängen wesentlich vom Grad der Demenz ab, und Tabelle 7.2 sucht einen Leitfaden für die Beurteilung des Schweregrades und möglicher notwendig werdender sozialer Umstellungen zu geben. Es muß aber zugegeben werden, daß die Nachfrage für eine institutionalisierte Pflege die tatsächlich vorhandenen Möglichkeiten weit übertrifft. Viele demente ältere Menschen müssen notgedrungen in ihrer alten Umgebung leben, in der ihre Existenz im höchsten Grade unsicher wurde. Sie taumeln von einer Krise zur anderen, bis schließlich der Druck aus der Umgebung so stark wird, daß ihre Einweisung dann doch in eine entsprechende Institution erfolgt.

7.9. Paraphrenie

Paraphrenie bzw. die spät einsetzende Schizophrenie ist durch Verfolgungswahn gekennzeichnet, bei welchem die Patienten paranoide Wahnvorstellungen meist über ihre Nachbarn entwickeln. Der Verfolgungswahn besteht häufig in Furcht vor irgendwelchen Beeinflussungen wie z. B. «übertretende Elektrizität vom Fußboden». Diese Art von Zuständen trifft häufig Menschen, die schon vorher zurückgezogen und isoliert gelebt haben, oft sind es unverheiratete Frauen. Die Wahnvorstellungen führen manchmal zu lautstarken Beschimpfungen der Nachbarn oder zu Verleumdungen. Die genannten Störungen können oft durch einfache Phenothiazingabe beherrscht werden.

Tab. 7.2: Demenzgrade und mögliche Formen der Betreuung

Grade der Demenz	Besonderheiten	Betreuungsmöglichkeiten
Mild	Patient ist abgelenkt, vergeßlich. Neigt dazu, Haushalt zu vernachlässigen, kann aber noch einfache Speisen kochen. Es besteht Kontinenz, die persönliche Hygiene ist ausreichend. Patient weiß seine Personalien und die eigene Adresse und kann von Spaziergängen nach Hause zurückfinden. Eine Unterhaltung ist begrenzt möglich. Gezielte Tätigkeiten werden ausgeführt.	Sofern ein engagierter Ehepartner oder Verwandter vorhanden, ist Leben zu Hause möglich. Sofern verwitwet oder alleinstehend wird Hilfe benötigt: Nachbarn, mobile Hilfsdienste, Essen auf Rädern. Tagesklinik oder Altenbegegnungsstätten.
Mittelgradig ohne physische Behinderung	Läuft viel herum, findet den Weg nicht nach Hause, weiß nicht die eigene Adresse. Es besteht Unfallgefahr: Die Gashähne werden offengelassen, der Kessel kocht bis zum Verdampfen, es besteht Sorglosigkeit im Umgang mit Feuer. Küchenarbeit wird vernachlässigt, kein regelmäßiges Einkaufen. Es wird in Kleidern geschlafen. Oft besteht eine Urininkontinenz.	Sofern einzeln oder verwitwet, ist das Alleinleben schwierig. Sofern ein engagierter Ehepartner oder Verwandte vorhanden sind, kann es notdürftig gewährleistet sein. Sofern völlig alleinstehend muß Aufnahme in ein Altersheim, in ein gerontopsychiatrisches Heim oder in ein Pflegeheim erfolgen.
Mittelgradig mit physischer Behinderung (Zustand nach Schlaganfall, schwere Arthrose u.ä.)	Krankhafte Veränderungen wie oben. Die Beweglichkeit ist stark begrenzt, sei es durch Bettlägerigkeit oder durch Angewiesensein auf einen Rollstuhl.	Der Patient kann nicht alleine leben. Sofern Verwandte vorhanden sind wird eine erhebliche Unterstützung benötigt, z.B. häufige Krankenhauseinweisungen. Eignet sich nicht für ein Altersheim.
Schwer (keine physische Behinderung)	Erheblicher Gedächtnisverlust. Völlige Vernachlässigung der Hygiene. Oft Doppelinkontinenz, keine Möglichkeit selbst zu kochen, für sich selbst zu sorgen. Die Unterhaltung ist stockend und verworren.	In Ausnahmefällen können Verwandte mit diesem Zustand fertig werden. In der Regel ist Aufnahme in ein Pflegeheim, möglicherweise auf der psychiatrischen Station erforderlich.
Schwer (mit physischer Behinderung)	Krankhafte Veränderungen wie oben aber bettlägerig oder an Rollstuhl gebunden.	Aufnahme in Pflegeheim unter geriatrischer Aufsicht erforderlich.

7.10. Diogenes-Syndrom

Das *Diogenes-Syndrom* entspricht einer Nachlässigkeit der äußeren Erscheinung in einer verkommenen häuslichen Umgebung. Oft sind viele Katzen vorhanden, manchmal große Ansammlungen von alten Zeitungen und anderem Abfall. Ältere Menschen, bei denen diese Veränderungen angetroffen werden, haben einen hohen IQ, und in etwa 50 % der Fälle sind sie sonst intellektuell unauffällig. Sie lehnen eine Einweisung in ein Krankenhaus ab (obgleich manchmal begleitende Erkrankungen, die einer Behandlung bedürfen, vorliegen). Sofern der Haushalt während einer Einweisungsperiode aufgeräumt wird, verfällt er in wenigen Monaten nach der Entlassung wieder in den vorher vorhanden gewesenen chaotischen Zustand. Sofern keine Eigengefährdung oder Gefährdung anderer Menschen vorhanden ist, sollte eine zwangsweise Institutionalisierung nicht vorgenommen werden. Oft muß sich die medizinische Versorgung an die häuslichen Zustände anpassen.

8. Urininkontinenz

Urininkontinenz stellt eines der wichtigsten Krankheitssymptome bei älteren Menschen dar. In gleicher Weise wie Fallneigung und Konfusion oft nur Symptome übergeordneter Krankheiten darstellen, handelt es sich bei der Urininkontinenz um ein Symptom, das sorgfältiger Abklärung bedarf und für das die Ursache ermittelt werden muß. Es handelt sich um eine schwere Behinderung, die sowohl für den, der sie erleidet, wie auch für die Betreuenden, eine erhebliche Belastung darstellt. Möglicherweise ist eine Inkontinenz der einzige Grund für die Einweisung in ein Pflegeheim. Die Urininkontinenz ist deshalb eines der wichtigsten Symptome bei älteren Menschen. Sofern der Arzt die möglichen Ursachen kennt und bereit ist, eine Klärung und sachgemäße Behandlung durchzuführen, stehen zahlreiche Hilfen zur Verfügung.

8.1. Dysurische Symptome

Die Urininkontinenz ist eines von vielen Symptomen, das mit der Miktionskontrolle zusammenhängt. Die letztere ist speziell in höherem Lebensalter oft gestört. Andere Symptome sind Nykturie, häufiges Wasserlassen am Tage und ständiger Harndrang. In vielen Fällen münden derartige Funktionsstörungen in eine Inkontinenz.

8.2. Häufigkeit der dysurischen Symptomatik

Eine größere Zahl von Studien haben die verschiedenen Symptome der Dysurie zusammengestellt (Tabelle 8.1). Diese kommen häufiger bei hospitalisierten Patienten als bei zu Hause lebenden vor. Die Gründe hierfür werden später besprochen. Weiterhin lassen die aufgeführten Daten eine suboptimale Behandlung in früheren Zeiten erkennen. Möglicherweise hat sich die Situation in den letzten Jahren etwas gebessert.

Besonders häufig sind dysurische Symptome in höherem Alter über 80 Jahre anzutreffen.

Tab. 8.1: Dysurie-Symptome bei 557 älteren Menschen von 65 Jahren und darüber (182 Männer, 375 Frauen). Alle Angaben in %

	Männer	Frauen	Gesamt
Nykturie	70	61	64
Eile beim Wasserlassen	28	32	30
Starker Drang	14	9	10
Schwierigkeiten zu urinieren	13	3	7
Brennen beim Wasserlassen	7	13	11
Völlige Inkontinenz	17	13	20
Streßinkontinenz	3	12	9

8.3. Ursachen für die Inkontinenz

Von der Anatomie her gesehen gibt es vier Gründe für die Inkontinenz.

1. Störungen im Bereich des Beckenbodens.
2. Störungen im Bereich der Urethra und des Blasenhalses.
3. Störungen innerhalb der Blase selbst.
4. Neurologische Störungen der Miktion.

8.3.1. Störungen des Beckenbodens

Die Blase liegt bei beiden Geschlechtern auf dem Diaphragma pelvis (Mm. pubococcygeus und levator ani). Normalerweise bildet der Urethraverlauf mit dem Blasenboden einen rechten Winkel. Diese Stellung wird durch den Tonus der umgebenden Muskulatur und durch die Elastizität des um die Urethra herum angeordneten Bindegewebes gewährleistet. Das Vorhandensein dieses Winkels ist wichtig, da er im Zusammenhang mit der Schlußfähigkeit der Blase steht. Der Blasenboden (incl. Detrusormuskel siehe Abb. 8.1) stellt eine flache Platte dar, und sorgt für den Verschluß des Orificium vesicae internum. Sobald der rechtwinklige Abgang der Urethra nicht mehr gewährleistet ist, verliert der muskuläre Blasenboden die Fähigkeit zum Verschluß des Blasenausgangs und begünstigt hierdurch die Entleerung der Blase. Bei normaler Miktion leitet sich dieser Vorgang durch Kontraktion des Trigonum vesicae ein, der Blasenboden wird disloziert und das Orificium vesicae internum öffnet sich (siehe Abb. 8.1).

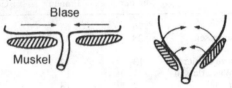

Abb. 8.1: Blasenauflagefläche

Sofern die Muskeln des Beckenbodens schwach sind, wie es bei Frauen mit Uterusprolaps der Fall ist, besteht manchmal eine Zystocele und die Patientin leidet an einer Streß-Inkontinenz. Die letztere kann auch bei Frauen auftreten, die keine Zystocele aufweisen, wobei in diesem Fall die Insuffizienz des Blasenverschlußes mit Veränderungen der elastischen Fasern zusammenhängt, die am Verschluß der Urethra mit beteiligt sind. Der externe Sphinkter urethrae ist kein besonders wichtiger Muskel für die Kontinenz (obgleich er den Urinstrahl unterbrechen kann). Es existiert auch kein anatomisch separater Sphinkter uretrae internus (obgleich einige Muskelfasern vom Detrusor der Blase zur Urethra ziehen und einen gewissen sphinkterähnlichen Effekt ausüben). Der Verschluß des Blasenausgangs ist hauptsächlich das Ergebnis des festen Gewebes um die Uretra herum zusammen mit dem Schließeffekt des Blasengrundes und dem Tonus des Beckenbodens.

Bei Erschlaffung des Diaphragma pelvis oder des die Urethra umgebenden Gewebes kommt es zu einer trichterförmigen Ausstülpung des Blasenausganges mit nachfolgender Verkürzung der weiblichen Urethra (Abb. 8.2). Bei diesen Verhältnissen kann jeder

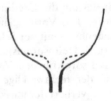

Abb. 8.2: Tunnelförmige Verformung des Blasenausgangs und Verkürzung der Urethra

plötzliche Anstieg des intravesicalen Druckes ein Undichtwerden für Urin bewirken, d. h. eine Streß-Inkontinenz induzieren.

Die *Streß-Inkontinenz* ist eine wichtige Behinderung bei Frauen aller Altersgruppen. Zwei Übersichten unter Studentinnen und Schwesternschülerinnen haben gezeigt, daß etwa 15 % an einer deutlichen Streß-Inkontinenz litten, wobei diese wenigstens einmal in der Woche und bei 50 % zeitweilig auftrat.

Die Diagnose einer Streß-Inkontinenz kann durch die Anamnese und, sofern eine Zystocele oder Urethrocele vorliegt, durch Untersuchung der Vulva gestellt werden. Ein Undichtwerden der Blase beim Husten ist charakteristisch. Sofern die Anamnese Hinweise auf eine Streß-Inkontinenz liefert, wird die Urethradruckmessung eine kurze Harnröhre mit geringem Druckwiderstand aufzeigen. Darüberhinaus läßt das Miktionscystogramm (d. h. Anfärben der Harnblase mit Kontrastmittel und Herstellen einer Röntgenaufnahme während der Patient Wasser läßt) geringere Grade der Schließunfähigkeit des Orificium vesicae internum erkennen.

Die *labile Blase* (siehe Seite 92) stiftet manchmal diagnostische Verwirrung. Bei Vorliegen einer labilen Blase läßt ein Hustenstoß oder eine bestimmte Bewegung (wie z. B. Wechsel der Körperhaltung) uninhibierte Blasenkontraktionen mit nachfolgender vollständiger Blasenentleerung auslösen. Der entscheidende Unterschied zur Streß-Inkontinenz besteht darin, daß im letzteren Fall nur eine kleine Urinportion die Blase verläßt (während der intravesicale Druck ansteigt), während bei der labilen Blase ein Hustenstoß oder andere Körperbewegungen zur vollständigen Blasenkontraktion bzw. Entleerung führten.

Zunächst wird ein Patient mit Streß-Inkontinenz physikalisch behandelt. Die Krankengymnastin wird dem Patienten erklären, wie verschiedene Beckenbodenübungen auszuführen sind (entsprechend den Wochenbettübungen mit willkürlicher Kontraktion der Beckenbodenmuskeln) und wie ein bewußtes Aufhalten des Urinflußes möglich ist. Unterstützend kann eine Elektrostimulationsbehandlung wirken. Die übliche Form dieser Stimulation geschieht durch stoßweise Faradisation, unter deren Reizen der Patient lernt, die Muskeln sinnvoll zu kontrahieren.

Eine gleichartige Wirkung kann durch Gebrauch eines entweder vaginal oder intraanal getragenen Pessars erzielt werden. Es ist mit ringförmigen Elektroden, die durch eine außerhalb des Körpers getragene Batterie gespeist werden, versorgt. Dieser «Continentor» genannte Apparat wird für ein bis zwei Stunden pro Tag getragen.

Während des Gebrauches werden entsprechende Übungen von dem Patienten ausgeführt. Eine derartige kombinierte Behandlung ist oft erfolgreich und nur nach ihrem Fehlschlagen wird zu einem ständig zu tragenden Pessar oder zu einer gynäkologischen Operation geraten.

8.3.2. Störungen des urethralen und vesikalen Abflußes

Hier müssen beide Geschlechter gesondert betrachtet werden. Bei der Frau ist besonders die senile Vaginitis von Wichtigkeit. Die Auskleidung der erwachsenen weiblichen Urethra besteht wie in der Vagina aus geschichtetem Plattenepithel. Beide sind östrogensensitiv (das Blasenepithel ist ein Übergangsepithel und nicht östrogenempfindlich). Im gleichen Maß wie die Frauen älter werden, dehnt sich das geschichtete Plattenephithel vielfach bis zum Trigonum vesicae aus.

Da das Epithel unter dem Einfluß des Östrogens während des Menstruationszyklus verhornt, resultiert unter Östrogenmangel eine Atrophie. Dies ist bei der senilen Vaginitis der Fall und synonyme Veränderungen treffen die Urethra und sogar das Trigonum vesicae. Dies führt zu Harndrang und vermehrtem Wasserlassen und manchmal zur Inkontinenz. Die Diagnose kann durch Inspektion der Vulva gestellt werden (ein Papanicolaou-Ausstrich kann dies bestätigen, ist aber meist nicht erforderlich).

Die *Behandlung* besteht in Östrogenkuren oder lokal aufgetragener Östrogencreme. Peroral verabreichte Östrogene sind vorzuziehen, da bei älteren Frauen, für die eine perineale Hygiene problematisch ist, die lokale Behandlung zu sekundären Infektionen führen kann. Das empfohlene Medikament sind Presomen®-Dragees (natürliche konjugierte Östrogene 1,25 mg). Die Kur beinhaltet 10 Tage 3 x 1 Dragee, die nächsten 10 Tage nochmals 1 x 1 Dragee. Die Kur kann 3 x jährlich wiederholt werden.

Beim Mann besteht das Hauptproblem in der Prostata-Adenombildung. Das Adenom der Prostata kann eine Blasenausflußstörung verursachen mit nachfolgender chronischer Retention und Überflußblase. Auf der anderen Seite kann auch der Blasenausgang verzogen werden, so daß das Orificium urethrae internum nicht mehr schließt und eine Urininkontinenz mit unvollständig gefüllter Blase resultiert. Die Symptome des häufigen Wasserlassens und Harndrangs sind ebenfalls typische Begleiter des Prostata-Adenoms.

Maligne Prostatavergrößerungen können selbstverständlich ähnliche Symptome hervorrufen.

Das Prostata-Adenom wird chirurgisch entfernt und nur in seltenen Fällen ist ein Patient für diese Operation zu schwach, zumal sie transurethral mit minimaler postoperativer Nachsorgedurchgeführt werden kann. Häufig ist allerdings mehr als nur eine Ursache für die Störung der Miktionskontrolle verantwortlich. So gibt es bei einigen Patienten eine Inkontinenz, die sowohl durch ein Prostata-Adenom als auch durch zusätzliche neurogene Veränderungen ausgelöst wird (Näheres siehe weiter unten). In diesem Fall wird die Adenomentfernung mit Wiederherstellung des Blasenausgangs nicht notwendigerweise die Inkontinenz beheben (da die neurogenen Ursachen andauern).

Eine häufige Ursache der Urininkontinenz ist die Ansammlung verhärteter Faeces im Darm. Diese Massen können entweder die Blasenkapazität verkleinern oder eine chronische Retention mit Überlaufblase verursachen. Nach Ausräumen der verhärteten Faeces-Teile verschwindet die Urininkontinenz und oft auch eine begleitende Stuhlinkontinenz.

8.3.3. Störungen der Blase selbst

Fast jede innere Blasenstörung gibt sich als Inkontinenz oder als nächtlicher bzw. am Tage auftretender Harndrang zu erkennen. Auslösende Ursache sind u. a. *Karzinome* oder *Blasensteine*. Beide Möglichkeiten müssen stets berücksichtigt werden. Die Diagnose erfolgt mit Hilfe der Zystoskopie, eine insbesondere bei Frauen häufig notwendig werdende und auch ambulant mögliche Untersuchungstechnik.

Eine andere, noch häufigere Blasenstörung, die mit gleichen Symptomen einhergehen kann, ist die Zystitis. Besonderheiten der Harnwegsinfekte werden im Abschnitt 17.2 detailliert beschrieben. Es wird gezeigt, daß einmal eine *akute Infektion* mit systemischen Auswirkungen (z. B. Fieber und Schmerzen) vorhanden sein und durch Antibiotikagabe zum Verschwinden gebracht werden kann. Auf der anderen Seite ist es auch möglich, daß eine *chronische Bakteriurie* vorliegt, die manchmal sekundär zu einer primär vorhandenen Krankheit innerhalb der Blase oder einer neurologischen Blasenfunktionsstörung hinzutreten kann. Die Inkontinenz hängt hier mit der zugrundeliegenden Blasendysfunktion zusammen und die Infektion ist dann sekundär. Verständlicherweise wird die Bekämpfung der Infektion zu keiner Dauerheilung führen, und ein Wiederauftreten der Infektion mit entweder dem gleichen oder einem differenten Keim in den nächsten Wochen oder Monaten ist so gut wie sicher.

Es ist nicht immer einfach, zwischen diesen beiden Typen der Blaseninfektion zu unterscheiden. Im Zweifelsfall ist eine antibiotische Behandlung immer gerechtfertigt.

Zusammenfassend kann gesagt werden, daß Harnwegsinfekte hin und wieder die Ursache für eine Inkontinenz sind. Am häufigsten besteht eine chronische Bakteriurie, die zusammen mit Inkontinenz Ausdruck einer anderen übergeordneten Krankheit ist.

8.3.4. Störung der nervalen Miktionskontrolle

Sie stellt bei älteren Menschen die wichtigste Ursache der Inkontinenz dar. Zum vollständigen Verständnis ist ein Rückblick auf jene Mechanismen gerechtfertigt, mit denen das Kleinkind die Kontrolle seiner Miktionen entwickelt. Die vereinfachten Zusammenhänge sind wie folgt.

Beim Kleinkind gelangt Urin von den Nieren in die Blase und durch die Ausdehnung der Blase werden in der Wand liegende Dehnungsrezeptoren aktiviert. Diese geben einen Impuls über afferente autonome Nerven zum zweiten, dritten und vierten sakralen Segment des Rückenmarks ab. Hier kommt es über verschiedene Interneurone zur Aktivierung efferenter Impulse. Die letzteren verlaufen durch parasympathische Nerven und verursachen kleinere Kontraktionen der Blasenwand. Je mehr die Blase gespannt wird, desto häufiger werden die Kontraktionen, bis eine überschießende zur Blasenentleerung führt. Dieser Erregungsablauf erfolgt reflektorisch. Das Kleinkind ist deshalb inkontinent (Abb. 8.3).

Nach einer gewissen Zeit lernt das Kind die Blasenspannung bewußt wahrzunehmen, wobei die entsprechende Bahn über die Columna posterior des Rückenmarks zu einem Gebiet im Bereich des Lobulus paracentralis der frontalen Hirnrinde fürht. Zur gleichen Zeit wird das Kind auf die soziale Bedeutung der Kontinenz aufmerksam (z.B. daß seine Mutter erfreut ist, wenn es die Blase in ein entsprechendes Gefäß entleert und daß sie verärgert ist, wenn die Blase an anderer Stelle entleert wird). Das Kind schickt deshalb über

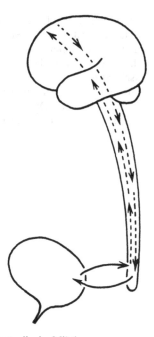

Abb. 8.3: Nervöse Kontrolle der Miktion

die sich nun entwickelnden Fasern im lateralen Rückenmarkanteil
Impulse zum Blasenzentrum, die einen blockierenden Einfluß auf
den Reflexbogen im sakralen Blasenzentrum ausüben. Es handelt
sich hier um *inhibierende* Impulse, da sie die endogenen Blasenkontraktionen verhindern. Hat das Kind einmal gelernt, die Blasenentleerung zu hemmen, so wird eine Blasenfüllung ohne gleichzeitige
reflexbedingte Entleerung möglich. Sofern Zeit und Ort für eine
Miktion angemessen sind, kann das Kind die Hemmung unterdrücken und zur gleichen Zeit die Blasenkontraktion durch Erschlaffung der quergestreiften Muskulatur im Bereich des Beckenbodens unterstützen. Weiterhin kann der intraabdominelle Druck
willkürlich erhöht werden. Dieses führt zur bewußten Miktion. Ist
ein derartiger neurogener Ablauf erstmals erworben, so erhält sich
dieser normalerweise über das ganze Leben. Die Blase des normalen Erwachsenen läßt solange keine endogene Kontraktion erkennen, bis die wirkliche und definitive Blasenentleerung einsetzt.

Es handelt sich hierbei um einen komplexen Prozeß, der an verschiedenen Stellen des zentralnervösen Systems unterbrochen sein kann. Die verschiedenen Läsionen, die zu einer solchen Störung führen, entsprechen den verschiedenen Formen der *neurogenen* (oder neuropathischen) *Blase.*
Die einfachste Klassifizierung der neurogenen Blase kann durch Unterteilung in 4 Gruppen erfolgen: Die autonome Blase, die atonische Blase, die Reflexblase und die nicht-inhibierte Blase (Abb. 8.4).

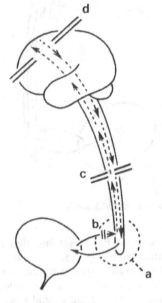

Abb. 8.4: Einteilung der neurogenen Blase
a) autonome Blase, b) atonische Blase, c) Reflexblase, d) nicht-inhibierte
Blase

Die autonome neurogene Blase

Von autonomer neurogener Blase spricht man bei Zerstörung des Blasenzentrums im Sacralmark. Hierbei ist die Blase vollständig von zentralen Einflüssen abgeschnitten. Dieses Syndrom tritt bei Spina bifida, manchmal bei Patienten mit Cauda-equina-Tumoren sowie bei Kranken mit vasculären Störungen im Bereich des distalen

Endes des Rückenmarks auf. Es besteht kein Gefühl für die Blasenfüllung. Die Blase füllt und leert sich ineffizient und automatisch als Folge vereinzelter axonaler oder anderer Reflexaktivitäten über die peripheren Nerven. Der Patient ist inkontinent.

Die atonische neurogene Blase

Bei diesem Zustand sind die hinteren Nervenwurzeln bzw. die Hinterhornzellen betroffen. Das Gefühl der Blasenausdehnung ist verlorengegangen, obgleich die corticale willkürliche Inhibition noch funktioniert. Es handelt sich um die typische Blase bei Tabes dorsalis und bei der diabetischen autonomen Neuropathie. Da der Patient die Blasenausdehnung nicht wahrnimmt, kommt es hin und wieder zu einer Überdehnung und schließlich zu einer chronischen Blasenatonie. Diese führt zur ständigen Retention mit Überlaufinkontinenz.

Die reflektorische neurogene Blase

Hierbei handelt es sich um eine Blasenstörung, die mit einer Läsion cranial vom sacralen Blasenzentrum zusammenhängt und die Erregungen sowohl in den afferenten wie efferenten Fasern behindert. Dies ist am häufigsten beim Querschnittsyndrom nach Motorrad-, Auto- oder Radfahrunfällen sowie bei Multipler Sklerose, bei der die demyelinisierten Herde beide Bahnen schädigten, anzutreffen. Es handelt sich somit um die Blase des Paraplegikers analog zu der Blase des Neugeborenen. Weder besteht ein Gefühl für Blasendehnung noch die Möglichkeit, eine Blasenkontraktion zu unterdrücken. Die Blasenentleerung erfolgt reflektorisch und der Patient ist inkontinent. Manchmal lernen die Paraplegiker eine endogene Blasenkontraktion bewußt dadurch herbeizuführen, indem sie die Haut des zweiten, dritten und vierten Sacraldermatoms stimulieren.

Die nicht-inhibierte neurogene Blase

Bei diesem Krankheitsbild ist das Gefühl für die Blasendehnung erhalten, die Fähigkeit der Hemmung ist aber verlorengegangen. Dies ist typisch für eine Läsion im Bereich der Großhirnrinde. Meistens tritt die Störung bei Patienten mit einer cerebrovasculären Erkrankung wie Apoplexie und seltener bei Gehirntumoren auf. Das corticale Blasenzentrum wird auch durch Altersvorgänge in den

Neuronen des Cortex in seiner Funktion beeinträchtigt. Ähnlich wie Rückgang des Gedächtnisses, Unsicherheit beim Gehen, vasomotorische und thermoregulatorische Störungen kann auch die nicht-inhibierte neurogene Blase als Alterssstörung des Gehirns aufgefaßt werden.

Die nicht-inhibierte neurogene Blase kann ohne Inkontinenz allein unter den Symptomen des häufigen Wasserlassens und des Harndrangs vorkommen. Da das Gefühl für Blasenfüllung erhalten bleibt, tritt ein Drang zur Blasenentleerung besonders dann auf, sobald der intravesicale Druck im Gefolge nicht-inhibierter Kontraktionen ansteigt. Da die Kontraktionen eine schnelle Blasenentleerung verlangen, leidet der Patient unter Harndrang. Dieser Typ der Inkontinenz ist deshalb manchmal als Harndrang-Inkontinenz (urge incontinence) bezeichnet worden.

Bei älteren Menschen bildet die nicht-inhibierte neurogene Blase eine Prädisposition bzw. einen prädisponierenden Faktor für die Störung der Blasenkontrolle, wobei eine Kompensation durch Umweltbedingungen, die sich auf die genannte Blasenstörung einstellen, möglich ist. So erlaubt ein neben dem Bett stehender Nachtstuhl oder eine nahegelegene Toilette einem Patienten, der an häufigem Wasserlassen und Harndrang leidet, seine Blase schnell und sicher zu entleeren. Ein solcher Patient wird auch Reiseformen wählen, bei denen angemessen auf seine beeinträchtigte Blasenfunktion Rücksicht genommen wird. Eine Inkontinenz stellt sich nur dann ein, wenn zusätzliche auslösende Faktoren mit dazukommen. Gewöhnlich ist dies etwas, was dem Patienten seine Unabhängigkeit raubt und ihn abhängig von anderen Menschen macht. Die Umwelt ist oft nicht in der Lage, sich vorzustellen, daß eine Blasenfunktionsstörung vorliegt, und daß der betreffende Patient darauf angewiesen ist, die Blase unmittelbar nach Wahrnehmung der Blasendehnung zu entleeren. Oft vorkommende und zur Verschlechterung führende Faktoren sind längere Bettruhe wegen akuter Infektion (zum Beispiel pulmonale Infektionen) oder wegen eines Traumas (z. B. Oberschenkelhalsbruch). Manchmal verursacht ein Wechsel aus der gewohnten in eine unbekannte Umgebung, daß ältere Menschen desorientiert in der Nacht aufwachen und nicht herausbekommen, wo die Toilette ist. Manchmal ist es auch eine durch Medikamente oder zerebrale Ischämien ausgelöste Verwirrtheit, die zusätzlich eine Funktionsstörung des corticalen Blasenzentrums nach sich zieht.

Die wahrscheinlich häufigste Situation besteht darin, daß eine ältere Frau in ein Krankenhaus eingewiesen wird und die Nachtschwester nicht realisiert, daß die Patientin normalerweise dreimal während der Nacht zu Hause aufsteht, um ihre Blase zu entleeren. Sofern die Nachtschwester ihr nicht schnell zur Seite steht, wird die Blase unwiderruflich vorzeitig entleert und die Patientin wird inkontinent sein. Es ist deshalb wichtig, daß alle Krankenhausbetten so in ihrer Höhe eingestellt werden, daß die älteren Patienten mit einem Minimum an Hilfe auf ihren Nachtstuhl gelangen können, wann immer dies notwendig ist. Alle Schwestern, die geriatrische Patienten betreuen, sollten mit den Problemen der nicht-inhibierten neurogenen Blase bei älteren Menschen vertraut sein.

Diagnose: Die nicht-inhibierte neurogene Blase kann oft durch die Anamnese diagnostiziert werden. Das Vorliegen einer cerebrovaskulären Erkrankung wird die Diagnose stützen. Allerdings kann die Diagnose nur durch die Zystometrie (Blasendruckmessung) sicher gestellt werden, und diese sehr einfache Untersuchung sollte in allen Fällen, in denen diagnostische Unklarheiten herrschen, zur Durchführung kommen.

Die *Zystometrie* ist eine Methode, die Reaktion der Blase auf zunehmende Dehnung zu beobachten bzw. den Verlauf des sich entwickelnden Drucks aufzuzeichnen. Die Blase wird aus einem Behälter über einen Zweiwegekatheter gefüllt, wobei der eine Katheteranteil mit einem Manometer und einer Schreibeinrichtung verbunden ist. Oft wird das Manometer ausgelassen und durch einen Druckwandler, der die Druckänderung fortlaufend schreibt, ersetzt. Bei der Zystometrie wird die Blase entweder stufenweise um 50 ml Flüssigkeit oder kontinuierlich über ein Tropfgerät gefüllt. Die physiologischste Methode ist, daß die Blase mit spontan zufließendem Urin gefüllt wird. Dies ist aber zu zeitraubend und deshalb nicht praktikabel. Die Methode der stufenweisen Füllung hat, obgleich sie unphysiologisch ist, den Vorteil, daß sie standardisiert werden kann und die Reaktion der Blase auf diese konstanten Bedingungen zu erfassen ist.

Die Zystometrie erlaubt folgende Parameter aufzuzeichnen:

1. Resturin,
2. intravesicaler Ruhedruck,
3. Blasenkapazität,
4. intravesicaler Druck während der Füllung und am Punkt der spontanen Entleerung.

5. Zeitpunkt, bei dem der erste Drang zur Blasenentleerung auftritt,
6. Nicht-inhibierte Kontraktionen, gleichgültig, ob sie zur Blasenentleerung führen oder nicht.

Weitere Informationen erhält man dadurch, daß der Patient gebeten wird, Wasser zu lassen oder dadurch, daß die Effekte verschie-

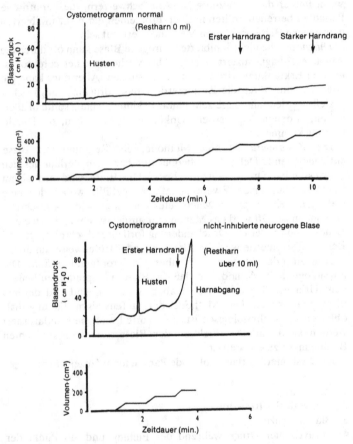

Abb. 8.5: Verschiedene Formen des Cystometrogramms (oben = normal, unten = nicht-inhibierte neurogene Blase)

dener provokativer Reize wie Bewegung, Husten usw. beobachtet werden. Alle Typen der nicht-inhibierten neurogenen Blase können an Hand des Zystometrogramms diagnostiziert werden (siehe Abbildung 8.5).

Behandlung. Die Behandlung der nicht-inhibierten neurogenen Blase kann durch Medikamente erfolgen, die eine pharmakologische Blockade des Miktionsreflexes bewirken. Derartige Medikamente entsprechen in der Regel den Anticholinergica, wobei Atropin, Belladonnaauszüge (Bellafolin®) sowie Emeproniumbromid (Uro-Ripirin®) und andere Substanzen mit anticholinergischen Effekten, wie die Antiparkinsonssubstanz Orfenatrin (Artane®) sowie die trizyclischen Antidepressiva vom Typ des Imipramin (Tofranil®) angewendet werden. Alle diese Substanzen blockieren die Neurotransmission entweder in den peripheren autonomen Ganglien oder an der motorischen Endplatte der Blasenmuskulatur. Sie vermindern daher die nicht-inhibierten Kontraktionen und erlauben eine Zunahme des Blasenvolumens. Ein Problem, das mit diesen Substanzen zusammenhängt, ist die Möglichkeit der Bildung von Resturin, da die Blasenentleerung durch die genannten Medikamente verzögert abläuft (selbstverständlich muß die Urinretention als unerwünschte Nebenwirkung bei Gabe der anticholinergisch wirkenden Medikamente auch für andere Indikationen angesehen werden).

Zeit der Medikation: Sofern der Patient nur nachts inkontinent ist (und dies ist sehr oft der Fall), sollte die Einnahme unmittelbar vor dem Schlafengehen erfolgen (d. h. um 22.00 Uhr) und dann nochmals, wenn der Patient während der Nacht aufwacht, um die Blase zu entleeren (d. h. um 2.00 Uhr nachts). Zu anderen Tageszeiten ist eine Einnahme nicht notwendig. Lebt der Patient alleine, so kann es notwendig werden, einen Wecker zu stellen, der ihn während der Nacht an die Blasenentleerung erinnert. Stellt die Inkontinenz auf der anderen Seite hauptsächlich ein Problem während des Tages dar, so sollte das Präparat sechsstündlich eingenommen werden. Insgesamt sollten die Medikamente zu den Zeitpunkten genommen werden, an denen ein Einnässen befürchtet wird.

Kürzlich wurde eine weitere Gruppe der beta-adrenergisch stimulierenden Reihe für die Behandlung der nicht-inhibierten neurogenen Blase eingeführt. Orciprenalin (Alupent®) wurde hierbei in Kombination mit Emeproniumbromid empfohlen.

Die labile Blase

Es handelt sich um eine Störung der Blasenkontrolle ohne daß eine Funktionsänderung des zentralnervösen Systems verantwortlich gemacht werden kann. Das Muster der Störungen ist uneinheitlich. Die Blasenentleerung wird durch einen physikalischen Stimulus wie Husten oder Aufstehen aus dem Bett oder Stuhl ausgelöst. Dieses Verhalten muß von der Streßinkontinenz getrennt werden, da im letzteren Fall der durch Husten oder Bewegung ausgelöste Druckanstieg zum Austreten einer kleinen Menge Urins durch den zu schwachen Blasenausgang führt. Bei der labilen Blase führt der Reiz zu einer sofortigen unkontrollierbaren Blasenkontraktion mit fast vollständiger Entleerung.

Die labile Blase kann auch durch zystometrische Messungen erkannt werden, wobei während der normalen Füllungszeit keine, nach provokativen Reizen (Husten, Bewegung, Gehen im kalten Wasser) aber deutliche Kontraktionen auftreten und eine nicht mehr bremsbare Kontraktion hervorrufen. Dieser Vorgang kann graphisch aufgezeichnet werden. Die Behandlung besteht in Gabe anticholinergischer Medikamente.

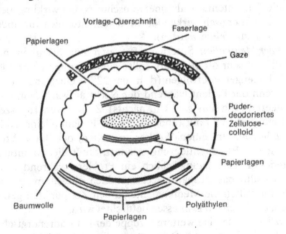

Abb. 8.6: Feuchtigkeit-bindende Vorlage

8.4. Bewältigung des Inkontinenzproblems

Nachdem einmal die Diagnose gestellt wurde, kann durch spezifische Behandlungsformen in der Mehrzahl der Fälle eine ausreichende Kontrolle wiederhergestellt werden. Manchmal gibt es allerdings auch Patienten mit einer nicht beeinflußbaren Inkontinenz, bei denen jede Behandlung zum Scheitern verurteilt ist. Dies ist besonders häufig bei Altersdemenzen der Fall. Hier müssen Vorlagen, Apparate und Katheter benutzt werden.

Inkontinenzvorlagen

Es gibt eine große Zahl von Inkontinenzvorlagen auf dem Markt. Die Vorlagen können sowohl im Bett als auch beim Sitzen auf einem Stuhl benutzt werden. Sie enthalten Material, das Flüssigkeit absorbiert und besitzen eine wasserdichte Umhüllung. Unglücklicherweise bleiben sie unter dem sitzenden oder liegenden Patienten feucht, wodurch es zu einer urinbedingten Hautschädigung kommen kann. Bessere Ergebnisse werden mit Einlagen erzielt, die feuchtigkeitsbindende Substanzen enthalten (Abb. 8.6).

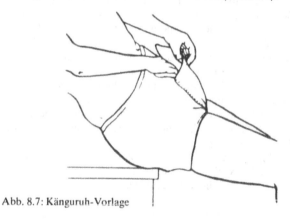

Abb. 8.7: Känguruh-Vorlage

Känguruh-Vorlage (Marsupial-pad). Die Känguruh-Vorlage wird in einer Spezialhose getragen (Kanga-Hose®). Diese enthält eine Tasche, in welche die Vorlage von vorne hinein geschoben wird. (Abb. 8.7). Von der Haut ist sie durch ein nicht benetzbares Polyurethannetzwerk getrennt.

93

Apparate

Es wurden verschiedene Apparate angeboten. Diese kann der inkontinente Patient mit sich herumtragen. Die Apparate müssen für jedes Geschlecht getrennt besprochen werden.

Männer. Es existieren verschiedene Arten von Penisklemmen, wobei ihr Gebrauch bei der nicht-inhibierten neurogenen Blase äußerst limitiert und meistens kontraindiziert ist. Alles was bei diesem Krankheitsbild den Urinausfluß behindert, führt zur weiteren intravesicalen Druckerhöhung, zu Blasendivertikeln und zum Ureterreflux. Es sind viele Apparate, die über den Penis gestülpt werden, angegeben worden. Die einfachste Art ist der Paul-Schlauch, der speziell bei Männern, die wegen Paralyse oder Koma im Bett liegen müssen und inkontinent sind, einen nützlichen Zweck erfüllen. Daneben gibt es eine Reihe von Urinauffanggeräten (Urinale), die in ähnlicher Weise benutzt werden.

Von allen angebotenen Urinalen ist wahrscheinlich das Schambein-Andruck-Urinal (pubic pressure urinal) das zufriedenstellendste. Es handelt sich um einen Ring, der die Penisbasis umfaßt und fest gegen das Schambein angezogen wird. Auf diesen Ring wird ein schnabelförmiger Ansatz, der den Penis umfaßt und in einen Beutel führt, befestigt. Der Beutel ist an einem Bein fixiert. Dieses Schambein-Andruck-Urinal ist für Männer, die laufen, aber inkontinent sind, nützlich. Es muß darauf geachtet werden, daß eine genaue Paßform vorhanden ist, daß es nicht abknickt und daß der Beutel rechtzeitig geleert wird.

Unglücklicherweise lehnen die meisten älteren Männer mit nicht beeinflußbarer Inkontinenz derartige Apparate ab, versuchen sie zu verändern oder benutzen sie nach einer gewissen Zeit nicht mehr. Auf der anderen Seite sind sie aber für jüngere Patienten, besonders Paraplegiker, sehr oft nützlich.

Frauen. Obgleich für Frauen eine Reihe tragbarer Urinale auf dem Markt sind, existieren doch keine, die man zum heutigen Zeitpunkt als funktionsfähig betrachten kann.

Katheter

Nach Ausschöpfen aller Möglichkeiten, eine Urininkontinenz zu bessern, ist die letzte Zuflucht ein Blasendauerkatheter. Für diesen Zweck sind Foleykatheter (ein Katheter, der durch einen aufblasbaren Ballon in der Blase gehalten wird) geeignet. Sie werden an einem Urinal befestigt, das am Bein fixiert ist. Auf keinen Fall sollte ein Dauerkatheter mit einem Beutel getragen werden, der auf der Erde liegt oder an einem Möbelstück befestigt ist. Dies ist nicht nur für den Patienten demütigend, sondern das Urinal stellt dann auch einen Anker dar, der den Betreffenden immobilisiert. Beinbeutel sollten ein Ventil enthalten, das auch ein horizontales Liegen im Bett ermöglicht (Abb. 8.8). Normalerweise kann man den Patienten

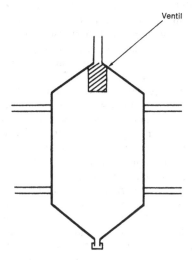

Abb. 8.8: Urinal

dazu anleiten, den Beutel alle vier bis sechs Stunden zu leeren. Neben dem Standard-Foleykatheter gibt es jetzt auch den sogenannten Silastic-Katheter. Dieser hat einen Spezialüberzug, der Salze und Schwebestoffe abstößt. Es wird angegeben, daß der Silastic-Katheter drei bis sechs Monate ohne Wechsel getragen werden kann. Der normale Foleykatheter muß normalerweise alle 14 Tage erneuert werden.

Ein Nachteil hinsichtlich des Dauerkatheters besteht darin, daß er immer eine Harnwegsinfektion verursacht. Bakterien steigen nicht nur im Katheter auf, sondern auch im Film zwischen Katheter und Urethra. Es ist zwar möglich, ein steriles geschlossenes Kathetersystem für einige Tage zu installieren. Dies ist aber nicht für längere Zeit durchführbar, speziell nicht bei mobilen Patienten. Aus sem Grund müssen Harnwegsinfektionen als Folge des Dauerkatheters in Kauf genommen werden.

Glücklicherweise scheinen derartige Infektionen meist gutartig zu sein und keine systemischen Schäden zu setzen. In relativ kurzen Zeitabschnitten (d. h. innerhalb eines Zeitraumes von 3–5 Jahren) entstehen offensichtlich keine ernsteren Nierenschädigungen. Da die Lebenserwartung der meisten Katheterträger mit unbeeinflußbarer Inkontinenz etwa um 2 Jahre liegt, kann das Risiko einer Infektion vernünftigerweise in Kauf genommen werden, zumal der Dauerkatheter einem älteren Patienten ermöglicht, in diesen letzten Jahren trocken zu bleiben, möglicherweise zu Hause oder in einem Altersheim zu leben und das Pflegeheim zu vermeiden.

Es ist nicht üblich, Patienten mit Dauerkatheter prophylaktisch Antibiotika zu verabreichen, da der Effekt nur für eine kurze Zeit anhält. Außerdem werden resistente Bakterienstämme gezüchtet und Nebenwirkungen können zu echten Problemen werden. Über den Nutzen von Urinantiseptica bei Dauerkatheteranwendung besteht noch keine einheitliche Meinung, und zur Zeit wird auch keine systemische Behandlung durchgeführt, es sei denn, daß akute Infektionen auftreten (ein Katheterinfekt mit Fieber und Schmerzen). Dieses ist aber ein sehr seltenes Ereignis. Es ist allerdings üblich, die Blase von Zeit zu Zeit mit einer antiseptischen Lösung auszuspülen. Dies kann man am besten beim Katheterwechsel (d. h. alle 2 Wochen) durchführen. Lösungen von Neomycin oder andere gängige blasendesinfizierende Lösungen in geeigneter Konzentration (z. B. Cystomyacyne O.W.G.®) werden durch den gewechselten Katheter in die Blase instilliert. Der Katheter wird für eine halbe Stunde abgeklemmt, die Blase entleert und mit 2 Liter normaler Kochsalzlösung nachgespült.

9. Stuhlinkontinenz

Die Stuhlinkontinenz wird oft als schweres, aber unausweichliches Schicksal alter Menschen betrachtet. Hier ist einzuwenden, daß ähnlich wie bei Dekubitusgeschwüren Stuhlinkontinenz fast immer vermeidbar ist, vorausgesetzt, daß eine richtige Diagnose gestellt und eine sachgemäße Behandlung durchgeführt werden. Die Bedeutung der Stuhlinkontinenz besteht nicht nur in der unangenehmen und entwürdigenden Situation, in der sich der inkontinente Patient befindet, sondern ebenso in der Tatsache, daß es sich hierbei um das Symptom einer ernsten und möglicherweise heilbaren Krankheit des unteren Darmabschnittes handelt. Das klinische Bild der Stuhlinkontinenz ist wie folgt. Einerseits kann ein häufiger, halb flüssiger Durchfall bestehen, zum anderen ist es möglich, daß geformter Stuhl ein- oder zweimal am Tage abgeht und Bett bzw. die Kleidung beschmutzt. Diese beiden Arten der Stuhlinkontinenz haben verschiedene Gründe und müssen im Interesse der Diagnosestellung auseinander gehalten werden. Die Ursache der Stuhlinkontinenz kann dreifach unterteilt werden (siehe Tab. 9.1):

Tab. 9.1.: Ursachen der Stuhlinkontinenz

1. Obstipation	
2. Symptomatisch	
	zuviel Abführmittel
	Effekte anderer Medikamente
	(z.B. Eisen, Methyldopa)
Häufig	Diabetes
	Divertikulose
	Proctitis
	Carcinom
	Rectumprolaps
	Morbus Crohn
Weniger häufig	Malabsorptionssyndrom
	Ischämische Kolitis
3. Neurogen	

1. Ausgelöst durch Verstopfung.
2. Symptom einer den unteren Darm betreffenden Krankheit.
3. Zeichen einer neurologischen Funktionsstörung des Defäkationsaktes.

9.1. Stuhlinkontinenz durch Verstopfung

Dies ist die häufigste Ursache einer Fäkalinkontinenz bei älteren Patienten und tritt besonders häufig auf Pflegestationen auf. In der Regel besteht eine physische Hinfälligkeit und eine damit verbundene Immobilität. Die Diagnose kann durch Anamnese und durch Rektaluntersuchung gestellt werden. Klinisch zeigt sich ein ungeformter oder halbgeformter Stuhl, der mehrmals am Tage abgeht. Der Patient ist fast ständig beschmutzt. Das Steckenbleiben harter Stuhlmassen ist ein häufiger Grund. Es kann aber auch ein Rektum, gefüllt mit festgeformten aber nicht ausgesprochen harten Massen vorkommen. Sobald die Diagnose gestellt ist, sollte eine Behandlung entsprechend der auf Seite 100 dargestellten Richtlinien durchgeführt werden. Anschließend ist dafür zu sorgen, daß die Beschwerden nicht wieder auftreten. Sollte die Inkontinenz nach Behandlung der Obstipation weiter anhalten, müssen zur Ermittlung anderer Ursachen zusätzliche Untersuchungen durchgeführt werden. Eine maligne Erkrankung ist auszuschließen.

9.2. Symptomatische Stuhlinkontinenz

Die Stuhlinkontinenz bei älteren Menschen kann durch alle Ursachen, die eine *Diarrhoe* hervorrufen, bedingt sein. Hierbei ist die feinere Kontrolle des Analsphinkters beeinträchtigt und eine Unterscheidung zwischen flüssigem Stuhl und Blähungen unmöglich. Manchmal ist eine Diarrhoe auch bei jüngeren Menschen mit Stuhlinkontinenz verbunden. Die häufigste Ursache der Diarrhoe bei älteren Menschen hängt mit der Einnahme von Abführmitteln und anderen Medikamenten wie z. B. Eisen sowie mit dem Vorliegen eines Rectum- oder Coloncarcinoms, einer Divertikulose, einer einfachen granulären Proctitis, einer Colitis ulcerosa, einer ischämischen Colitis sowie einer Gastroenteritis zusammen. Alle diese Erkrankungen benötigen eine sorgfältige Untersuchung incl. Sigmoidoskopie und Colonkontrasteinlauf.

Andere seltenere Ursachen für die symptomatische fäkale Inkontinenz sind Diabetes und Thyreotoxikose, Rectumprolaps sowie Gefügelockerung des Analsphinkters (z. B. im Rahmen einer unsachgemäß durchgeführten Operation bei Haemorrhoiden). Die Behandlung richtet sich auf die zugrunde liegenden Krankheiten bzw., sofern keine Therapie möglich ist, auf symptomatisches Vorgehen, wie dies weiter unten für die neurogene fäkale Inkontinenz beschrieben ist.

9.3. Neurogene fäkale Inkontinenz

Der normale Ablauf einer Defäkation geschieht über den gastrocolischen Reflex. Dieser bewirkt eine Bewegung der fäkalen Massen vom Colon descendens in das Rectum. Die rektale Dehnung ist der adäquate Reiz für Erschlaffung des Sphinkter ani internus und Kontraktion des Rectum selbst. Bei Gesunden wird, falls eine Defäkation nicht möglich ist, dieser Reflex durch willentliche Hemmung mit schneller Wiederherstellung des normalen Kontraktionstonus des Sphinkter verhindert. Bei älteren Menschen und besonders bei jenen, die von einer cerebrovasculären Erkrankung betroffen sind, geht die Fähigkeit, den Defäkationsreflex zu bremsen, verloren. Dies kann durch einen dehnbaren Ballon im Rectum demonstriert werden. Bei Aufblasen des Ballons wird über ein Manometer registriert, in welcher Phase des Aufblasens eine Folge von Rectumkontraktionen mit eventuellem unwillentlichen Ausstoßen des Ballons zustande kommt (Abb. 9.1 und 9.2). In diesem Fall handelt es sich um eine Inhibition der willentlichen Unterbrechung des von den Dehnungsrezeptoren des Rectum ausgelösten Defäkationsreflexes. Hierbei treten nicht-inhibierte Rectumkontraktionen auf und führen zum Absetzen von geformtem oder halbgeformtem Stuhl. Eine derartige Inkontinenz tritt bei Patienten mit multiplen cerebralen Infarkten sowie bei seniler Demenz auf. Ob es sich hier um das Resultat einer Altersveränderung im zentralen bzw. peripheren nervösen System handelt, wird zur Zeit noch diskutiert.

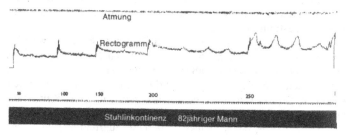

Abb. 9.1: Rectogramm

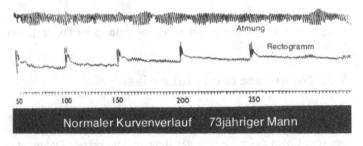

Abb. 9.2: Rectogramm

Das klinische Bild besteht aus täglich ein bis zweimal Absetzen von geformtem Stuhl in das Bett oder die Kleidung, meist unmittelbar nach Mahlzeiten oder heißen Getränken.

Behandlung (siehe Abb. 9.3)

Die Behandlung der geschilderten Krankheitserscheinungen richtet sich darauf, den Reflex, der das Colon nach rectaler Distension leert, zu hemmen und damit die Darmbewegungen unter Kontrolle zu halten. Wird Stuhl unmittelbar nach Trinken einer Tasse Tee am Morgen abgesetzt, so ist das Vorgehen relativ einfach. Es ist lediglich dafür Sorge zu tragen, daß der Patient bequem und diskret mit einer Decke auf seinen Knien auf einem Toilettenstuhl sitzt, daß ihm seine Tasse Tee serviert wird und daß er nicht eher aufsteht, bis sich sein Darm entleert hat. Dies ist eine wichtige und sachgemäße pflegerische Maßnahme, die nur zu oft vernachlässigt wird.

Sofern die neurogene fäkale Inkontinenz zeitlich nicht so sicher vorauszusagen ist wie im oben geschilderten Fall, sollte eine Kontrolle durch Opiumtropfen zwei oder dreimal pro Tag erfolgen und die Darmentleerung unter kontrollierten Bedingungen durch Einlauf oder Suppositorien ein- bis zweimal pro Woche ermöglicht werden. Dieses Regime muß individuell auf den einzelnen Patienten abgestimmt werden.

Zusammenfassend kann nicht genug darauf hingewiesen werden, daß eine ständige Stuhlinkontinenz bei älteren Menschen Hinweis auf ein Versagen sachgemäßer medizinischer und pflegerischer Maßnahmen bedeutet. Sie ist eine Störung, die sowohl von Ärzten wie auch Schwestern ernst genommen werden muß. Keinesfalls handelt es sich hier um einen normalen Begleitumstand des Alterns und dient oft als erster Hinweis auf eine zugrundeliegende, der Therapie zugängliche Krankheit des Darmsystems.

100

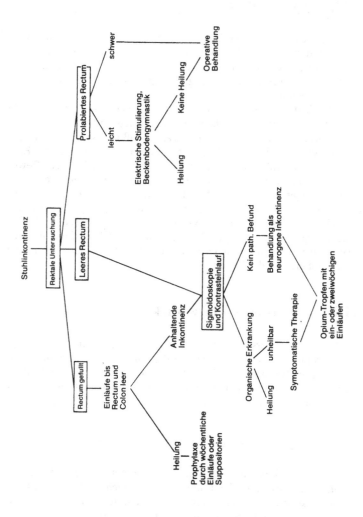

Abb. 9.3: Verlaufsdiagramm für die Differentialdiagnose der fäkalen Inkontinenz

10. Dekubitus

Obgleich Druckgeschwüre nach Durchliegen in jedem Alter auftreten können, haben wir es hier doch vorwiegend mit einem Problem älterer Menschen zu tun. Dies hängt mit der Immobilisation zusammen, die relativ häufig ein Begleitumstand des fortgeschrittenen Lebensalters ist.

Ein nicht vollständig immobilisierter Kranker kann Tage bis viele Wochen zu Bett liegen, ohne daß durchgelegene Stellen auftreten. Der Grund hierfür liegt in der Tatsache, daß der Kranke normalerweise seine Position im Bett mehrmals pro Stunde ändert. Eine derartige Positionsänderung besteht nicht in sichtbaren Bewegungen sondern in kleinsten Lageänderungen mit Verschiebungen der Auflagefläche auf der Matratze. Während vollständige Immobilität immer mit einer Dekubitusbildung einhergeht, sofern nur genügende Zeit hierfür zur Verfügung steht, variieren doch Geschwindigkeit, mit der sich Ulcera bilden und Ulcusform mit der Blutversorgung im Bereich der Aufliegestelle sowie der allgemeinen Gesundheitslage des Patienten.

10.1 Arten des Auflagedrucks

Es gibt zwei verschiedene Druckformen, die für die Entwicklung von Dekubitusnekrosen verantwortlich sind: Direkter Druck und Scherkraft. Ein dritter Faktor, der weniger als Druckform sondern eher als Gewebeverziehung eingeordnet werden muß, ist die Faltenbildung der Haut.

10.1.1. Direkter Druck

Unter Zuhilfenahme des Satzes, der besagt, daß eine auf einen Körper einwirkende Kraft immer eine gleich große Gegenkraft auslöst, können die Verhältnisse am besten abgeleitet werden, die sich bei Lagerung des Körpers auf verschiedenen Oberflächen ergeben. Dies verdeutlicht Abbildung 10.1. Aus den schematischen Darstellungen geht hervor, daß die Auflagefläche eines Körpers durch die Verformbarkeit der Unterlage bestimmt ist. Körper, die auf einer hölzernen Ebene oder auf einer Zementunterlage liegen,

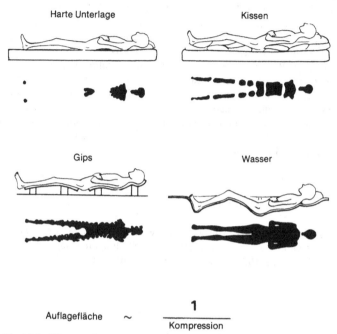

Auflagefläche ~ $\dfrac{1}{\text{Kompression}}$

Abb. 10.1: Körperauflagefläche bei Verwendung verschiedener Lagerungsmaterialien

besitzen nur über ganz wenigen Bereichen Kontakt mit der Unterlage, so daß sich das Gewicht der Körpermasse auf diese kleinen Aufliegeareale verteilt. Unter diesen Bedingungen ist der Druck, der pro cm^2 der Auflagefläche entsteht, relativ groß. Die Gegenkraft besitzt die gleiche Größe und hieraus ergibt sich, daß ein erheblicher Kompressionseffekt auf die weicheren Gewebeanteile zwischen knöchernem Skelett und harter Unterlage entsteht. Das andere Extrem ist ein im Wasserbett liegender Körper. Hier besitzt die gesamte untere Körperfläche einen innigen Kontakt mit der Oberfläche des Wasserbettes. Das Körpergewicht ist über ein wesentlich größeres Areal verteilt und die Kraft, die auf eine beliebige Stelle der Körperoberfläche einwirkt, wesentlich geringer als in dem oben skizzierten Fall. Von besonderer Bedeutung für die Entwicklung von Dekubitalgeschwüren ist das Verhältnis von Aufliegedruck und Blutdruck in den Arteriolen und Kapillaren. Der kapillare Blutdruck beträgt 33 mm Hg auf der arteriellen Seite und 16 mm Hg auf der venösen. Sofern die Kompressionskraft darunter liegt, wird die Haut intakt bleiben, selbst wenn der Kranke für längere Zeit immobil ist. Dies ist für den Fall des Wasserbettes erfüllt oder für einen Patienten, der in einer speziell angefertigten Schale liegt. Ein geniales Experiment, das zur Klärung des Druckverhaltens an den einzelnen Stellen der Körperoberfläche durchgeführt wurde, bestand aus einem Nagelbett (Köpfe nach oben) mit Verbindungen zu kleinen Druckmeßeinrichtungen an jedem Nagel. Es wurde gefunden, daß der Druck über dem Sacralbereich 60–70 mm Hg und an den Fersen 30–44 mm Hg betrug.

10.1.2. Scherkräfte

Viele bettlägerige Menschen liegen nicht flach, sondern werden in verschiedenen, halb aufgerichteten Stellungen gelagert. Dies ist in Abbildung 10.2 zu sehen. Hierbei entsteht eine Tendenz des

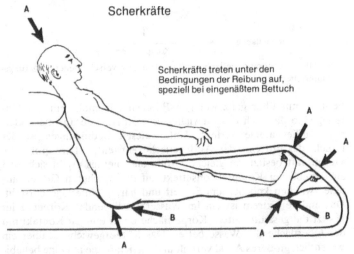

Abb. 10.2: Scherkräfte. A = Druckkraft; B = Scherkraft (nach Lowthian)

Körpers, nach vorne zu gleiten, bis eine flache Lage erreicht ist. Diese Neigung zum Verrutschen wird entweder durch einen Widerstand am Bettende aufgefangen (die Füße erreichen das Bettende) oder durch einen hohen Reibungskoeffizienten zwischen Körper und Unterlage (Haftung des Körpers auf der Unterfläche) kompensiert. Im letzteren Fall haftet die Haut, während das knöcherne Skelett eine Tendenz zur weiteren Fortbewegung zum Fußende hin beibehält. Es kommt zu Spannungslinien im subkutanen Gewebe. Die sich entwickelnden Scherkräfte bewirken zwei Dinge: Sie können durch Hautverwerfungen kleine Arterien und Arteriolen verschließen oder sie können Gefäßzerreißungen bewirken.

10.1.3. Faltenbildung

Bei Bewegung des Körpers auf der Liegefläche können nicht nur Scherkräfte auftreten, es können sich auch Hautfalten bilden. Dies ist besonders bei abgemagerten Kranken der Fall, bei denen die

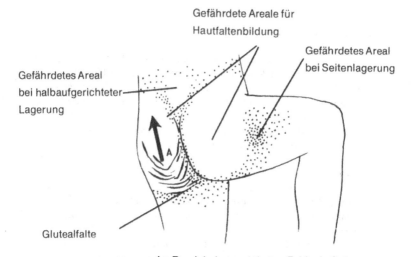

Abb. 10.3: Areale, in denen eine Hautfaltenbildung auftreten kann (nach Lowthian)

105

Haut schlaff ist und sich Falten an Stellen bilden, an denen die Haut nicht fest dem knöchernen Skelett anhaftet (Abb. 10.3). Wichtig ist, daß Blutgefäße auch durch Hautfalten verschlossen werden können.

Hiermit ist ein weiterer wesentlicher Grund für Hautischämie genannt. Ein wichtiger Faktor für mögliche Nekrosebildung ist die tolerable Zeitgrenze, bis eine Ischämie zu Läsionen führt. Tierversuche, bei denen die Zirkulation eines Kaninchenohres durch einen Druck von 100 mm Hg zum Stillstand gebracht wurde, haben beispielsweise gezeigt, daß zwei Stunden Kompression zwei Tage später noch keine Zeichen einer Laesion erkennen ließ, daß sieben Stunden Kompression aber in den nächsten 18 Stunden zu einem Gewebsödem und Blutaustritt mit noch 12 Tage später erkennbarer Endothelschädigung führte.

Zusätzlich zu den direkten ischämischen Schädigungen durch Kompression und Faltenbildung müssen Schädigungen an Endothelzellen, Thrombocytenverklumpung und Ödem erwähnt werden. Alle diese Faktoren tragen zur Gewebsnekrose bei.

10.1.4. Zusammenfassung

Eine Kompression verursacht Ischämie und bildet sich besonders dann aus, sofern der Körper des Patienten auf einer Unterlage liegt, die nicht mit den Körperkonturen übereinstimmt. Scherkräfte verursachen eine Ischämie durch hohen Reibungsgrad zwischen Körper und Aufliegefläche (besonders bei Nässebildung zwischen den beiden Oberflächen). Faltenbildung verursacht ebenfalls eine Ischämie und ist bei mageren Kranken besonders gefürchtet.

Immobilität ist der übergeordnete, allen Formen gemeinsame Faktor.

Die Art der Unterlage, auf der ein immobiler Körper ruht, wird entsprechend einer größeren oder kleineren Druckbelastung einen begünstigenden oder mildernden Einfluß auf die sich ausbildenden Schädigungen haben.

Eine halb aufgerichtete Position schafft Scherkräfte und stellt zusammen mit dem vom Unterlagenmaterial abhängigen Reibungskoeffizienten (speziell bei zusätzlicher Urinanfeuchtung) eine äußerst ungünstige Situation dar.

Abmagerung begünstigt Hautfaltenbildung.

Der allgemeine Gesundheitszustand und die Durchblutung der

Haut sind ebenfalls wichtige Faktoren für die Ausbildung von Dekubitusgeschwüren.
Behandlung und Prophylaxe von Dekubitalulcera sollten die genannten Phänomene in Rechnung stellen.

Dekubitusrisiko

Name des Patienten:... Station: ....

	Punkte	Datum		
Allgemeinbefinden				
gut	1			
mittel	2			
schlecht	3			
sehr schlecht	4			
Zerebrale Funktion:				
lebhaft	1			
apathisch	2			
verwirrt	3			
stupurös	4			
Aktivität:				
unabhängig außer Bett	1			
mit Hilfe gefähig	2			
stuhlgebunden	3			
bettlägerig	4			
Mobilität:				
normal	1			
etwas eingeschränkt	2			
stark eingeschränkt	3			
immobil	4			
Inkontinenz:				
nicht inkontinent	1			
manchmal inkontinent	2			
meist Urinkontinent	3			
doppelte Inkontinenz	4			
Summe				

Abb. 10.4: Dekubitusrisiko-Beurteilungsblatt

10.2. Prophylaxe und Behandlung

Risikopatienten sind immobile Kranke, vorwiegend mit komatösen Zuständen, großen Schmerzen (postoperativ), Hüft- und Kniegelenkaffektionen, Gipsverbänden, Lähmungen und Parkinsonismus.

Weniger wichtige Faktoren sind Abmagerung, Inkontinenz und allgemein schlechter Zustand.

In Abbildung 10.4 ist ein System für die Erkennung von Risikopatienten dargestellt. Dieser schematische Fragebogen sollte durch einen Arzt unmittelbar nach Aufnahme im Krankenhaus ausgefüllt werden. Eine Punktzahl über 12 bedeutet Risiko für die Entwicklung eines Dekubitalgeschwürs.

Diese Patienten sollten von den Schwestern besonders sorgfältig überwacht werden. Hierbei können folgende Hilfsmittel angewendet werden:

gerippte Matratzen mit Wechseldruckeinrichtung,
Fersenschutz (Auspolsterung der Knöchelgegend, Fersenschuhe aus Schaffell),
Drahtbügel zum Schutz der Füße gegen das Aufliegen der Decke.

Wendemanöver
Immobilität kann durch passives Wenden von einer Seitenlage zur anderen ausgeglichen werden. Die Häufigkeit dieser Wendemanöver wird durch das Unterlagematerial bestimmt. Normalerweise werden Patienten jede Stunde oder jede 2. Stunde gewendet. Dies ist der traditionelle Weg, um Dekubitalulcera zu verhindern. Diesem Verfahren sind aber auch durchaus Grenzen gesetzt:

1. Mangel an Pflegekräften,
2. störender Einfluß auf den Patienten und eventuell Schmerzen beim passiven Bewegen.

Es wurden verschiedene Methoden angegeben mit dem Ziel, weniger den Patienten selbst als die Unterlage, auf der er liegt, zu bewegen. Z.B. gibt es Betten, die sich mechanisch von einer zur anderen Seite um eine Längsachse drehen. Weiterhin wurden Matratzen hergestellt, die Rippen besitzen, welche alternierend mit Luft gefüllt werden. Im letzteren Fall werden jeweils zwei nicht aneinander grenzende Rippen aufgeblasen. Abbildung 10.5. zeigt

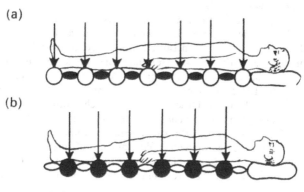

Mechanisch aufblasbare
gerippte Matratze

(a)

(b)

Aufblasen bevor der Patient aufgelegt wird
Auf mechanische Defekte achten
Möglichst flach lagern

Abb. 10.5: Wechseldruck-Matratze

die Matratze in den beiden möglichen Positionen. Pfeile geben die
alternierenden Druckkräfte auf die Haut des Patienten an. Auf
diese Weise wird kein Hautareal länger, als es die spezifische
Einstellung des Apparates zuläßt, belastet.

Wassermatratzen

Je größer die Auflagefläche ist, desto kleiner sind die Druckkräfte pro Hautareal. Eine besonders große Auflagefläche ermöglicht die Wassermatratze. Es gibt auch Wasserbetten, wobei die
Hälfte des Patientenkörpers in Wasser eingetaucht ist. Das Wasser
befindet sich in einer Stoffhülle, die selber auf fester Unterlage
montiert ist und den Körper des Patienten in halb eingetauchter
Stellung hält. Hierbei wärmt ein Heizelement das Wasser auf
Körpertemperatur.

Die Hauptschwierigkeit mit Wasserbetten besteht in der Pflege
des Patienten, wobei besonders inkontinente Patienten schwierig zu
versorgen sind. Außerdem ist es Patienten fast immer unmöglich,
ohne Hilfe aus einem Wasserbett aufzustehen, was die Immobilität
fördert. Sofern der Patient aber täglich mindestens einmal aus dem
Wasserbett herauskommt, kann die Entwicklung von Dekubitalulcera mit großer Sicherheit verhindert werden.

Minderung von Scherkräften

Scherkräfte können entweder durch das Aufsitzen des Patienten oder durch eine liegende Stellung verhindert werden. Vergrößert wird das Risiko in feuchten Betten. Bei Pflege in sitzender Körperhaltung ist es hilfreich, am Bettende eine Fußkiste aufzustellen. Dies kann das Nachvornerutschen mit Auftreten von Scherkräften verhindern. Ein Drahtbügel sollte bei älteren Patienten immer zur Verfügung stehen, um Druckgeschwüre durch Aufliegen der Decken zu verhindern. Natürliches Schaffell und auch künstliches Fell helfen Reibung und Scherkräfte zu mildern, ohne allerdings diese mechanischen Einwirkungen vollkommen aufzuheben. Auf der anderen Seite sind Felle sehr bequem für kachektische Patienten und können mit Vorteil auf Rippenmatratzen verwendet werden.

Besondere Ausrüstung zum Verhindern von Fersennekrosen

Hier sind Knöchelringe zu nennen (Schaumgummistreifen, mit Mull umhüllt über den Fuß gezogen, verhindern direkten Kontakt zwischen Bett und Ferse) sowie Schaffell-Fersenschuhe. Beide verringern Reibung und Scherkräfte.

Eine weitere Methode, um Fersennekrosen zu verhindern, besteht in Anwendung einer Lennard-Schiene, in die eine Extremität so eingelegt wird, daß die Ferse über dem Bett schwebt. Diese Schiene kann auch um das Bein fest angewickelt werden. Ähnliche Effekte werden durch Gebrauch von Kissen, die unter die Beine gelegt werden, erzielt. Manchmal ist dies befriedigender, da die Kissen bis zu den Oberschenkeln hochgezogen werden können. Jede Form der Kompression an den Oberschenkeln kann eine Thrombose verursachen. Bei Unterlagerung mit einem Kissen kann diese Gefahr besser verhindert werden.

Behandlung einmal entstandener Dekubitalulcera

Die oben diskutierten Methoden zur Verhinderung von Dekubitalulcera werden selbstverständlich auch dann angewendet, sofern sich ein Dekubitalulcus schon gebildet hat. In solchen Fällen ist oft der Gebrauch des Wasserbettes indiziert.

Der nächste Schritt sollte sich darauf richten, Infektionen zu bekämpfen. Dies kann in der Regel durch lokale Wundbehandlung mit antibiotischen Pudern oder Salben geschehen. Systemische Antibiotica werden nur dann angewendet, sobald eine Hautentzündung um den Dekubitus herum zustande kommt.

Möglicherweise ist ein schwarzer Wandbelag aus nekrotischem Material vorhanden, und oft kommt keine Heilung in Gang, bevor dieses nekrotische Material entfernt wird. Oft dauert es bis zur Ablösung sehr lange. Der Prozeß kann durch chirurgisches Entfernen der Nekrosen besachleunigt werden. Es können auch Enzympräparationen (z.B. Trypure®) bzw. Fibrinolyseaktivatoren (Varidase®) benutzt werden. Trypure ist ein Trypsinpräparat, das entweder als Puder mit darüber gelegter feuchter Kompresse verwendet oder besser mit Hilfe einer dünnen Nadel von der Grenze zur Nekrose unter diese gespritzt wird.

Nachdem die Wunde weitgehend keimfrei und ohne Nekrose vorliegt, tritt ein mehr oder weniger schnell verlaufender Heilungsprozeß ein. Dieser hängt u.a. auch von der Durchblutungssituation ab. Manchmal ist die Hauttransplantation ein Weg, zur schnelleren Abheilung zu kommen. Hierbei sollte der Chirurg nach Abstoßen der Nekrose und nach Abklingen der Infektion hinzugezogen werden.

Es wurden viele weitere Methoden angegeben, um einmal bestehende Dekubitalulcera zur Abheilung zu bringen. Unter ihnen sind zu nennen

Systemisch zu verabreichende Präparate,
lokal anzuwendende Medikamente.

Eine wichtige allgemeine Maßnahme besteht in der Bekämpfung der Anämie. Ist die Anämie ausgeprägt, so können Bluttransfusionen notwendig werden. Weiterhin gibt es Hinweise dafür, daß Askorbinsäure peroral das Abheilen der Wunden beschleunigt. Auch soll die Einnahme von Zinksulfat zu einer Beschleunigung der Dekubitalulcusabheilung führen. Es scheint so zu sein, daß viele Patienten mit Druckulcera niedrige Plasma-Zinkkonzentrationen aufweisen. Weiterhin wurde die Gabe anaboler Steroide empfohlen, wobei aber keine ausreichenden Beweise vorliegen, daß hierdurch die Abheilung beschleunigt würde.

Was die lokale Behandlung angeht, so wurde eine große Zahl von Substanzen ausprobiert, angefangen von Marmelade bis zu Chlorophyll, Sauerstoff und Insulin. Hier kann auch die Anwendung von ultraviolettem Licht genannt werden. Möglicherweise besteht bei dieser Anwendung ein günstiger Effekt. Für andere Maßnahmen fehlt aber jeder Beweis.

Im Falle tiefer und unterminierter Dekubitalulcera ist es nützlich, diese Unterminierungen mit Antibiotica-getränktem Gazematerial auszustopfen. Eine Alternative ist das Tränken in Honig.

Honig bietet den Vorteil, daß eine osmotische und antiseptische Wirkung durch die visköse Beschaffenheit mit Verhinderung von Reibung ergänzt wird. In neuerer Zeit steht eine Dextranpräparation in Form des Debrisorb® zur Verfügung. Dieses besteht aus kleinsten Dextranpartikeln und entwickelt ebenfalls starke osmotische Kräfte mit Aufnahme von Wundsekret.

11. Knochenerkrankungen und und Frakturen

Drei Arten von Knochenerkrankungen sind bei älteren Menschen häufig: Osteoporose, Osteomalazie und Pagetsche Erkrankung (Osteodystrophia deformans).

Alle drei Formen bereiten Schmerzen und sind prädisponierende Faktoren für Frakturen. Die Pathophysiologie der drei genannten Erkrankungen ist vollkommen unterschiedlich. Den ersten beiden Formen liegen Störungen des Knochenmetabolismus zugrunde. Aus diesem Grund handelt es sich um generalisierte Erkrankungen mit lokal unterschiedlichen Manifestationen. Die Osteodystrophia deformans ist eine lokalisierte oder diffus auftretende, aber niemals generalisierte Erkrankung unbekannter Ursache.

11.1. Osteoporose

Die Osteoporose bleibt weiterhin ein Rätsel trotz vielfacher Versuche, ihre Ursache zu erkennen. Einige Tatsachen sind aber inzwischen bekannt geworden.

1. *Die wesentliche Änderung besteht in einer Reduktion des gesamten Knochen- und Skelettapparates.*
2. Die Histologie des von Osteoporose befallenen Knochens ist normal. Gleichfalls sind keine Änderungen in der Analyse chemischer Anteile nach der Veraschung vorhanden, wobei diese Untersuchung allerdings eine relativ grobe, molekulare Strukturänderungen nicht erfaßende Methode darstellt.
3. Serum-Kalzium, Serum-Phospatkonzentrationen und alkalische Phosphatase sind normal.

Die quantitative Bestimmung der Gesamtknochenmasse in verschiedenen Altersgruppen hat einen Anstieg bis zum 30. Lebensjahr ergeben. Danach bleibt die Knochenmasse bis zum 45. Lebensjahr konstant, später kommt es zu einem progressiven Abfall bei beiden Geschlechtern mit einer gewissen Beschleunigung bei der Frau nach der Menopause.

Die Osteoporose scheint demnach eine «physiologische» Beigabe des zunehmenden Alters zu sein. Von «klinischer» Osteoporose sprechen wir erst, sofern die Gesamtknochenmasse unter eine gewisse kritische Schwelle sinkt, unterhalb derer Frakturen häufiger auftreten und einzelne Knochen bei Belastung schmerzen. Es gibt Hinweise dafür, daß Menschen mit relativ großer Knochenmasse im mittleren Lebensalter diese in der gleichen Geschwindigkeit verlieren, wie jene mit geringerer Knochenmasse. Im ersteren Fall steht dann bei höherem Alter immer noch genügend Knochenmasse zur Verfügung, um das Körpergewicht zu tragen und den am Knochen ansetzenden Muskelspannungen Widerstand zu leisten, ohne daß es zu Frakturen kommt.

Einige Faktoren, die Osteoporose herbeiführen oder verschlimmern können, sind:

Immobilisation im Rahmen einer Frakturbehandlung, einer Arthrodese, einer Gelenkankylose oder längerer Schienenlagerung. Bei älteren Menschen ist langes Liegen die häufigste Ursache für eine generalisierte Osteoporose.

Ekzessive Corticosteroidaktivität entweder im Rahmen einer Cushingschen Erkrankung auftretend oder durch Steroidmedikation ausgelöst.

Kalziumdefizit. Die Bedeutung des Kalziumdefizits bei Vorliegen einer Osteoporose wurde lebhaft diskutiert. Unter Berücksichtigung aller vorliegenden Fakten dürfte sie aber eher eine seltene und unbedeutende Rolle spielen.

11.1.1. Klinische Bilder

Eine schwere Osteoporose kann viele Jahre vorliegen, ohne daß irgendwelche Symptome auftreten. Sind aber Krankheitserscheinungen vorhanden, so wird die Wirbelsäule am ehesten und schwersten befallen. Rückenschmerz, das Kardinalsymptom, tritt meistens in der lumbalen Region auf. Eine Linderung kann durch flaches Liegen herbeigeführt werden. Drehende Bewegungen des Oberkörpers führen zur Verschlimmerung. Gürtelförmige Schmerzen durch Kompression von Nervenwurzeln sind eher selten, obgleich unbestimmte Ischiasschmerzen häufig vorkommen. Die Symptome treten oft intermittierend auf. Plötzliche Schmerzzustände wechseln mit Monaten der Schmerzfreiheit, wobei korrespondierende objektive Veränderungen fehlen.

Kompressionsfrakturen einer oder mehrerer Lumbalwirbel kommen bei Osteoporose häufig vor. Typischerweise wird kaum eine klar verwertbare Schmerzzunahme vom Patienten angegeben. Die objektiven Zeichen der Osteoporose sind nicht sehr eindrucksvoll: Es findet sich eine dorsale Kyphose von ebenmäßiggerundeter Kontur ohne begleitende wesentliche Skoliose, es sei denn, daß eine Abknickung durch Keilbildung bei Kompressionsfraktur vorhanden ist. Abnahme der Körpergröße und ein vorwärts geneigter Kopf sind zwei Begleiterscheinungen einer klinisch bedeutenden Kompressionsfraktur. Die Osteoporose prädisponiert auch zu Frakturen anderer Abschnitte des Skeletts. Oberschenkelhals, Schambein, Unterarm sowie die proximalen Abschnitte des Humerus können betroffen sein.

11.1.2. Röntgenbefunde

Als Hauptbefund findet sich eine Abnahme der radiologischen Wirbelkörperdichte. Allerdings gibt es Schwierigkeiten mit der Standardisierung der Knochendichte. Eine Kompressionsfraktur führt zu einer Höhenverminderung des Wirbelkörpers und auf der seitlichen Aufnahme ist der Wirbel keilförmig verformt. Die Spitze des Keils zeigt dann nach ventral.

Da Prophylaxe immer besser als Behandlung ist, erscheint es wichtig, jede Immobilisation zu vermeiden, sei es einer einzelnen Gliedmaße oder des ganzen Patienten. Die Neigung einiger älterer Menschen, nicht zu stehen, sofern eine Sitzmöglichkeit vorhanden ist und nicht zu sitzen, sofern eine Liegemöglichkeit gegeben ist, sollte bekämpft werden.

11.1.3. Therapie

Die *Therapie mit Sexualhormonen* wird im allgemeinen als wertvoll angesehen, um das Fortschreiten der Osteoporose aufzuhalten (Knochen, der verloren gegangen ist, kann nicht erneuert werden). Frauen können ein Östrogenpräparat z.B. Presomen mite®-Dragees 0,3 mg zweimal tgl. über einen Monat erhalten. Dann folgt eine Pause von einer Woche, eine erneute einmonatige Therapie, eine Woche Pause usw.

Männer können eine Ampulle Primobolan-Depot® (100 mg) alle

4 Wochen erhalten. Andere anabole Substanzen, die von Body-Building-Enthusiasten eingenommen werden und angeblich keinen virilisierenden Effekt bei Frauen besitzen, sind nicht wesentlich besser als die erwähnten Hormone.

Es gibt keinen Hinweis, daß Calciumzulagen nützlich sind, wobei selbstverständlich eine adäquate Zufuhr gesichert sein muß. Das gleiche gilt für Vitamin D: Sollten Zweifel über die ausreichende Zufuhr dieses Vitamins bestehen – und dies ist oft bei älteren Menschen der Fall – kann eine Zulage von 500 E Colecalciferol oral ohne Nebenwirkungen verabreicht werden.

In letzter Zeit sind ermutigende Ergebnisse unter Natrium-fluorid-Therapie bekannt geworden. Dosierung: zweimal 0,4 mg NaF (Ossin®-Tbl.).

11.2. Osteomalazie

Die Osteomalazie ist Folge eines Calciummangels des Skeletts und entspricht der Rachitis im Kindesalter. Die zugrunde liegende Störung besteht in einem Mangel an physiologischer Vitamin-D-Aktivität. Dieser Mangel kann Folge sein von:

Verminderter Zufuhr. Die Speisekarte älterer Menschen ist Vitamin-D-defizitär. Die Illusion, daß gute Butter besser als Margarine sei und das häufige Vorurteil gegen Käse wegen des gefürchteten «Bindeeffekts» sind zwei beitragende Faktoren.

Malabsorption. Vitamin D ist fettlöslich, so daß ein Mangel häufig bei Steatorrhoe vorkommt.

Inadäquate Sonnenlichtexposition, d. h. der Mangel an ultravioletter Strahlung, die für die Vitamin-D-Synthese benötigt wird, ist ein weiterer Faktor. Etwa 10 % älterer Menschen können das Haus nicht verlassen.

Eine vorhergehende, partielle Gastrektomie kann Vitamin-D-Mangel auslösen, gewöhnlich nach einem Zwischenraum von mehreren Jahren.

11.2.1. Klinische Bilder

Oft kann die Diagnose der Osteomalazie einfach durch Abwägen der äußeren Lebensumstände (es handelt sich meistens um Frauen),

116

die zu dieser Erkrankung prädisponieren, gestellt werden.

Häufige Symptome und Zeichen sind
generalisierte Muskelschmerzen, besonders Rückenschmerzen,
muskuläre Schwäche und Steifigkeit,
Druckschmerzhaftigkeit der Knochen,
pathologische Frakturen,
Skelettdeformitäten.

Generalisierte Muskelschmerzen sind häufig, erwecken aber selten größeres Interesse und werden als rheumatische oder neurotische Beschwerden abgetan. Die nähere Untersuchung bringt aber oft eine erstaunliche Muskelschwäche zu Tage. Dieser liegt eine spezifische Myopathie mit entsprechenden Veränderungen der Elektromyographie zugrunde. Die Schwäche umfaßt besonders die proximalen Extremitätenmuskeln. Flexoren des Hüftgelenks sind am meisten betroffen und für die Schwierigkeit, den Fuß über den Boden zu heben, verantwortlich. Diese Schwierigkeit wird durch einen tappenden, watschelnden Gang sichtbar. Im Bereich des Schultergelenks ist seltener eine Schwäche der Abduktion und Elevation des Armes mit Behinderung beim Anziehen und Haarekämmen zu beobachten.

Als Zeichen des Calciummangels ergibt sich eine Stabilitätsminderung des Knochens mit drei deletären Folgen:

Es kommt zu *Schmerzen bei Belastung.*

Es besteht eine *Druckschmerzhaftigkeit* insbesondere der Rippen und des Sternums.

Ferner ist eine *Frakturneigung* vorhanden.

11.2.2. Sicherung der Diagnose

Auf dem Röntgenbild sind die Knochen weniger dicht als normal. Meistens nehmen die Wirbelkörper an ihrer oberen und unteren Oberfläche eine konkave Form an (Fischwirbelbildung).

Kompressionsfrakturen sind nicht typisch für Osteomalazie, während sie, wie erwähnt, bei Osteoporose häufig vorkommen.

Ein Zeichen, das immer pathognomonisch ist, obgleich nicht immer nachzuweisen, betrifft die «Looser-Zonen». Diese können manchmal wie Frakturlinien imponieren, sie verlaufen senkrecht zur äußeren Begrenzung des Knochens und reichen an diesen mit dichteren Zonen offensichtlicher Kallusbildung heran. Rippen,

Schulterblatt, Humerushals und Oberschenkelhals sind häufige Lokalisationen für Looser-Zonen.

Bei der Osteomalazie finden sich gewöhnlich auch biochemische Veränderungen. Dies ist ein Unterschied zu den Verhältnissen bei Osteoporose. Das Serum-Calcium ist niedrig bis normal und der anorganische Phosphor ebenfalls niedrig, Veränderungen, die durch Vitamin-D-Gabe schnell behoben werden.

Die alkalische Phosphatase im Serum ist erhöht, wobei eine Besserung nach Vitamin-D-Gabe erst mehrere Wochen oder Monate später einsetzt.

Eine Knochenbiopsie ist für die routinemäßige Diagnosestellung nicht erforderlich. Histologisch liegt ein typisch osteoider Knochenaufbau vor.

11.2.3. Behandlung

Die Behandlung besteht in Colecalciferolgabe (und in Behebung der zum Vitamin-D-Defizit führenden Umstände). Die orale Colecalciferolbehandlung ist mit einer Dosierung von 1 000 bis 5 000 E täglich vorzunehmen. Bestehen aber Schwierigkeiten mit der oralen Behandlung oder sind Zweifel bezüglich der regelmäßigen Einnahme vorhanden, so kann auch ein i. m.-Depot von 50 000 E Vitamin D gegeben werden. Die Serum-Calcium-Konzentration fällt oft scharf nach der initialen Behandlung ab, wobei dann eine zusätzliche orale Calciumeinnahme (1 g Calcium-Hydrogen-Phosphat täglich) notwendig wird.

Die Vitamin-D-Behandlung ist nicht ganz ohne Risiko. Eine exzessive Medikation kann zur Hypercalcämie führen und langfristig Bindegewebs- oder Organverkalkung herbeiführen. Es ist deshalb sinnvoll, den Patienten zu beobachten und die Colecalciferoldosierung je nach Ausfall der Calciumkonzentration im Serum zu variieren. Selten kommt es zu einer Vitamin-D-Sucht wegen eines euphorisierenden Effekts.

11.3. Pagetsche Erkrankung

Die «Ostitis deformans» oder «Osteodystrophia deformans» ist eine fleckförmige Skeletterkrankung. Im Bereich der befallenen Gebiete kommt es gleichzeitig zur Resorption und Neubildung von

118

Knochen. Der neue Knochen hat dabei eine ungeordnete Struktur und ist bezüglich der architektonischen Eigenschaften minderwertig. Er besitzt eine verminderte Reißfestigkeit und neigt häufig zu Frakturen.

Jeder Knochen kann betroffen sein. Am häufigsten finden sich aber Veränderungen am Schädel, am Becken, an den Wirbelkörpern, am Femur, an der Klavikula und an der Tibia. Meistens ist mehr als nur ein Knochen befallen. Die erkrankten Knochen werden größer, verdicken sich, stehen mehr unter der Haut vor und sind aufgrund des erhöhten Blutdurchflusses wärmer. Taubheit in Folge eines Gehörknöchelchenbefalls ist häufig, und Knochenschmerzen finden sich oft als einzige subjektive Beschwerde.

Zwei Komplikationen der Paget-Krankheit sind:

High-output Erkrankung des Herzens: Diese tritt nur bei schweren, über viele Knochenregionen sich ausbreitenden Läsionen auf und ist recht selten.

Osteogenes Sarkom: Hierbei handelt es sich um eine häufige und unheilvolle Komplikation.

Behandlung

Eine neuere Behandlungform der Pagetschen Erkrankung ist die Gabe von Calcitonin-Hormon. Die Dosis wird in biologischen MRC-Einheiten angegeben und man spritzt gewöhnlich 150 E täglich intramuskulär.

Sehr lange Behandlungszeiten mit menschlichem Calcitonin scheinen insgesamt den radiologischen Aufbau des Knochens zu verbessern. Es handelt sich aber um eine sehr teure Behandlung. Kürzere Behandlungsserien von 2–3 Wochen können oft eine Remission der Knochenschmerzen bis zu einem Jahr bewirken.

Schweine- und Lachs-Calcitonin ist zwar erhältlich, führt aber zur Antikörperproduktion mit nachfolgender Resistenz gegen die biochemische Wirksamkeit des Hormons.

11.4. Knochenbrüche

11.4.1. Frakturen der Knochen

Eine Frakturlokalisation steht bei älteren Patienten ganz im Vordergrund: Der craniale Femur. Frauen sind 3 mal mehr gefährdet als Männer und die Osteoporose, die häufiger bei Frauen auftritt, ist der hauptsächlichste prädisponierende Faktor. Frakturen des Oberschenkelhalses sind immer ein ernstes Ereignis und oft genug eine Katastrophe, die bei älteren Patienten zu fatalen Konsequenzen führt. Die Letalität ist hoch, es kommt zum chronischen Siechtum. Ausgehend von diesen generellen Feststellungen unterscheiden wir je nach der anatomischen Lokalisation zwei verschiedene Arten der Oberschenkelfraktur (siehe Abb. 11.1).

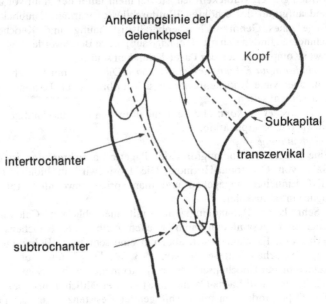

Abb. 11.1: Verschiedene Frakturtypen im Bereich des Femurhalses

11.4.2. Subkapitaler und transzervikaler Bruch (ungefähr 60 % aller Frakturen).

Er tritt innerhalb der Hüftgelenkskapsel auf und besitzt folgende Besonderheiten: Die unmittelbare Letalität ist niedrig. Aufgrund der kritischen Blutversorgung des proximalen Fragments ist die Häufigkeit der knöchernen Heilung relativ niedrig. Avasculäre Nekrosen führen zu pilzförmiger Kallusbildung und Zerfall des Femurkopfes. Aufgrund dieser Heilungsverzögerung ist die Rekonvaleszenzphase verlängert mit allen Nachteilen der protrahierten Immobilisation wie Decubitusulcera, Pneumonie, Konfusion und Harninkontinenz.

11.4.3. Intertrochantere und subtrochantere Fraktur
(etwa 40 % der Gesamtbrüche)

Hier findet sich der Bruch außerhalb der Kapsel mit folgenden Besonderheiten: Die Sofortletalität ist hoch (die Gründe hierfür sind nicht ganz klar: die Patienten sind allerdings insgesamt älter).

Die Aussicht der knöchernen Heilung ist gut, sofern die akute Phase überlebt wird. Dies hängt mit der Tatsache zusammen, daß die Fraktur durch einen gut vaskularisierten Knochenanteil verläuft. Die gute knöcherne Heilung führt zu einer kurzen Rekonvaleszenzzeit. Spätletalität und Morbidität sind selten.

11.4.4. Ursachen

Bei jüngeren Menschen vorkommende Frakturen sind in der Regel durch ein schweres direktes Trauma ausgelöst. Bei älteren Menschen entstehen Frakturen aber oft ohne äußere Gewalteinwirkung. Am häufigsten entstehen Frakturen bei älteren Patienten im Gefolge eines häuslichen Unfalls. Hierbei ist die Einwirkung des Aufpralls auf den Boden wahrscheinlich nur ein Faktor. Normalerweise entwickeln die am Knochen ansetzenden Muskeln mit ihren bedeutenden Kräften den Hauptanteil der zur Fraktur führenden Spannungen. Weiterhin besitzen ältere Menschen einen ungenügend funktionierenden Gleichgewichtssinn und ein nicht mehr ausreichendes Reflexverhalten: Sie stolpern und straucheln häufig und fangen sich ungeschickt wieder auf. Bei dem Versuch, die Balance zu halten, entstehen unkoordinierte Muskelkontraktionen, die ihren Teil für die Entwicklung von Femurhalsfrakturen beisteuern.

Ungefähr ³/₄ aller Oberschenkelfrakturen entstehen zu Hause oder in der Nähe der häuslichen Umgebung. Die häufigsten Orte sind der Eßraum oder das Wohnzimmer, gefolgt von Küche und Schlafzimmer. Überraschenderweise ist das Badezimmer bzw. die Toilette ein unüblicher Schauplatz für Stürze. Stolpern oder Straucheln über Fußbodenbeläge ist bei weitem die häufigste Einzelursache. Eine Falte im Teppich oder eine rutschende Matte sind dann verantwortlich. Das Fallen vom Stuhl oder Bett, Drop-attacks und Schwindelanfälle sind andere häufige Ursachen.

Stürze außerhalb des Hauses finden auf schlecht gepflasterten Wegen oder Höfen sowie an Bürgersteigkanten statt. Glatte Oberflächen, besonders wenn mit Eis überzogen, sind oft ursächlich beteiligt. Je weiter nördlich man sich befindet, um so häufiger spielt die Eisglätte eine Rolle.

Bei Fallereignissen sind schlechte Beleuchtung, schlechtes Sehvermögen, Konfusion und Ablenkungen verschiedenster Art beteiligt. Die Oberschenkelfraktur ist auch bei Hemiplegikern ein häufiges Ereignis. Diese Patienten fallen zur gelähmten Seite und brechen sich hier die Hüfte. Oberschenkelfrakturen sind auf psychogeriatrischen Stationen ebenfalls häufig.

11.4.5. Behandlung

Die Behandlung besteht in sofortigem Einrichten des Bruchs und anschließender Nagelung. In einigen Fällen wird zusätzlich eine Stabilisierung durch Anschrauben einer Metallplatte erreicht. Es existieren eine große Zahl von Fixationstechniken, und ihre Auswahl hängt vom Frakturtyp und von der Erfahrung des Orthopäden bzw. Chirurgen ab. In einigen Fällen wird auch der Femurkopf reseziert und durch eine Endoprothese ersetzt.

Derartige technische Eingriffe sind allerdings nur ein Teil der Gesamtbehandlung. Um ein Invalidentum zu verhindern, ist es mindestens ebenso wichtig, durch unmittelbar nach der Operation einsetzende pflegerische Maßnahmen Decubitusulcera zu verhindern, pulmonale Infektionen sofort zu erkennen und zu behandeln, sowie die Lungenemboliequote zu vermindern. Einige Patienten werden nicht chirurgisch behandelt, da entweder die Gesamtsituation außerordentlich schlecht ist oder weil bestimmte Kontraindikationen bestehen. Sofern diese Patienten überleben, entwickeln sich manchmal nützliche Pseudarthrosen, die, wenn auch mit Schwierigkeiten, belastet werden können. Sofern eine befriedigende knöcherne Heilung nicht zustande kommt, beruht dies meistens auf der schlechten Blutversorgung im Bereich des distalen Fragments bei subkapitalen Frakturen: Der Femurkopf flacht sich dann ab, kann zerfallen mit fast vollständiger Resorption. Eine weitere Ursache ist die schlechte Fixation nach Nagelung. Der Nagel befindet sich dann entweder nicht entlang der vorgegebenen Femurhalsachse bzw. in der Mitte des Femurkopfes oder er ist zu weit in den Gelenkspalt hineingetrieben, was zu erheblichen Schmerzen und schließlich zur Entfernung des Nagels führt.

Eine Prophylaxe mit dem Ziel, die äußeren Ursachen für das Fallen zu eliminieren oder zu verringern, könnte viel dazu beitragen, die Oberschenkelfrakturhäufigkeit herabzusetzen.

11.4.6. Prognose

Bei Patienten, die älter als 70 Jahre sind, steigt die Letalität der Femurfraktur deutlich an und erreicht bei den über 90jährigen 50 %. Der Tod tritt am häufigsten im Gefolge einer Pneumonie oder Lungenembolie ein.

3. Teil:
Besonderheiten bei Krankheiten im höheren Lebensalter

12. Anämie

Anämie ist keine spezielle Krankheitsentität. Sie tritt im Gefolge vieler üblicher Krankheiten auf und stellt somit ein wichtiges und häufiges Problem der geriatrischen Medizin dar.

Eine gern benutzte Definition der «Anämie» des älteren Patienten lautet: Hämoglobin-Konzentration unter 13 g% bei Männern und unter 12 g% bei Frauen. Bei Anwendung dieses Kriteriums findet sich bei 7% der zu Hause lebenden älteren Menschen eine Anämie. Die Häufigkeit auf geriatrischen Stationen ist wesentlich höher und beträgt bis zu 40%.

Obgleich die gesamte Skala, die beim jugendlichen Erwachsenen zur Anämie führt, auch im höheren Lebensalter eine Rolle spielt, können doch die meisten zu Hause oder im Krankenhaus anzutreffenden Anämien im Alter durch drei Besonderheiten charakterisiert werden:

Anämie mit Eisendefizit
Megaloblastische Anämie
Anämie bei chronischen Erkrankungen.

Das vorliegende Kapitel wird sich auf diese drei Besonderheiten konzentrieren.

12.1. Wirkung des Alterns auf Blutbestandteile

Über den Einfluß des Alterns auf die Hämatopoese ist noch nicht viel bekannt. Qualitativ ist die Reifung roter und weißer Blutzellen mit zunehmendem Alter nicht verändert. Allerdings besitzt der Knochenmarkausstrich deutlich weniger hämatopoetische Zellen. Ferner ist die Antwort auf artifizielle Reize (Polysaccharide, Corticosteroide) herabgesetzt. Regenerative Vorgänge nach Blutverlust oder im Rahmen der Behandlung einer perniciösen Anämie verlaufen bei älteren Menschen ebenfalls verzögert.

Die Überlebenszeit der Erythrocyten ändert sich mit zunehmendem Alter nicht und auch ihre Morphologie ist nicht wesentlich verändert.

12.2. Symptome und Zeichen der Anämie bei älteren Menschen

Es wurde schon darauf hingewiesen, daß Anämie ein Symptom und keine Krankheit ist. Infolgedessen besitzen die oben erwähnten «großen Drei» (Eisenmangel, Megaloblastose und chronische Krankheiten) viele gemeinsame klinische Züge. Um eine klare Trennung herbeizuführen, sind differenzierte haematologische Untersuchungen erforderlich.

Ältere Menschen entwickeln die gleichen Symptome bei Vorliegen einer Anämie wie jüngere. Schnelle Ermüdbarkeit, Dyspnoe, Herzklopfen bei Belastung, Schläfrigkeit und Appetitlosigkeit sind fünf häufige Symptome, wobei weder ein einziges Zeichen noch verschiedene Kombinationen bereits zur Diagnose einer Anämie ausreichen. Andere weniger spezifische Symptome umfassen Kopfschmerz, Reizbarkeit, Konzentrationsschwäche und Kälte der Extremitäten.

Was die äußeren Zeichen angeht, so ist die Blässe besonders aussagekräftig. Sie kann das Gesicht betreffen, die Handinnenfläche, Schleimhäute der Lippen oder die Konjunktiven. Sofern die Blässe nur eine dieser Lokalisationen betrifft, ist die Beurteilung unsicher. Findet sich jedoch Blässe des Gesichts, der Handinnenfläche und der Schleimhäute, so ist dies ein recht sicherer Hinweis auf das Bestehen einer Anämie. Geringgradige Anämien sind schwierig zu erkennen. Ein erfahrener Beobachter wird aber selten bei Haemoglobinwerten unter 10 g% eine Fehldiagnose stellen.

Andere Zeichen von Bedeutung sind:

Dystrophische Nagelveränderungen. Eine voll ausgeprägte Koilonychie ist fast pathognomisch für Eisenmangel. Geringere Veränderungen wie Sprödigkeit, Flachheit und Furchung der Nägel sind aber auch ohne Anämie anzutreffen und von geringem diagnostischem Wert.

Glossitis. Die Zunge ist gerötet, schmerzhaft und glatt. Die Papillen sind eingesunken und abgeflacht. Diese Veränderungen finden sich bei perniciöser Anämie, seltener auch bei Eisenmangel.

Drei weitere häufige Zeichen der Anämie, unabhängig von deren Genese, sind:

Knöcheloedem
subfebrile Temperatur
Gewichtsverlust.

Es existieren auch einige spezielle Veränderungen bei Anämie, die vorwiegend in höherem Lebensalter vorkommen:

1. Die Anämie ist zur Zeit, da sich der Patient vorstellt, schon fortgeschritten. Dies hängt wahrscheinlich mit der falschen Vorstellung zusammen, daß mit zunehmendem Alter bestimmte Symptome regelmäßig auftreten. Z. T. besteht auch eine Zurückhaltung älterer Menschen, den Arzt mit scheinbar unwichtigen Angelegenheiten zu behelligen. Ferner spielt die Anpassung an die veränderte Sauerstoffdissoziationskurve eine Rolle.
2. Herzinsuffizienz ist eine häufige Begleiterscheinung. Oft hat der Patient bereits eine vorher bestehende Herzkrankheit, die bei zusätzlich auftretender Anämie dekompensiert.
3. Zerebrale Symptomatik ist häufig und kann dominieren. Wie schon erwähnt, ist in diesem Fall die Anämie der auslösende Faktor bei bereits vorher labilen psychischen Verhältnissen.

12.3. Eisenmangelanämie

Eisenmangel ist die bei weitem häufigste Anämieursache bei älteren Menschen. Sie ist von besonderer Bedeutung, da oft – viel häufiger als bei jüngeren Patienten – wichtige andere Krankheiten zugrunde liegen.

Die drei Grundmechanismen des Eisenmangels sind:
Blutverlust
Malabsorption
Schlechte Ernährung.

12.3.1. Eisenstoffwechsel

Eine Eisenmangelanämie liegt vor, sofern die vorhandene Eisenmenge bzw. ihre Mobilisierbarkeit aus dem Knochenmark unter einen Wert fällt, der für die Haemoglobinsynthese im Rahmen der Haematopoese nicht mehr ausreicht. In der Regel tritt dieser Fall aber erst nach Erschöpfung aller Reserven des Organismus, speziell der Leber, ein. Diese Reserven sind relativ groß, sie betragen etwa 1 000 mg und werden durch einen sensiblen Feed-back-Mechanismus, der von den intestinalen Epithelzellen gesteuert wird, reguliert. Hierdurch kommt es zu einem Ausgleich zwischen Eisenresorption aus der Nahrung und Eisenverlust.

Der tägliche Eisenverlust beträgt bei gesunden Erwachsenen etwa 1 mg, meistens durch abgeschilferte intestinale Zellen. Ferner spielt ein geringer Blutaustritt aus den Gefäßen eine Rolle. 20 mg Eisen erreichen täglich das Plasma aus lysierten Erytrocyten. Hierbei handelt es sich um einen Kreislauf in Richtung Knochenmark. Verluste treten hierbei praktisch nicht auf. Unter normalen Bedingungen können zunehmende Eisenverluste kaum ausgeglichen werden. Die tägliche Eisenration älterer Menschen in Großbritannien liegt zwischen 8–12 mg pro Tag. Hiervon können jedoch nur 3–5 mg unter günstigsten Bedingungen aufgenommen werden. Sofern der Blutverlust 15 ml pro Tag überschreitet (7 mg Elementar-Eisen), tritt selbst unter günstigsten Bedingungen ein Ungleichgewicht im Sinne des Eisenverlustes ein.

12.3.2. Verhältnisse im peripheren Blut bei Eisenmangelanämie

Typische Veränderungen bei Eisenmangelanämie sind neben einer Abnahme der Haemoglobinkonzentration:

1. Das mittlere Erythrocytenvolumen (MCV = mean corpuscular volume; normal 82–98 fl*) ist herabgesetzt. Oft finden sich Werte zwischen 65–70 fl.
2. Das mittlere totale korpuskulär gebundene Haemoglobin (MCH = mean total corpuscular Haemoglobin = HbE; Normal 28–32 pg**) liegt stets niedrig unter 30 pg. Heute wird dem korpusculär gebundenen Haemoglobin (MCH) mehr Bedeutung zuerteilt als der mittleren corpusculären Haemoglobinkonzentration (MCHC = mean corpuscular Haemoglobinkoncentration; normal 31–35 %). Dies gilt insbesondere bei Verwendung automatischer Zählmethoden.
3. Der Blutausstrich zeigt die Erythrocyten kleiner als normal (dies steht im Einklang mit einem niedrigen MCV). Es existieren große Varietäten der Größe (Anisocytose) und der Form

---

* 1 fl = 1 femtoliter = 10^{-15} l (früher μ^3)
** 1 pg = 1 picogramm = 10^{-15} g (früher $\mu\mu$g oder $\gamma\gamma$)

(Poikilocytose). Die Färbbarkeit der roten Zellen ist herabgesetzt, wahrscheinlich aufgrund des verminderten Querschnitts bei allgemeiner Größenverminderung. Zwei ungewöhnliche Zelltypen, die «Pencil-Zellen», so genannt wegen ihrer langen elliptischen Form und die «Anulozyten» mit einem sehr blassen Zentrum sind typisch für Eisenmangelanämie.

4. Die Thrombocytenzahl ist oft erhöht. In schwereren Formen der Anämie kann sie Werte zwischen 500 000 und 1 Million per mm³ erreichen.

5. Die Leukocyten zeigen keine charakteristischen Veränderungen.

Bei einem Patienten, der die obengeannten Veränderungen erkennen läßt, sind weitere Untersuchungen angezeigt und gehen in dreifacher Richtung:

Beweis, daß ein Eisendefizit vorliegt,
Ermittlung der Ursache eines möglichen Blutverlustes,
Ausschluß einer Malabsorption oder einer inadäquaten Eisenzufuhr.

Ein Eisenmangel kann durch Bestimmung der Serum-Eisenkonzentration (normal: 50–175 µg pro 100 ml) und der totalen Eisenbindungskapazität (TIBC = total iron binding capacity; normal 250–410 µg pro 100 ml) festgestellt werden.

Eine dritte Möglichkeit ist die Bestimmung der prozentualen Eisensättigung (percentage iron binding = percentage iron saturation; normal 20–55 %), die aus den zwei genannten Werten errechnet werden kann. Bei ausgeprägten Eisenmangelanämien findet sich:

Eine Herabsetzung der Eisenkonzentration im Serum unter 50 µg pro 100 ml,
hoch normale oder erhöhte TIBC,
Herabsetzung der prozentualen Sättigung bis auf 16 % oder weniger.

Manchmal ist die TIBC niedrig normal oder herabgesetzt (besonders bei Vorhandensein anderer generalisierter Erkrankungen mit herabgesetzter Proteinsynthese). In diesem Fall ist die prozentuale Sättigung normal. Unter diesen Umständen ist eine Knochenmarkfärbung auf Haemosiderin zur weiteren Differenzierung erforderlich. Ein vollständiges Fehlen von Haemosiderin bei gleichzeitig niedrigem Serum-Eisen spricht für Eisenmangel.

Der zweite Aspekt, Auffinden einer Blutungsquelle, ist von großer praktischer Bedeutung. Es sollte keine Anämie bei älteren Menschen behandelt werden, ohne daß vorher die Frage «liegt ein Blutverlust vor?» gestellt wird.

Folgendes ist zur Beantwortung dieser Frage erforderlich.

1. Eine detaillierte Befragung des Patienten hinsichtlich der Symptomatik unter besonderer Berücksichtigung möglicher Blutungsquellen.
2. Eine vollständige klinische Untersuchung.

Viele ältere Menschen sind nicht ohne weiteres bereit, alle Veränderungen mitzuteilen. Sie warten aber darauf, daß sie gefragt werden. Ältere Menschen sind oft zurückhaltend, über «intime» Symptome, wie rektale und vaginale Blutungen oder Absonderungen zu sprechen. Es muß daher direkt gefragt werden:

1. Sind schon früher Anämien bekannt gewesen?
2. Vorangehende Krankenhauseinweisungen und eventuelle chirurgische Eingriffe (z. B. Magenresektion)?
3. Kürzlich vorgekommene Änderungen beim Stuhlgang, wie Verstopfung, Durchfall oder abwechselnd beides?
4. Rektale oder vaginale Blutung bzw. Absonderung?
5. Besteht eine Haematurie?
6. Besondere Formen der Nahrungszufuhr (Vegetarismus, Schlankheitskur, Diabetikerkost) und Abneigung gegen bestimmte Nahrungsmittel?
7. Welche Medikamente wurden eingenommen? Die letztere Frage sollte sich auch auf den Kauf von Aspirin ohne Rezept, auf Alka-Seltzer sowie auf corticoidhaltige Medikamente sowie antirheumatische Substanzen erstrecken.

12.3.3. Klinische Befunderhebung

Besondere Aufmerksamkeit verdient das Abdomen. Der Anus muß inspiziert und eine manuelle rektale und vaginale Untersuchung durchgeführt werden. Sofern eine Anamnese über rektale Blutungen oder Absonderungen besteht, sollte eine Sigmoidoskopie nach entsprechender Vorbereitung erfolgen. Eine derartig sorgfältige klinische Untersuchung kann Hinweise auf eine zugrunde liegende Krankheit geben. Oft ist das Ergebnis aber negativ, und die anstehende Frage lautet dann: «inwieweit sind wir berechtigt, differenzierte Untersuchungen zum Ausschluß von Darmneoplasmen durchzuführen?». Hierauf gibt es keine einheitliche Antwort. Bei älteren Menschen, die schwerere physische oder zerebrale Störungen, wie Hemiplegie oder fortgeschrittene Demenz aufweisen und bei denen die Prognose hierdurch bereits eingeengt bzw. die Lebensqualität stark reduziert ist, kann man bei nur geringen Verdachtsmomenten oft vertreten, die Unbequemlichkeit einer radiologischen Untersuchung auszusetzen. Trotzdem müssen die Wünsche der Patienten und der Angehörigen in Betracht gezogen werden.

Sofern die Entscheidung für eine weitere Abklärung gefallen ist, besteht der nächste Schritt in einer Stuhluntersuchung auf okkultes Blut. Mehrfache positive Befunde lassen die radiologische Darmuntersuchung wichtig erscheinen.

12.3.4. Behandlung der Eisenmangelanämie

Die Therapie besteht bei den meisten Patienten in peroraler Gabe eisenhaltiger Medikamente. Nur selten werden intramuskuläre oder intravenöse Gaben notwendig. Hierbei sind aber die Auffassungen unterschiedlich und manche Ärzte bevorzugen aufgrund der Schnelligkeit und Sicherheit eine parenterale Behandlung.

Die tägliche Dosis ist 250–300 mg elementares Eisen, gleichgültig, ob die Anämie mild oder schwer ist.

Drei häufig verwendete Präparate sind

Eisen-Sulfat-Tabletten
Eisen-Fumarat-Tabletten
Eisen-Gluconat-Tabletten.

Unter folgenden Bedingungen kommt es zu keinem Anstieg des Serum-Eisens nach oraler Medikation:

Das Medikament wird nicht vorschriftsmäßig eingenommen,
es wird zu wenig Eisen verschrieben,
der Blutverlust ist größer als der gleichzeitige Bedarf für die Haemoglobinsynthese,
es tritt eine Zweitkrankheit auf,
die anfängliche Diagnose war falsch.

12.3.5. Eisendefizit bei Malabsorption

Malabsorption ist häufiger als gemeinhin angenommen wird. Die Hauptursachen sind:

1. Eine chronische atrophische Gastritis
2. eine partielle oder totale Gastrektomie
3. Dünndarmresektion
4. Steatorrhoe
     idiopathisch
     pankreatisch
     medikamentös (Neomycin)
5. Eine chronische Diarrhoe mit Beschleunigung der intestinalen Passage
     regionale Ileitis
     gastro-colische Fisteln
     medikamentös.

Der Zusammenhang zwischen chronisch-atrophischer Gastritis und Eisenmangel ist noch in der Diskussion. Es ist jedoch wahrscheinlich, daß eine primäre chronisch-atrophische Gastritis Eisendefizit verursachen kann. Als Mechanismus kommt weniger eine mangelnde Absorption als Eisenverlust durch vermehrte Abschilferung größerer Mengen parietaler Magenzellen in Frage. Sofern die Magendysfunktion mit Achlorhydrie jedoch schwerere Formen annimmt, spielt auch die verminderte Resorption eine Rolle. Weiterhin kann Eisenmangel selbst eine atrophische Gastritis verursachen.

12.3.6. Eisendefizit bei Magenresektion und ileojejunaler Resektion

Viele magen- oder dünndarmresezierte Patienten zeigen schwere Eisenmangelzustände. Dies kann durch prophylaktische Eisentherapie verhindert werden. Die Anamnese und das Vorhandensein abdomineller Narben erleichtern die Diagnose.

12.3.7. Eisendefizit bei Steatorrhoe

Die Diagnose eines exzessiven Fettverlustes im Stuhl kann oft schon durch Inspektion des Stuhls festgestellt werden. Dieser hat

134

ein scholliges, blasses Aussehen. Der Geruch ist faulig und er schwimmt auf dem Wasser. Der 24-Stunden-Stuhl enthält mehr als 4 g Fett. Da Steatorrhoe oft intermittierend auftritt, ist eine Stuhluntersuchung an mehreren aufeinanderfolgenden Tagen erforderlich. Der Xylose-Toleranztest zeigt meist eine gestörte Resorption. Zur weiteren Erhärtung der Diagnose kann die jejunale Biopsie durch die Crosby-Kapsel eine Mucosaatrophie anzeigen.

12.4. Megaloblastische Anämien

Die megaloblastische Anämie ist per definitionem eine Anämie, die durch Anwesenheit großer kernhaltiger roter Zellvorstufen im Knochenmark, die nicht im Rahmen der normalen Erythrocytenbildung auftreten, gekennzeichnet ist. Die Ausdrucke «makrocytisch» und «megaloblastisch» sind keine Synonyme. Alle megaloblastischen Anämien zeigen ein makrocytisches Blutbild, aber nicht alle eine Makrocytose verursachenden Krankheiten führen gleichzeitig auch zur Megaloblastose.

Vereinfachend kann man sagen, daß die megaloblastische Anämie bei älteren Menschen entweder durch Vitamin-B_{12}-Mangel oder Folsäuremangel bedingt ist. Das Vitamin-B_{12}-Defizit entspricht fast immer einer *perniciösen Anämie*, einer Krankheit, die meist durch Erschöpfung der parietalen Magenzellen, die normalerweise ein Transportprotein, den Intrinsic-Faktor produzieren, verursacht wird. Vitamin-B_{12}-Mangel tritt selten im Rahmen einer falschen Ernährung auf. Folsäuremangel auf der anderen Seite hängt oft mit ungenügender Ernährung und Malabsorption zusammen.

Folsäure wird nach ihrem Vorkommen in Blättern (foliage of plants) benannt. Es handelt sich um eine chemisch definierte Substanz, die in der Natur nur in kleinen Mengen vorkommt. Partiell oder vollständig hydrogeniert und mit einem oder mehreren Molekülen Glutaminsäure konjugiert besitzt sie dennoch bedeutende biochemische Funktionen. Diese physiologisch wichtigen Derivate werden heute unter der Bezeichnung «Folsäure» zusammengefaßt. Menschliche Zellen können Folsäure nicht selbst synthetisieren und sind völlig auf eine diätetische Zufuhr angewiesen.

Mit der Nahrung aufgenommene Folsäure wird im oberen Dünndarm resorbiert und metabolisiert. Sie gelangt als Transportform,

5-Methyl-Tetrahydrofolsäure (THF), aus den Epithelzellen in den Blutstrom. Die Verbindung kann in Zellen eindringen und in diesen eine Umwandlung in andere Derivate erfahren, die im Metabolismus bestimmter Aminosäuren, in der de-novo-Synthese von Purinen, in der Initiierung von Peptidkettenbildung und in der Biosynthese einer Thymidin enthaltenden Desoxyribonucleinsäure eine Rolle spielen.

Die letztere Funktion ist im Zusammenhang mit der megaloblastischen Anämie von Bedeutung.

Vitamin-B_{12} kann weder von Pflanzen noch Menschen synthetisiert werden. Es wird aber in großer Menge durch Bakterien erzeugt. Nach Aufnahme dieser Bakterien erfolgt eine Speicherung in vielen tierischen Geweben. Menschen sind deshalb auf Fleischzufuhr und auf bakterielle Verunreinigung der Nahrung angewiesen. Die täglich benötigte Menge ist sehr klein, etwa 2 Microgramm.

Vitamin-B_{12} wird durch den Magen und oberen Dünndarm zusammen mit dem Intrinsic-Faktor aufgenommen. Der Intrinsic-Faktor ist ein Glykoprotein, der durch die Parietalzellen des Magens in erheblichem Überschuß produziert wird. Vitamin-B_{12} wird ohne Protektion durch den Intrinsic-Faktor im Magen durch Pepsin zerstört. Nach Resorption im unteren Dünndarm wird Vitamin-B_{12}

Tab. 12.1: Ursachen eines Folsäuremangels

Nicht ausreichende Zufuhr
Immobilität, Isoliertheit, Apathie,

Malabsorption
Gluten-sensitive Enteropathie, Dermatitis herpetiformis, Dünndarmresektion, chronische Pankreatitis,

Gesteigerter Verbrauch
Neoplasmen und Reticulosen mit beschleunigter Produktion unreifer Zellen,

Antagonisten
Dihydrofolatreduktase-Inhibitoren (z.B. Methotrexat), Trimetoprim (selten nach langer Medikation), Diphenylhydantoin (bei kontinuierlicher Behandlung),

Exzessiver Verlust
Hauterkrankungen mit schnellem Zell-Turn over (Psoriasis, exfoliative Dermatitis), Lebererkrankungen, chronische Gallenblasenerkrankungen.

---

nach Anlagerung an ein Trägerprotein, das Transcobalamin, im Plasma transportiert. Die Leber enthält gewöhnlich etwa 1,5 mg, eine Menge, die ausreicht, die Bedürfnisse von etwa 2 Jahren zu decken.

Die häufigste Form der megaloblastischen Anämie ist die perniziöse Anämie. Ein Mangel an Folsäure kann ebenfalls Ursache sein, wobei Unklarheit über die wirkliche Verbreitung besteht. In der Klinik werden beide Formen aber etwa gleich häufig angetroffen. Das Vorhandensein eines subklinischen Folsäuremangels ohne begleitende Anämie ist relativ häufig, wobei verschiedene Bedingungen denkbar sind, unter denen es zu einem Folsäuremangel kommen kann (siehe Tab. 12.1).

Es ist wichtig, sich ins Gedächtnis zu rufen, daß perniziöse Anämie und ernährungsbedingter Folsäuremangel häufig zusammen gehen. Bei älteren Menschen besteht manchmal noch ein zusätzlicher Eisenmangel.

12.4.1. Klinische Befunde bei megaloblastischer Anämie

Die Hauptkennzeichen einer schweren Anämie wurden bereits beschrieben. Die besonderen Kennzeichen der perniziösen Anämie sind Glossitis und manchmal Entwicklung subakut verlaufender Rückenmarkdegenerationen. Die häufigsten Symptome sind Schwäche und Ataxie der Beine sowie symmetrische Paraesthesien von oft bizarrem Ausmaß.

In einigen Fällen wird bei der megaloblastischen Anämie ein begleitendes Magencarcinom bestehen. Verdachtsmomente sind ungewöhnliche Abmagerung, Blähungen nach den Mahlzeiten und Erbrechen. Der alleinige Verdacht ist ausreichend, um eine Magen-Darm-Passage durchzuführen. Weiterhin sind abdominelle Resistenzen und vergrößerte Lymphknoten im Bereich des hinteren Halsdreiecks Hinweise auf eine fortgeschrittene, meist nicht mehr operable maligne Erkrankung.

Die Symptome des Folsäuremangels bestehen aus Anämie und, sofern gastrointenstinale Erkrankungen die auslösende Ursache sind, aus der zugrundeliegenden gastrointenstinalen Erkrankung. Ist der Folsäuremangel schwerwiegend und ausschließlich nahrungsbedingt, werden mit Wahrscheinlichkeit weitere wasserlösliche Vitamine in ungenügender Menge zugeführt worden sein. Allerdings sind deutliche klinische Zeichen eines Riboflavin-, Nikotinsäure- oder Ascorbinsäuremangels rar.

12.4.2. Periphere Blutveränderungen bei megaloblastischer Anämie

Typische Befunde bei unkomplizierten Fällen sind:
Das *mittlere Erythrozytenvolumen (MCV)* ist vergrößert – bei perniziöser Anämie oft bis auf 120–130 fl. Bei Folsäuremangel finden sich Werte um 95–110 fl.
Die *mittlere korpusculäre Hämoglobinkonzentration (MCHC)* bleibt normal.
Das mittlere totale korpuskulär-gebundene Hämoglobin (MCH = HbE) ist parallel zum MCV erhöht.

Der Blutausstrich zeigt große, lange, rote Zellen von normaler oder hyperchromer Färbung. Oft besteht Polychromasie (ein blauer Farbton ist durch die Persistenz cytoplasmatischer RNS-Anteile bedingt). Die Zellen sind hinsichtlich Größe und Gestalt variabler als üblich. Birnenförmige Erythrozyten sind häufig. Bei erheblicher Anämie sind einige Kernbestandteile als «*Howell-Jolly*-Körper» vorhanden.

Die Leukozytenzahl ist meistens vermindert, oft bis auf 2000–3000 Zellen/mm³. Es besteht ein absoluter Rückgang segmentkerniger Leukozyten, wobei die übrig gebliebenen hypersegmentierte Formen aufweisen. Es treten Zellen mit 6 Segmenten auf, 10 % oder mehr besitzen 5 Segmente.

Die Thrombozytenzahl ist entweder normal oder herabgesetzt. Bei sehr niedrigen Thrombozytenwerten ist die Prognose schlecht.

Die Serumeisenkonzentration ist erhöht (über 180 µg/100 ml). Die Eisenbindungskapazität ist meistens normal. Hierauf beruht ein hoher Sättigungsgrad.

Sind die genannten Merkmale im peripheren Blut vorhanden, so kann die Verdachtsdiagnose einer megaloblastischen Anämie gestellt werden. Zum definitiven Beweis ist eine zusätzliche Untersuchung des Knochenmarks mit charakteristischer Vermehrung der Megaloblasten (ihre Zahl korreliert mit dem Grad der Anämie) und profuser Eisenspeicherung im reticuloendothelialen System erforderlich.

Bei nur wenig ausgeprägter Anämie sind im peripheren Blut wie im Knochenmark nur geringe Veränderungen zu finden. Unter diesen Umständen kann die Vitamin-B₁₂ oder Folsäurebelastung möglicherweise eine befriedigende Antwort geben.

Sobald die Anämie als megaloblastisch verifiziert ist, muß die Frage beantwortet werden, ob ein Vitamin-B₁₂, ein Folsäuremangel oder beides vorliegt. Drei Messungen, nämlich Serum-Vitamin-B_{12}-Konzentration, Serum-Folsäure-Konzentration und Erythrozyten-Folsäure-Konzentration werden die Frage beantworten. Die typischen Befunde sind in der nachfolgenden Tabelle zusammengestellt.

Mangel	Serum-Vit B_{12}	Serum-Folsäure	Erythrozyten-Folsäure
Vit B_{12}-Mangel	niedrig	normal bis hoch	niedrig
Folsäure-Mangel	normal	niedrig bis sehr niedrig	niedrig
Vit B_{12} + Folsäure-Mangel	niedrig	niedrig	sehr niedrig

12.4.3. Megaloblastische Anämie mit Eisendefizit

In diesem Fall ist das MCV nicht so stark erhöht, der Blutausstrich kann eine zweifache Population, Mikrocyten und Makrocyten, erkennen lassen. Die Serum-Eisen-Konzentration ist nicht erhöht, die Transferrinsättigung nicht hoch, und das Knochenmark zeigt wenig oder kein anfärbbares Eisen. Darüberhinaus entfallen die beschriebenen megaloblastischen Veränderungen.

12.4.4. Behandlung der megaloblastischen Anämien

Perniciöse Anämie
Die Behandlung der perniciösen Anämie besteht hauptsächlich in intramuskulären Injektionen von Vitamin-B_{12}, die bis zum Lebensende verabfolgt werden müssen (eine Tatsache, die dem Patienten und seinen Angehörigen erklärt werden muß).

Das bevorzugte Präparat ist Cyanocobalamin (z. B. Cytobion®), das in Dosen von 1000 µg in wöchentlichen Intervallen für die ersten 4–6 Wochen s. c., i. m. oder i. v. gegeben werden kann. Die Erhaltungsdosis wird durch Injektionen von 250 µg in etwa monatlichen Abständen gewährleistet. Sofern die Labormöglichkeiten

dies zulassen, kann der erste Behandlungserfolg durch tägliche Reticulocytenbestimmung beurteilt werden.
Zweckmäßigerweise werden die Patienten für die ersten 3 Monate sorgfältig überwacht.
Bei Ausbleiben der zu erwartenden Reaktionen auf die Therapie sind folgende Erklärungen möglich:

1. Die Injektionen wurden nicht oder nur in ungenügender Zahl gegeben.
2. Es hat sich ein Eisenmangel entwickelt mit niedrigen Eisenserumwerten. Die orale Eisenbehandlung wird gewöhnlich einen Ausgleich schaffen.
3. Die Diagnose ist falsch.
4. Es besteht ein Folsäuremangel. Dieser wird normalerweise durch gezielte Untersuchungen entdeckt. In diesem Fall besteht die Behandlung in Gabe von 3 x tgl. 5 mg Folsäure (z. B. Folsan®-Tabletten).

Beachte:
Behandele Perniziosa-Patienten niemals mit Folsäure alleine, bevor eine Vitamin-B12-Behandlung durchgeführt wurde. Bei Patienten mit perniziöser Anämie kann sich eine Rückenmarksbeteiligung verschlechtern oder gar zum Ausbruch gebracht werden.

12.4.5. Behandlung der Folsäuremangelanämie

Die Behandlung besteht aus

1. peroraler Folsäuregabe und
2. in einer Abklärung und Behandlung etwaig vorliegender Malabsorption.

Die Dosis der Folsäure (Folsan®, Tabletten oder Ampullen) beträgt, wie erwähnt, 5 mg 3–4mal täglich. Dort, wo eine orale Therapie nicht durchgeführt werden kann, wird Folsäure intramuskulär appliziert (15 mg pro ml, 1 Injektion tgl.). Sofern der Folsäuremangel allein diätetischer Natur ist, werden auch andere Vitamine fehlen und die entsprechende Therapie besteht in Gaben eines Multivitaminpräparates (z. B. Multibionta®, BVK Roche®). Der Folsäurespeicher kann normalerweise innerhalb weniger Tage

140

aufgefüllt werden. Sollten aber die zur Folsäureanämie führenden Faktoren weiterhin anhalten, so wird eine prophylaktische Behandlung fortgesetzt.

Ähnlich wie bei der perniziösen Anämie kann sich zu einem Folsäuremangel ein Eisenmangel addieren.

12.5. Anämien bei chronischen Krankheiten

12.5.1. Chronische Infektionen

Anämien sind bei älteren Patienten oft mit interkurrenten chronischen Infektionen vergesellschaftet:
chronische Pyelocystitis,
infizierte Beinulcera,
schmerzlose Weichteilinfektionen,
infizierte Dekubitusgeschwüre,
Divertikulitis,
Tuberkulose
und viele andere, auch weniger häufige chronische Beschwerdebilder.
Eine Anämie wird nur durch lang anhaltende schwere Infektionen ausgelöst und selbst dann ist der Verlauf eher mild. Die Ursachen sind komplex und noch nicht völlig aufgeklärt. Hauptmechanismen sind ein gestörter Eisenmetabolismus, eine gestörte Haemoglobinsynthese und eine Knochenmarkdepression.

Der chronische Infektionsprozeß hat einen ihm inne wohnenden Einfluß auf den Eisenmetabolismus: Die Plasmaeisenkonzentration ist niedrig und die Plasmaeisenbindungskapazität (im Gegensatz zur Eisenmangelanämie) ist ebenfalls gering. Aus diesem Grund findet sich eine normale prozentuale Eisensättigung. Die Eisenexkretion ist konstant, die Körperspeicher des Eisens normal oder übernormal gefüllt. Im Knochenmark besteht ein Überfluß an Hämosiderin bei reduzierter Sideroblastenzahl.

Mikroskopisch handelt es sich bei den Erythrocyten um normochrome Normocyten. Bei Vorliegen einer schweren Anämie kann auch eine Mikrocytose bei Hypochromie vorliegen.

Die Anämie der chronischen Infektion spricht nicht auf orale

Eisenbehandlung an und wird am besten symptomatisch durch häufige kleine Erythrocytenkonzentratinfusionen behandelt. Die wichtigste Aufgabe ist aber, die zugrunde liegende Infektion zu entdecken und zu beseitigen.

12.5.2. Urämie (chronische Niereninsuffizienz)

Eine Anämie ist bei chronischem Nierenversagen häufig. Sie ist selten sehr ausgeprägt, es sei denn, daß Harnstoffwerte über 100 mg% vorliegen. Bei diesen Werten besteht eine Korrelation zwischen Haemoglobinabnahme und glomerulärer Filtrationsrate. Häufig auftretende Pyelozystitiden, Zystennieren und die diabetische Nephropathie sind drei häufige Beispiele. Jede langanhaltende Urämie führt letztlich zur Anämie.

Ähnlich wie bei den chronischen Infektionen ist die Anämie bei Nierenerkrankungen noch wenig erforscht. Die Erythropoese ist herabgesetzt, wahrscheinlich eher aufgrund der urämischen Veränderungen im Blut als durch Erythropoetinmangel. Der Eisenmetabolismus ist ebenfalls gestört. Die vorliegenden Befunde sind aber unberechenbar und oft schwer zu interpretieren. Das Serumeisen ist niedrig bei herabgesetztem Turn-over. Ein ungewöhnlich hoher Anteil gelangt jedoch wieder in das reticulo-endotheliale Gewebe. Die Erythrocytenüberlebenszeit ist verkürzt.

12.5.3. Rheumatoide Arthritis

Die rheumatoide Arthritis ist häufig bei älteren Menschen anzutreffen und oft von einer Anämie begleitet. Es finden sich zwei Typen. Am häufigsten besteht im peripheren Blutausstrich eirr normocytisches, hypochromes Bild. Seltener findet sich eine megaloblastische Anämie bei Folsäuremangel. Die Anämie mit Normocyten findet sich häufig bei aktiver rheumatoider Arthritis und beschleunigter BKS. Zu beachten ist, daß viele dieser Patienten hohe Dosen Aspirin oder andere antirheumatische Substanzen einnehmen, was zum Auftreten unbemerkter intestinaler Blutungen führen kann. Diese können das Blutbild komplizierend mit beeinflussen.

Behandlung

Gewöhnlich spricht die Anämie bei Vorliegen chronischer Krankheiten nicht auf orale Eisentherapie an. Bei parenteraler Eisenzufuhr kommt es aber manchmal zur Hämoglobinerhöhung. Steroidtherapie kann die Eisenkonzentration korrigieren; vorausgesetzt, daß keine Kontraindikationen gegen Steroidgabe vorliegen, ist dies wahrscheinlich die optimale Behandlung.

Die megaloblastische Anämie bei rheumatoider Arthritis beruht auf Folsäuremangel und besitzt die bereits beschriebenen biochemischen und haematologischen Besonderheiten.

13. Herzkrankheiten

Herzkrankheiten sind die Ursache von etwa $1/3$ aller Todesfälle. In fortgeschrittenem Lebensalter sind sie für einen großen Anteil von Krankheitszuständen und Behinderungen verantwortlich. Die Hauptursache ist Ischämie, unmittelbar gefolgt von Hochdruck und einer Kombination dieser beiden Krankheitszustände. Im Endzustand finden sich eine globale Herzinsuffizienz sowie Vorhofflimmern.

Valvuläre Herzkrankheiten machen nur einen geringen Teil cardiologischer Störungen des älteren Menschen aus. Herzkrankheiten durch pulmonale Ursachen sind eine Rarität bei Menschen über 75 Jahren, da die zugrundeliegende Lungenerkrankung dann meistens schon ihren fatalen Lauf genommen hat.

13.1. Pathophysiologische Veränderungen am Herzen älterer Menschen

Mit zunehmendem Alter verliert die Aorta ihre Elastizität. Für ein gegebenes Schlagvolumen muß daher ein erhöhter Druck aufgewendet werden. Dies geschieht durch Erhöhung des systolischen Druckes ohne wesentliche Änderung des diastolischen Druckes.

Allerdings entsteht durch die Erhöhung des Auswurfdrucks kein wesentlicher Anstieg der Herzarbeit.

Die braune Atrophie, als klassische Beschreibung von Änderungen im alternden Myocard, ist durch Abnahme des Herzgewichts und Infiltration der Muskelzellen mit Pigment-Lipofuszin gekennzeichnet. Wahrscheinlich besitzen diese Veränderungen aber keine ungünstige funktionelle Bedeutung.

Auch das alternde Myocard ist bei zunehmender Arbeitsbeanspruchung zur Hypertrophie befähigt und kann somit im athletischen Sinn «trainiert» werden. Eine bestimmte Sauerstoffaufnahme in Ruhe und bei Belastung geht bei älteren Menschen aber mit geringerem Herzminutenvolumen und höherer Sauerstoffausschöpfung einher.

Von größerer Bedeutung als die genannten altersabhängigen Aorta- und Myocardveränderungen dürfte wahrscheinlich der skle-

144

rotische Befall mittelgroßer coronarer Arterien sein. Im letzten Vierteljahrhundert wurde die Aufmerksamkeit immer mehr von der Vorstellung degenerativer Veränderungen abgelenkt und der Blick auf die Arteriosklerose als primäre metabolische Erkrankung in den Vordergrund gerückt. Danach kommt es zur Invasion glatter Muskelzellen in die Intima sowie zur Infiltration von Lipiden. Möglicherweise kann die Arteriosklerose auch als «Krankheit» des elastischen Gewebes angesehen werden. Nach dieser Hypothese verursachen die vielen Millionen Herzaktionen eine mechanische Fragmentation der elastischen Lamellen mit nachfolgender Ablagerung von Lipiden an diesen Stellen.

13.2. Klinische Beobachtungen

Sofern von den kausalen Bedingungen abgesehen wird, decken sich die klinischen Erscheinungen verschiedener Herzkrankheiten bei jüngeren und älteren Patienten in fast allen Aspekten. Es stehen eine große Zahl hervorragender Monographien über Herzkrankheiten zur Verfügung. Das vorliegende Kapitel wird sich deshalb nur mit einigen wenigen speziellen Zügen und Problemen im Rahmen des fortgeschrittenen Lebensalters beschäftigen.

Eine möglicherweise zu fehlerhaften Schlüssen führende Beobachtung bei älteren Menschen ist die unilaterale Obstruktion der Vena jugularis.

Die unilaterale Obstruktion der linken Vena jugularis kann durch Kompression der linken Vena brachiocephalica zwischen einer gewunden verlaufenden Aorta und dem dorsalen Manubrium sterni zustande kommen. Die falsche Diagnose einer Herzinsuffizienz kann vermieden werden, sobald beachtet wird, daß der rechte Vena-jugularis-Druck normal ist und daß der erhöhte Venendruck der linken Seite zur Norm zurückkehrt, sobald der Patient tief einatmet (Venen entleeren sich normalerweise während der Inspiration).

13.3. Systolische Herzgeräusche

Ein systolisches Herzgeräusch ist im fortgeschrittenen Alter häufig.

Die Entscheidung, ob Herzgeräusche von der Aorten- oder Mitralklappe stammen, ist oft schwer. Hinweise liegen im Geräuschcharakter, der Schlagfolge, Struktur des Schalls (d. h. Decrescendo, Crescendo, gleichmäßiger Schall) und dem Punctum maximum über der Thoraxwand.

Der Geräuschcharakter ist am aufschlußreichsten, bietet aber Schwierigkeiten der Beschreibung. Manche Untersucher, die das gleiche Geräusch hören und es beschreiben sollen, tun dies mit verschiedenen Worten. Die exakte Bedeutung der Beschreibung kann nur durch Beispiele verständlich gemacht werden. Geräusche, die an der Aortenklappe entstehen, sind fast immer «zerhackt» oder «rauh», manche besitzen aber auch einen «musikalischen», «gurrenden» oder «miauenden» Charakter. Geräusche, die von der Mitralklappe herrühren, sind eher «blasend» oder «weich». Accidentelle Geräusche haben in der Regel ebenfalls einen «blasenden» Charakter. Manche sind auch «seicht» oder «kratzend». Oft besteht im Gegensatz zu organisch bedeutsamen Geräuschen eine Abhängigkeit von der Atmung.

13.3.1. Lokalisation eines Geräusches

Das von der Aorta stammende Geräusch ist in der Regel am lautesten im Bereich des 2. rechten Intercostalraumes. Oft ist es aber auch über dem gesamten Thorax und nicht selten in der apikalen Region zu hören. Mitrale Geräusche sind im Gegensatz hierzu am besten über der Herzbasis (d. h. im 2. Intercostalraum links neben dem Sternum) wahrzunehmen. Geräusche mit dem Punctum maximum über dem Apex strahlen typischerweise bis zur Axilla hin aus. Bei Unklarheiten kann es als nützliche Faustregel gelten, daß Geräusche, die weit gestreut über der Brustwand zu hören sind, eher von der Aortenklappe als von der Mitralklappe stammen (vorausgesetzt es handelt sich um von diesen Klappen ausgehende Geräusche). Dies gilt auch bei einer großen Lautstärke über der Mitralregion. Der rauhe Charakter derartiger über der gesamten Herzregion zu hörender Geräusche beseitigt alle Zweifel.

Accidentelle Geräusche sind am besten über dem 2. linken Intercostalraum oder der linken parasternalen Region zu hören.

13.3.2. Anordnung der Geräusche im Herzzyklus

Aortengeräusche sind midsystolisch und imponieren als Crescendo. Der Zwischenraum zwischen erstem Herzton und Geräuschbeginn ist stets kurz und oft klinisch nicht voneinander zu trennen. Sofern die zugrundeliegende Aortenstenose höhere Grade besitzt und der zweite Aortenton nicht zu hören oder abgeschwächt ist, klingen die Geräusche wie ein kurzes Grunzen.

Mitralgeräusche sind oft holosystolisch und bezüglich ihrer Lautstärke eher ebenmäßig.

Accidentelle Geräusche werden meistens in der späten Systole gehört. Es besteht eine lange, gut zu unterscheidende Pause zwischen erstem Herzton und Geräuschbeginn.

Eine häufig vorkommende Schwierigkeit ist die Unterscheidung zwischen Aortenstenose und Aortensklerose. «Stenose» meint, daß vermehrte Herzarbeit aufgrund der Abflußbehinderung geleistet werden muß bzw. daß eine linksventrikuläre Hypertrophie mit entsprechender ernster Prognose vorhanden ist. «Sklerose» bedeutet, daß die Klappensegel leicht rigide und verdickt sind und keine Obstruktion des Ausflußes besteht. Es handelt sich somit um eine gutartige Veränderung.

Beide Erkrankungen verursachen ein preßstrahlartiges, systolisches, aortales Geräusch. Im Falle einer Stenose ist aber der 2. Ton kaum hörbar oder stark an Intensität vermindert, während bei der Sklerose keine Auffälligkeiten in dieser Richtung zu bemerken sind. Wichtig ist auch, daß die Aortensklerose für sich allein weder klinisch noch elektrocardiographisch Hinweise auf linksseitige Ventrikelhypertrophie gibt.

13.4. Symptome und Befunde bei Myokardinfarkt in fortgeschrittenem Alter

Obgleich im jüngeren und mittleren Alter ein Fehlen von Schmerzen über dem Thorax bei Myokardinfarkt selten vorkommt, ist dies bei älteren Menschen eine häufige Beobachtung. Nur etwa jeder dritte ältere Patient zeigt den klassischen retrosternalen Schmerz. Ein weiteres Drittel hat atypische Beschwerden wie

1. Entwicklung einer akuten Verwirrtheit
2. plötzliches Einsetzen schwerer Atemnot
3. anhaltende Hypotonie
4. arterielle Embolie durch Gerinnsel, die sich über der infarzierten Herzinnenwand bilden: Der Embolus kann in das Gehirn mit nachfolgender Hemiplegie oder in nicht-cerebrale Arterien gelangen.
5. Erbrechen und Schwäche.

Myokardinfarkte können bei älteren Patienten aber auch vollkommen unbemerkt verlaufen und nur durch elektrokardiographische oder enzymatische Untersuchungen entdeckt werden. Diese stille Form ist möglicherweise durch das Vorherrschen chronischer Verwirrtheitszustände insbesondere bei sehr alten Menschen erklärt. Schmerzen können dann vorhanden sein, der Patient ist aber nicht imstande, sie zu identifizieren und zu artikulieren. Es ist auch möglich, daß die Schmerzen vergessen werden. Das Elektrokardiogramm ist in höherem Lebensalter nicht spezifisch verändert. Jede Veränderung vom Normalen hat die gleiche Bedeutung wie bei jüngeren Menschen.

13.5. Orthostatische Regulationsstörung

Blutdruckabfall unmittelbar nach dem Aufstehen ist eine häufige Behinderung älterer Menschen und eine Störung, die oft behoben werden kann. Nicht selten imponiert die orthostatische Regulationsstörung als Fallneigung oder als Schwindel und Unsicherheit beim Stehen. Der Blutdruckabfall nach dem Aufstehen sollte bei jedem älteren Menschen mit «unsicheren Beinen» bedacht werden. Die Symptome werden durch plötzliche Änderung zur aufrechten Haltung ausgelöst und sind schwerwiegender an heißen Tagen oder nach einem heißen Bad oder im Anschluß an eine schwere Mahlzeit. Manchmal tritt ein erhebliches Absinken des Blutdruckes während der Miktion auf.

Sobald der Verdacht auf diese Störung vorhanden ist, kann die Bestätigung leicht erfolgen. In einem großen Teil der Fälle verschwindet der Radialispuls, sobald der Patient aufsteht. Weiterhin können Blutdruckmessungen im Liegen und Stehen durchgeführt werden. Die normale Folge nach Erreichen der aufrechten Haltung ist zunächst ein kurzer systolischer Druckabfall bei normalem diastolischen Druck. Die darauffolgende stabilisierende Reaktion besteht in einem leichten Anstieg des diastolischen Drucks ohne wesentliche Änderung des systolischen Druckes. Der resultierende Druckabfall wird durch einen Anstieg der Herzfrequenz begleitet. Bei Durchführung der Blutdruckmessung empfiehlt sich eine Standardisierung der Technik: Der Patient liegt zunächst flach für 5–15 Minuten. Danach wird der Blutdruck gemessen. Die Blutdruckmanschette wird belassen und der Patient steht auf, ohne sich festzuhalten und, sofern es möglich ist, ohne unterstützt zu werden. Nach 2 Minuten (manche Patienten können diese Zeit nicht aushalten) wird der Blutdruck dann nochmals gemessen.

Der Hauptanteil älterer Menschen zeigt die gleiche Reaktion wie die jüngeren. Es ist aber auch möglich, daß Patienten hinfallen, Schwindelgefühl und Fallangst entwickeln. Ein systolischer Druckabfall von 20 mm Hg und mehr wird oft, ohne daß dies zu beweisen wäre, als signifikant angesehen. Wichtiger als der gemessene Wert ist aber, inwieweit begleitende Symptome vorkommen.

Die Gründe der orthostatischen Blutdrucksenkung sind:

1. Medikamente
   a) blutdrucksenkende Substanzen wie
      ganglienblockierende Medikamente (heute kaum gebraucht)
      Methyldopa
      Reserpin
   b) unbeabsichtigte Effekte von Medikamenten, die das nervöse System beeinflussen wie
      Laevodopa
      anticholinergische Medikamente
      tricyklische Antidepressiva
      Phenothiazine
      Barbiturate
2. Eine eigenständige Degeneration autonomer Elemente, die den Blutdruck regulieren. Dies kann idiopathisch oder als Komplikation verschiedener neurologischer Krankheiten mit autonomer Neuropathie (Diabetes, Tabes dorsalis, cerebrale Degenerationen) auftreten.
3. Eine größere Anzahl bakterieller und viraler Infektionen.
4. Ein zu kleines Herzminutenvolumen bei ischämischer Herzkrankheit.
5. Ein zu geringes Blutvolumen bei Natriummangel und Blutung.
6. Am häufigsten Kombinationen dieser Faktoren.

Medikamente sind wahrscheinlich die häufigste Ursache der orthostatischen Dysregulation bei älteren Menschen, und es ist wichtig herauszufinden, welche Medikation der betroffene Patient zur Zeit nimmt und welche früher einmal unterbrochene Arzneimitteleinnahme aus Unbedachtsamkeit wieder aufgenommen wurde. Wichtig ist, alle (außer die absolut notwendigen) Medikamente abzusetzen und danach den Blutdruck zu überprüfen.

Die Behandlung der orthostatischen Beschwerden besteht in Beseitigung der Ursachen, in Förderung des venösen Rückstroms durch Verordnung elastischer Strümpfe und in Durchführung eines abgestuften Programmes zur Wiedergewöhnung an die aufrechte Körperhaltung. Sollten diese Maßnahmen alleine nicht genügend wirksam sein, so kann Fludrocortison (Astonin H®) in einer Dosis von 3 x tgl. 0,1 mg eine bedeutende Hilfe sein. Allerdings bringt dieses Medikament Probleme der Flüssigkeitsretention mit sich.

13.6. Hochdruck bei älteren Menschen – behandeln oder nicht behandeln?

Werden größere Gruppen von Patienten studiert, so ist erkenntlich, daß der systolische und diastolische Blutdruck kontinuierlich durch das Erwachsenenalter bis zum 65. Lebensjahr ansteigt. Danach wird kein weiterer Anstieg beobachtet. Etwa 5 % der Männer und Frauen über 65 Jahren besitzen einen systolischen Blutdruck über 200 mm Hg und einen diastolischen Blutdruck von 110 mm Hg oder höher. Blutdruckwerte dieser Größenordnung sind mit unbeeinträchtigter Gesundheit vereinbar und selbst keine Indikation für antihypertensive Maßnahmen. Auf der anderen Seite benötigt jeder Patient individuelle Überlegungen. Der Befund einer ausgeprägten linksventrikulären Hypertrophie, Dyspnoe bei Anstrengung, anfallsweise auftretende Atemnot während des Liegens oder andere objektive Zeichen eines ventrikulären Herzversagens stellen im allgemeinen genügend Gründe dar, um eine vorsichtige Blutdrucksenkung vorzunehmen.

Ein zweites Problem betrifft Patienten mit noch höheren Blutdruckwerten wie diastolische Drucke zwischen 130–140 mm Hg. Selten finden sich bei betagten Patienten Retina oder Nierenläsionen im Sinne einer «malignen Hypertension». Meistens handelt es sich lediglich um schwerere Fälle einer essentiellen Hypertonie.

Obgleich bei der Erstfeststellung des Hochdrucks Symptome fehlen oder geringfügig sein können, besteht doch das Risiko einer sich entwickelten Herzinsuffizienz oder zerebraler Blutung. Hier ist die antihypertensive Therapie erwägenswert. Die heute unter den geriatrischen Ärzten vorherrschende Meinung ist kritisch gegenüber einer antihypertensiven Therapie bei älteren Menschen. Die Gründe liegen in den möglichen Nebenwirkungen der Behandlung, die zerebraler oder kardialer Art sein können. Diese Haltung spiegelt Erfahrungen aus den früheren Tagen der antihypertensiven Therapie wieder, in denen nicht selten selektiv blockierende Substanzen verwendet wurden und exzessive Blutdrucksenkungen bei niedrigem coronaren und cerebralen Blutstrom beobachtet wurden.

Es bestehen gute Gründe dafür, den Blutdruck bei Patienten, die bereits einen Schlaganfall erlitten hatten, nicht zu senken. Darüberhinaus gibt es zur Zeit wenig Informationen bezüglich des noch wichtigeren Problems, ob nämlich die Behandlung des Hochdrucks bei nicht-hemiplegischen, hochbetagten Patienten die Inzidenz eines späteren Schlaganfalls vermindert – ein Ereignis, das sowohl für den Patienten als auch seine Verwandten oft einen langen Leidensweg beinhaltet.

Ältere Patienten benötigen eine besonders vorsichtige Dosierung bei der antihypertensiven Therapie und es sollten nur geringfügige Blutdrucksenkungen angestrebt werden. Dies kann meistens durch langwirkende Diuretika auf Thiacid-Basis (mit angemessener Kontrolle eines etwaigen Kaliummangels) oder durch Methyldopa (Presinol®) in Dosen von 250 bis 500 mg täglich bewirkt werden.

13.7. Besondere Anfälligkeit älterer Patienten für Digitalisintoxikation

Die Digitalisintoxikation kommt bei älteren Menschen häufig vor. Zweifellos liegt die Ursache hierfür in der hohen Frequenz von Herzinsuffizienzen bei fortgeschrittenem Lebensalter und in der ebenso oft durchgeführten Digitalisbehandlung.

Die Gesamtkörpermasse des älteren Menschen ist reduziert und die das Myocard erreichende Digitaliskonzentration entsprechend hoch. Zweitens wird Digoxin durch die Nieren ausgeschieden, deren Funktion oft in höherem Alter reduziert ist. Dies beinhaltet das Risiko einer Medikamentenakkumulation. Eine Digoxin-Dosis von

0,25 mg 2 x täglich kann von einem 25 Jahre alten Mann mit 100 kg Körpergewicht und normaler Nierenfunktion gut vertragen werden. Bei einer 80 Jahre alten Frau, die nur 40 kg wiegt, und eine verminderte Nierenfunktion besitzt, kann es dagegen bei dieser Dosierung zu ernsten Vergiftungserscheinungen kommen. Letzte Entwicklungen der immunologischen Digitalisbestimmung im Serum haben gelehrt, daß es bei Überschreiten einer bestimmten Konzentrationsgrenze zur Intoxikation kommt (etwa 2 ng/ml bei Digoxin). Die individuelle Variation ist aber groß, und die Methode wird nicht routinemäßig angewandt. Die Ermittlung einer Toxizität muß daher vielfach auf klinischen Beobachtungen beruhen.

Die warnenden Symptome bestehen in Nausea, Pulsfrequenz unter 60, Bigemini, häufigen multifokalen Extrasystolen im EKG sowie in der Entwicklung abnormer Herzrhythmen. Besondere Überwachung ist bei Patienten notwendig, die Thiacid-Diuretika einnehmen und daher einen Kaliummangel entwickeln können.

Trotz weit verbreitetem Gebrauch in den letzten 2 Jahrhunderten sind die Vorteile der Digitalistherapie bei Vorliegen einer Herzinsuffizienz schwierig zu demonstrieren bzw. werden von einigen Autoren entschieden verneint. Ausnahme ist der unbezweifelte Effekt des Herabsetzens der Herzfrequenz bei Vorhofflimmern. Auf der anderen Seite sind die toxischen Nebenwirkungen unleugbar, ernst und zum Teil tödlich. Unter diesen Umständen ist es angebracht eher zu unter- als zu überdosieren. Der möglicherweise zu erreichende Vorteil wiegt geringer als der wahrscheinlich eintretende Schaden. Bezüglich des Digoxins können Dosen von 0,0625 mg jeden zweiten Tag für manche Patienten ausreichen. Trotzdem werden so hohe Dosen wie 0,25 mg 2 x täglich oft für einen Monat oder länger verschrieben. So hohe Dosierungen sind nur selten erforderlich und führen am Ende bei vielen kleinen, älteren Frauen mit Herzkrankheiten zu ernsthaften Vergiftungserscheinungen.

14. Ernährungsbedingte Störungen

14.1. Oberer Digestionstrakt

14.1.1. Mund und Zunge

Bis heute wurde die Zunge als Barometer von Gesundheit und Krankheit angesehen. Dies trifft speziell in fortgeschrittenem Alter zu. Die Zunge sollte deshalb immer sorgfältig untersucht werden. Fast jede Systemkrankheit oder Krankheit des Verdauungstraktes verursacht eine weiß- oder braun-belegte Zunge, ein Befund, der selbstverständlich unspezifischen Charakter hat. Diese Beläge müssen von der oralen Moniliasis (Soor = Candida-Infektion = Mundschwamm) getrennt werden, die durch weiße, fleckförmige Beläge nicht nur der Zunge sondern auch der Wangeninnenfläche, des Gaumens und Rachens charakterisiert ist. Soorflecken sind nicht so leicht wie Nahrungspartikel zu beseitigen. Die Diagnose kann durch mikroskopische Untersuchung bestätigt werden. Die orale Soorinfektion ist bei älteren Menschen häufig und leicht durch Nystatin-Tabletten, die man 3x täglich im Mund zergehen läßt, zu behandeln. Auch das Pfeife- oder Zigarettenrauchen sowie schlecht passende Prothesen können Zungenveränderungen mit einer weißen Durchweichung der filiformen Papillen hervorrufen. In einigen Fällen besteht eine Verbindung zwischen dieser Veränderung und niedrigen Nikotinsäurespiegeln. Sofern keine anderen Gründe für diese Art von Zungenveränderung gefunden werden, ist die Verschreibung von B-Vitaminen gerechtfertigt. Atrophische Glossitis wird durch Vitamin-B_{12}, Folsäure- und Eisenmangelzustände bedingt.

Die Lingua geographica ist wahrscheinlich mit der einen oder anderen der o. g. Veränderungen vergesellschaftet, wobei ein lokales Trauma durch Zahn oder Zahnprothese vorkommt. Fissuren der Zunge sind eine ererbte Anomalie.

Eine Varicosis unter der Zunge wird durch Altersveränderungen des die Venen umgebenden Bindegewebes gedeutet. Andere Zungenveränderungen können von vorwiegender Mundatmung oder von Schwierigkeiten bzw. Unwilligkeit, Tabletten zu schlucken, herrühren. Die Tabletten können im Fall einer Unachtsamkeit der Schwester für lange Zeit im Mund liegen bleiben und dort Irritationen erzeugen.

Die *Zahnhygiene* ist bei älteren Menschen sehr wichtig und wird oft vernachlässigt. Oft gelingt es nicht, ältere Menschen, die viele Jahre keine Zahnprothese getragen haben, zum Wiederanlegen zu überreden. Auf der anderen Seite sind viele Prothesen, die von älteren Menschen getragen werden, 25 – 40 Jahre alt und teilweise recht stark beschädigt. Sie passen nicht mehr, da der Gaumen mit dem Alter einer Resorption unterliegt und da die bulbären Kerne und damit die Zungen- und Massetermuskeln bei cerebrovasculärer Erkrankung in Mitleidenschaft gezogen sind. Zahnprothesen sollten deshalb von Zeit zu Zeit durch den Zahnarzt kontrolliert werden.

Im allgemeinen wird angenommen, daß Schmecken und Riechen mit zunehmendem Alter an Intensität nachlassen. Obgleich dies wahrscheinlich richtig ist, wurde bisher noch keine sorgfältige Untersuchung dieses Problemkreises unternommen.

Eine akute Parotitis ist eine sekundäre Krankheit, die oft bei kranken älteren Menschen vorkommt. Es handelt sich um eine ascendierende Infektion der Mundhöhle. Manchmal liegt ein terminales Krankheitsstadium vor. Ist dies jedoch nicht der Fall, so muß eine antibiotische Behandlung durchgeführt werden.

14.1.2. Dysphagie

Die Dysphagie ist ein wichtiges Problem älterer Menschen und kann auf folgenden Faktoren beruhen:
Störung der nervösen Kontrolle des Schluckens
Kompression des Ösophagus von der Außenseite
Eigenerkrankung des Ösophagus.

14.1.2.1. Neurologische Ursachen.

Wie bei allen eine Motilität besitzenden Eingeweiden sind in höherem Lebensalter auch beim Ösophagus neurologische Erkrankungen bedeutsam. Grundsätzlich können Störungen der Gehirnfunktion oder der autonomen Nerven zugrunde liegen. Weiterhin

154

kommen Altersveränderungen des neuromuskulären Systems infrage. Die häufigsten neurologischen Störungen älterer Menschen, die zu einer Dysphagie Anlaß geben, sind Schlaganfall, Bulbärparalyse und Presbyösophagus.

Bei Vorliegen eines *Schlaganfalls* bestehen Schwierigkeiten, Nahrung in den Ösophagus zu befördern. Manchmal wird Flüssigkeit durch die Nase regurgitiert.

Bei der *motorischen Neuronenerkrankung* (Bulbarpäralyse) und der *Pseudobulbärparalyse* liegt die Schwierigkeit im Transferieren eines Nahrungsteils vom Mund in den Ösophagus. Obgleich diese beiden Bedingungen gleiche Effekte nach sich ziehen, sind sie bezüglich der Ätiologie durchaus verschiedenartig. Die Pseudobulbärparalyse hängt mit einer bilateralen cerebro-vasculären Erkrankung des Gehirnstamms zusammen und führt zu einer kleinen, spastischen Zunge sowie übermäßigen und unangepaßten Unterkieferbewegungen. Die Bulbärparalyse beruht dagegen auf einer Erkrankung motorischer Neurone, welche die bulbären Kerne selbst befällt und ein Fascikulieren der Zunge verursacht. Beide Bedingungen können eine Dysarthrie nach sich ziehen.

Altersveränderungen beinhalten auch den *Presbyösophagus*, d. h. diffuse ösophageale Spasmen. Beim Breischluck sieht man entweder einen korkenzieherähnlichen Ösophagus oder lediglich den Verlust seiner Peristaltik. Der Presbyösophagus wurde besonders häufig bei der Gruppe 90jähriger beobachtet.

14.1.2.2. Ösophagusobstruktion von außen.

Diese kann durch Aneurysmen der Aorta oder durch ausgeprägte Schlingenbildung größerer Gefäße bei Arteriosklerose entstehen. Es kann auch ein Carzinom mit Metastasierung in die Mediastinallymphknoten vorliegen. Eine ösophygeale Tasche, die sich mit Nahrungsteilen anfüllt (Zenker'sches Divertikel), vermag durch Druck auf den Ösophagus ebenfalls zu einer Dysphagie führen. Diese ist durch Erbrechen unverdauter Nahrung, manchmal Stunden nach dem Schlucken gekennzeichnet.

14.1.2.3. Dysphagie durch eigenständige Krankheiten des Ösophagus

Hier sind zahlreiche Möglichkeiten zu nennen. Folgende Zustände müssen in höherem Alter bedacht werden: a) Carcinom (unglücklicherweise oft weit entwickelt, bevor eine Oesophagusobstruktion erkennbar ist), b) Refluxösophagitis mit der Möglichkeit, Strikturen zu bilden, wobei eine Hiatushernie vorliegen kann, aber nicht muß, c) Achalasie der Cardia, d) Soorbefall.

Andere mögliche Ursachen beinhalten Strikturen durch Schlucken ätzender Substanzen, Sklerodermie, Verhaltung von Nahrungsteilen im unteren Ösophagusende und das Kelly-Paterson-Syndrom, das durch epitheliale Septen im oberen Teil des Ösophagus, bei Patienten mit Eisenmangelanämie zustande kommt.

Die anstehenden Untersuchungen sollten nicht nur in Durchführung eines Breischlucks sondern auch in einer Ösophaguskopie mit flexiblem Ösophagoskop bestehen. Ösophagusvarizen führen normalerweise nicht zu einer Dysphagie, aber sie kommen bei älteren Menschen mit Leberzirrhose vor. Die Behandlung der genannten Veränderungen in höherem Lebensalter entspricht dem Vorgehen bei jüngeren Menschen. Da der Schluckakt eine integrale Funktion des Lebens darstellt, müssen alle Anstrengungen gemacht werden, die Dysphagie zu beheben, es sei denn, sie ist eine von vielen Störungen im Ablauf einer terminalen Krankheit.

14.1.3. Hiatushernien

Hiatushernien sind eine häufige Begleiterkrankung des fortgeschrittenen Lebensalters. Sie können große Schmerzen und Mißgefühle verursachen. Oft sind sie asymptomatisch. Sie können aber auch protrahierte okkulte Blutungen über viele Monate oder Jahre verursachen mit folgender Eisenmangelanämie. Manchmal findet sich im Hernienanteil ein peptisches Ulcus. Da die Hiatushernie bei älteren Menschen so häufig ist (in einer Untersuchungsserie wurde eine Häufigkeit von 70 % bei den über 70jährigen angegeben) kann selbstverständlich bei Zusammentreffen von Hiatushernie und Beschwerden diese nicht immer auf die Hernie bezogen werden. Es handelt sich hier um ein Problem, wie es auch bei den häufigen Colondivertikulosen und bei den cervicalen Spondylosen auftritt.

Verschiedenste Beschwerden älterer Menschen werden auf diese Veränderungen bezogen, obgleich in Wahrheit andere Ursachen eine Rolle spielen.

Die Hiatushernie kann *gleitend* sein und stellt bei älteren Menschen die häufigste Form dar. Sie ist oft mit Refluxösophagitis verbunden. Heute wird angenommen, daß die über eine Ösophagitis ausgelöste Fibrose zur Traktion des cardianahen Magenanteils durch das Zwerchfell Anlaß gibt.

Die Hiatushernie kann aber auch *paraösophageal* verlaufen. Dies wird bei älteren und jüngeren Menschen gleich häufig gefunden. Es handelt sich um eine Hernienbildung des Magenfundus entlang des Ösophagus durch das Zwerchfell.

Obgleich es noch andere Zwerchfellhernientypen gibt (z. B. die Morgagnihernie mit Verlagerung von Dickdarmanteilen in den Thorax durch eine Lücke in der Befestigung des Zwerchfells an der vorderen Thoraxwand), so sind doch die Gleithernie und die Paraösophagealhernie die häufigsten Formen. Sie können zusammen vorkommen und bilden dann eine gemischte Hiatushernie.

Die Gleithernie führt zu substernalen brennenden Schmerzen, die mit der einhergehenden Ösophagitis zusammenhängen. Die Schmerzen treten beim Vorwärtsbeugen oder bei flachem Liegen auf, müssen aber nicht notwendigerweise vorhanden sein. Der Patient kann sich auch mit einer Anämie durch okkulte Blutungen vorstellen. Eine diätetische Behandlung ist schwierig und besteht aus regelmäßiger (oft stündlicher) Einnahme von Antacida. Magnesiumtrisilikat (Gastrobin®), Aluminiumhydroxid (Aludrox®) oder Magnesiumaluminium-Silikathydrat (Gelusil®) verursachen keine Alkalose und sind deshalb die geeignetsten Medikamente. Der Patient sollte beim Schlafen mehrere Kissen unterlegen, das Kopfende des Bettes anheben und soweit wie möglich bückende Haltungen vermeiden. Ist hierdurch keine Linderung der Schmerzen möglich, so muß eine chirurgische Intervention diskutiert werden. Es handelt sich um eine bedeutende Operation, und die Indikation sollte bei älteren Menschen mit Vorsicht gestellt werden.

14.1.4. Peptisches Ulcus

Der größte Unterschied im Krankheitsverlauf des peptischen Ulcus zwischen jüngeren und älteren Menschen besteht im häufigen Auftreten asymptomatischer, gutartiger, riesiger Ulcera ventriculi bei fortgeschrittenem Lebensalter. Oft wird die Diagnose erst bei der Autopsie gestellt. Obgleich das Ulcus asymptomatisch und deshalb undiagnostiziert bleibt, bildet es, dessen ungeachtet, eine nicht unwesentliche Todesursache. Insgesamt findet sich ein Drittel aller an Ulcus ventriculi Verstorbenen in der Gruppe Hochbetagter.

Die Symptomatik ist eher vielfältig und umschließt Anämie, Gewichtsverlust sowie diffusen Oberbauchschmerz. Sobald ein Ulcusleiden anzunehmen ist, sollte man eine Gastroskopie mit flexiblem Gastroskop durchführen. Üblicherweise wird vorher eine Magen-Darmpassage angefertigt.

Die Behandlung des Ulcus ventriculi wurde durch Einführung von Natriumcarbenoxolon (Biogastrone®) wesentlich effektiver als früher gestaltet. Vor operativen Eingriffen sollte ein Behandlungsversuch unbedingt gemacht werden. Die Überwachung der Elektrolyte und des Blutdrucks ist speziell bei älteren Menschen wichtig, da Natriumcarbenoxolon Serumnatriumanstieg, Kaliumabfall, Flüssigkeitsretention und Erhöhung des Blutdrucks verursachen kann. Thiacid-Diuretika und Kaliumbeigabe können in diesem Fall als unterstützende therapeutische Maßnahmen angebracht sein. Eine weitere neuere sehr wirksam die Salzsäureproduktion des Magens hemmende Verbindung ist das Cimetidin (Tagamet®). Im übrigen werden den Patienten möglichst viele kleine Mahlzeiten über den Tag hinweg angeboten.

14.1.5. Divertikulose

Wie auch bei anderen Hohlorganen scheint die Entwicklung von Divertikeln im Alimentärtrakt ein altersspezifischer Prozeß zu sein. Die Divertikel werden im Ösophagus, im Duodenum und Jejunum gefunden. Im Duodenum können sie Folge abgeheilter Ulcera sein. Im Dünndarm sind sie oft multipel. Multiple Divertikel können mit einem Vitamin-B_{12}-Mangel zusammenhängen.

14.1.6. Pankreatitis

Die Häufigkeit der Pankreatitis nimmt mit dem Alter zu, obgleich sie immer noch ein relativ seltenes Ereignis darstellt. Manchmal folgt sie einer Hypothermie-Episode. Möglicherweise spielt für die Zunahme der Pankreatitis in höherem Lebensalter auch die Ischämie bei Gefäßerkrankung eine gewisse Rolle.

14.1.7. Malabsorptionssyndrom

Die Mukosazotten des Dünndarms verändern ihre Form mit dem Alter. Sie werden kürzer und nehmen eine breitere Gestalt an mit folgender Verkleinerung der absorbierenden Oberfläche. Zusammen mit anderen Faktoren führt dies zu einer Behinderung der intestinalen Resorption.

Der Xylose-Resorptionstest ist eine Standardmethode, um die Größe der intestinalen Resorption abzuschätzen. In dem erwähnten Test wird eine Xylose-Standarddosis oral appliziert und die Absorption unter Beobachtung der Xylose-Urinausscheidung über die nächsten 5 Stunden beurteilt. Dieser Test hängt deshalb nicht nur von der Resorption im Dünndarm sondern auch von der renalen Funktion ab. Er ist im höheren Lebensalter nicht empfehlenswert, da die Nierenfunktion oft beeinträchtigt ist. Eine Methode, die diesen Tatbestand umgeht, ist der Vergleich einer Xylose-Urinausscheidung nach oraler (a) und intravenöser (b) Applikation. Eine weitere Erschwerung dieser Tests besteht darin, daß es oft schwierig ist, befriedigende Mengen Urin über einen definierten Zeitraum zu gewinnen. Häufig finden sich bei älteren Patienten Inkontinenz- oder Miktionsbeschwerden bzw. größere Mengen von Resturin, in dem die verschiedenen chemischen Markierungssubstanzen dann liegenbleiben. Ein anderer Test, um eine Malabsorption nachzuweisen, besteht in einer Sammlung von Faeces über 3 Tage und Bestimmung des Stuhlfetts. Das Sammeln adäquater Stuhlmengen kann ebenfalls Probleme bieten, da Obstipationen und teilweise Inkontinenz vorkommen. Schließlich besteht eine dritte Methode in der Dünndarmbiopsie, die nach adäquater Prämedikation durchgeführt wird und selbst bei sehr alten Patienten befriedigende Aussagen zuläßt. Ein Grund, warum die Diagnose einer Malabsorption bei älteren Menschen wichtig ist, hängt mit Mangelzuständen (z. B. Mangel an Folsäure, Vitamin B 12. Calcium, Eisen, Vitamin D) zusammen, die selbst häufig Folgeerscheinung der Malabsorption sind.

Andere krankhafte Veränderungen des Magens und Dünndarms unterscheiden sich nicht wesentlich hinsichtlich Beschwerden und Therapie von denen jüngerer Menschen und brauchen deshalb hier nicht abgehandelt zu werden. Dennoch sind sie wichtig, und speziell das Magencarcinom stellt die häufigste maligne Erkrankung des Magendarmtraktes bei den über 85jährigen dar.

Weiterhin muß betont werden, daß die Perforation eines peptischen Ulcus mit nachfolgender *akuter Peritonitis* spezielle klinische Züge bei älteren Menschen besitzt und manchmal völlig asymptomatisch verläuft bzw. erst bei der Autopsie entdeckt wird. Sonst vorhandene, erhebliche Schmerzzustände, die besonders bei jüngeren Menschen auftreten, sind bei älteren Patienten oft nicht vorhanden. Peritonitis muß deshalb als diagnostische Möglichkeit bei allen Formen akuter generalisierter Beschwerden in Betracht gezogen werden. Druckschmerz ist nicht immer nachzuweisen. Wichtig ist, nach einer vorangegangenen Dyspepsie zu fragen. Die letztere muß allerdings nicht immer vorhanden sein. Die Leukocytenzahl ist erhöht und meist besteht Fieber. In einigen Fällen findet sich lediglich eine akut auftretende Verwirrtheit.

14.2. Dickdarm

14.2.1. Besonderheiten des Stuhlgangs

Obgleich sich ältere Menschen mehr um ihre Verdauung kümmern als jüngere und stärker durch Verstopfung beunruhigt sind, so gibt es keinen Hinweis darauf, daß bei einem durchschnittlichen älteren Menschen andere Formen der Darmentleerung bestehen als bei jüngeren. Dies wurde an einem repräsentativen Kollektiv, dem auch ältere Menschen angehörten, gezeigt. Die normale Entleerungsfrequenz des Darmes bewegt sich zwischen 3 Entleerungen pro Tag bis 3 Entleerungen pro Woche und ist nicht mit dem Alter korreliert. Ungeachtet dessen nehmen ältere Menschen häufiger Abführmittel als jüngere, was als Neigung zu Obstipation interpretiert werden könnte. Trotzdem handelt es sich hierbei nur um ein Verhalten älterer, zu Beginn des Jahrhunderts erzogener Menschen, die glauben, daß eine regelmäßige Stuhlentleerung für die Gesundheit notwendig ist und ein verstopfter Dickdarm zur Autointoxikation führt.

14.2.2. Verstopfung

Obgleich die Frequenz der Stuhlentleerung die gleiche bei älteren und jüngeren Menschen ist, muß die Obstipation als eine bedeutende Begleiterscheinung allgemeiner Hinfälligkeit angesehen werden. Hierdurch verdient die Obstipation in höherem Lebensalter eine besondere Beachtung.

Obstipation kann zweierlei bedeuten, entweder *Schwierigkeiten bei der Defäkation*, oft aufgrund eines harten Stuhls, wobei die Häufigkeit der Entleerung keine Änderung erfährt, oder Änderung der Defäkationsfrequenz im Sinne einer Abnahme. Es ist wichtig, herauszufinden, welche dieser beiden Beschwerden vorliegt, da jede für sich eine besondere Ursache besitzt. Es ist bei älteren Menschen durchaus möglich, daß täglicher Stuhlgang vorhanden ist und dennoch eine Obstipation vorliegt.

Die Stuhlkonsistenz hängt meist mit der zugeführten Nahrung zusammen, ferner mit der intestinalen Transitzeit, d. h. der Zeit, die geschlucktes Material braucht, um später im Stuhl zu erscheinen. Normalerweise besitzt eine Diät mit hohem Anteil an Ballaststoffen eine normale intestinale Transitzeit mit gut geformten Stühlen. Die Transitzeit hängt nicht nur von der Diät, sondern auch von der Mobilität des Patienten ab. Bei immobilen alten Personen kann die Transitzeit sehr verlängert sein. Als Resultat wird der Stuhl hart und es besteht Schwierigkeit, ihn abzusetzen.

Transitzeiten durch den Darm können mit Hilfe markierter Verbindungen gemessen werden. Hierbei wird der Zeitraum, innerhalb dessen 80 % der markierten Substanz am Darmausgang erscheinen, gemessen. Die bequemste Form dieses Tests besteht in Gabe von Barium-gefüllten Kapseln mit Röntgenkontrolle der Passage. Bei einer normalen Person beliebigen Alters wird 80 % der Markierungssubstanz innerhalb von 72 Std. ausgeschieden. Bei behinderten (und deshalb immobilen) älteren Menschen beträgt die Zeit, die 80 % der Markierungssubstanz für eine Passage benötigt, im Höchstfall 7 Tage. Eine Verstopfung ist deshalb bei bettlägerigen älteren Menschen besonders bedrohlich und bei älteren Behinderten eine der wichtigsten Gründe für Übungsbehandlung und Anregen der aktiven Körperbewegung.

Die Obstipation besitzt im fortgeschrittenen Lebensalter eine große Zahl weiterer wichtiger Ursachen, unter denen Depression, Dickdarmcarcinom, Hypoparathyreoidismus und der Einfluß verschiedener Medikamente (z. B. Eisen) bemerkenswert sind. Sofern Obstipation einen noch nicht lange zurückliegenden Wechsel im Defäkationsverhalten darstellt, muß die Möglichkeit eines malignen Wachstums im Colon oder Rectum bedacht werden.

Die Behandlung der Obstipation setzt eine Diagnose voraus und muß die zugrundeliegenden Mechanismen beachten. Hierbei spielen besonders Diät und Mobilität eine Rolle. Nicht immer ist es möglich, behinderte ältere Menschen einer regelmäßigen Übungsbehandlung zuzuführen. Bei einer Reihe derartiger Patienten kann auch durch ballastreiche Diät die Situation nicht gebessert werden. Hier ist die übliche Behandlung mit Laxantien (auch als Suppositorien) oder Einläufen der angemessene Weg.

Füllungsperistaltik auslösende Mittel. Wie erwähnt ist Kleie ein natürliches Füllungsperistaltik auslösendes Abführmittel und kann dazu benutzt werden, den Ballastanteil der Diät zu erhöhen. Entweder kann Brot von unraffiniertem Mehl (Graubrot) oder Kleiezusatz zur Nahrung verwendet werden. Andere Füllungsperistaltik-auslösende Substanzen sind Agar sowie hydrophile, gummiartige Verbindungen. Die letzten sind jedoch für ältere immobile Patienten nicht zu empfehlen.

Salinische Abführmittel verursachen aufgrund ihrer hydrophilen Eigenschaft die Retention größerer Quantitäten von Flüssigkeit im Darm. Diese vermehrte Füllung führt zur Auslösung der Peristaltik und nachfolgender Darmentleerung. Sie gelten ebenfalls als füllungsperistaltikauslösende Mittel, obgleich ihre Wirkungsweise nur kurzandauernd ist. Bei älteren Patienten sollten sie nicht regelmäßig benutzt werden bzw. nur zur einmaligen Darmentleerung (z. B. als Vorbereitung für eine Röntgenaufnahme).

Gleitmittel umfassen flüssiges Paraffin und eine Anzahl sogenannter «Stuhlweichmacher». Flüssiges Paraffin ist ein gern angewendetes Abführmittel, es kann aber aus den folgenden Gründen für ältere Patienten nicht empfohlen werden. Bei Schwierigkeiten des Schluckens kann es zur Inhalation mit Lipidpneumonie kommen. Weiterhin ist es möglich, daß fettlösliche Vitamine gebunden werden, was eine Osteomalazie-Gefahr bedeutet. Darüberhinaus kann eine anale Undichtigkeit resultieren. Die sogenannten «Stuhlweichmacher» setzen die Oberflächenspannung der Faeces herab und ermöglichen dadurch eine zusätzliche Wasseraufnahme.

Die dritte und am meisten gebrauchte Abführmittelgruppe umfaßt die *darmirritierenden Laxantien*. Früher gab es in dieser Gruppe eine ganze Reihe pharmakologischer Substanzen, die unter dem Namen «pflanzliche Abführmittel» geführt wurden. Heute werden zwei Gruppen unterschieden, einmal die Anthrachinonderivate und zum anderen die Substanzen Phenolphthalein und Bisacodyl. Ihre pharmakologischen Wirkungen sind unterschiedlich. Die Anthrachinone sind in Cascara sagrada, Sennablätter und Rizinusöl enthalten. Sie werden vom Dünndarm resorbiert, in der Leber zu einem aktiven Prinzip (Emodine) umgewandelt und als solches in den Dickdarm ausgeschieden. Dies hat eine irritierende Wirkung auf den Nervenplexus zur Folge. Der hauptsächlichste Vertreter der genannten Gruppe ist heute Folia Sennae, das als standardisierte Präparation erhältlich ist (z.B. Pursennid®). Auf der anderen Seite wird Bisacodyl nicht vom Darm resorbiert, sondern hat einen direkten stimulierenden Effekt auf den Darmplexus und kann deshalb sowohl oral als auch rectal verabreicht werden. Bisacodyl (als Dulcolax® im Handel) ist entweder in Form von Tabletten oder Suppositorien erhältlich.

Kombinationen von Ballast plus Gleitmittel plus darmirritierendes Laxans (z.B. Agarol®) werden in der geriatrischen Praxis häufig verwendet.

Suppositorien. Bisacodyl- und Glycerin-Suppositorien sind bei älteren Menschen häufig benutzte Zubereitungen. Ein anderer Suppositorientyp gibt Kohlensäure im Rectum ab. Hierdurch kommt es zu einer rectalen Dehnung mit nachfolgender Entleerung. Insofern besitzen die genannten drei Typen verschiedene Wirkungsmechanismen.

Einläufe. Heute werden größere Mengen Seifenwasser bei älteren Menschen nicht mehr empfohlen. Einmal kann es durch schnelle rectale Dehnung zu Schocksymptomatik kommen. Zum anderen können Colondivertikel rupturieren. Kleinere Phosphateinläufe sind aber sehr empfehlenswert. Sie bestehen aus 135 ml einer hygroskopischen Lösung von Natriumhydrogenphospat (1 x Klysmasalinisch®).

Wahl der Behandlung. Die Behandlungsart richtet sich nach dem Typ der Obstipation. Bei schwerwiegender Obstipation liegt eine fäkale Verklumpung vor. Diese Faeces bleiben lange Zeit im Sigmoid und im Rektum liegen. Sie müssen, sofern sie entsprechend groß sind, vor der Analpassage digital zerkleinert werden. Es handelt sich hierbei selbstverständlich um eine weder für den

Patienten noch für den Durchführenden angenehme Tätigkeit. Sofern es möglich ist, wird man zunächst versuchen, den Darminhalt gleitfähiger zu machen und durch Einläufe oder Suppositorien eine Entleerung herbeizuführen. Hier sind irritierende Laxantien nicht empfehlenswert, da sie leicht eine fäkale Inkontinenz nach sich ziehen. Bei schwerwiegender Verstopfung müssen Rektum und Colon durch Suppositorien oder Einläufe entleert werden. Derartige Maßnahmen sind meist alle 7–10 Tage durchzuführen. Es muß betont werden, daß eine Darmentleerung bei obstipierten älteren Patienten nicht ausreicht. Es wird in der Regel nur das Rektum entleert, wobei weitere harte Faeces schnell vom vorliegenden Colon nachrücken. Eine sorgsame tägliche Behandlung ist deshalb so lange erforderlich, bis der Einlauf ohne Stuhl zurückgewonnen wird und die klinische Untersuchung für ein leeres Rektum und Colon spricht.

Wurde eine Verstopfung mit den oben beschriebenen Mitteln behandelt, so muß als nächster Schritt die Verhütung einer erneuten Obstipation geplant werden. Ist die Ursache für die vorliegende Obstipation eine Immobilisierung des Patienten und ist anzunehmen, daß diese anhält, müssen zusätzliche Maßnahmen zur Prophylaxe einer erneuten Obstipation ergriffen werden. Dies kann durch orale Gabe eines Kombinationspräparates erfolgen, durch regelmäßige Suppositoriengaben oder durch ein- bis zweimal pro Woche stattfindende Einläufe. Oft müssen mehrere Formen der Therapie durchgeführt werden. Die Wirksamkeit der bestehenden Mittel und die notwendige Häufigkeit ihrer Anwendung und Dosierung variiert von Individuum zu Individuum. Der Vorteil kleinerer Einläufe oder Anwendung von Suppositorien besteht darin, daß greifbare Resultate innerhalb eines kurzen Zeitraumes erreicht werden und daß sich der Therapeut von ihrer Wirksamkeit überzeugen kann. Ein Nachteil ist, daß meist die Anwesenheit einer Pflegekraft erforderlich ist. Die irritierenden Abführmittel haben auf der anderen Seite den Nachteil, daß sie eine Stuhlinkontinenz bei älteren Menschen nach sich ziehen können. Es werden eine ganze Reihe von Nebenwirkungen angegeben, die durch regelmäßige Anwendung von Antrachinonderivaten ausgelöst werden (z. B. Degeneration des Auerbachplexus). Es erscheint aber unwahrscheinlich, daß es sich hierbei um wichtige Nebenwirkungen für betagte Menschen handelt. Zumindest liegen in dieser Richtung keine klaren Befunde vor.

14.2.3. Megacolon

Das idiopathische Megacolon kommt häufiger bei älteren Menschen als bei jüngeren vor und hier wiederum häufiger bei bettlägerigen und institutionalisierten Kranken als bei Patienten, die sich zu Hause aufhalten. Es gibt wahrscheinlich mehrere Faktoren, die zum Krankheitsbild des Megacolon beitragen (z. B. langanhaltende Obstipation bei Bettlägerigkeit, Einnehmen anticholinergischer Medikamente bei Parkinsonismus sowie möglicherweise auch altersbedingte Veränderungen mit Veränderungen des peripheren autonomen Plexus – das letztere allerdings noch nicht bewiesen). Das idiopathische Megacolon tritt mit fäkaler Inkontinenz auf und kann bei Gasansammlung im Darm und Aufblähung des Abdomen vermutet werden. Die Behandlung ist nicht einfach. Zunächst wird die begleitende Obstipation therapiert, und sofern erforderlich, entweder Neostigmin (Prostigmin®) oder eine andere cholinergische Substanz verwendet. Gelegentlich kommt es zu einer intestinalen Verlegung durch Volvulus der Sigmoidschlinge. In einigen Fällen kann der Volvulus im Rahmen der Sigmoidoskopie korrigiert werden; 50 % dieser Komplikationen erfordern aber eine chirurgische Behandlung.

14.2.4. Andere Krankheiten des Colon, die in höherem Lebensalter bedeutsam sind

Divertikulose

Die Entwicklung von Colondivertikeln nimmt mit fortschreitendem Lebensalter zu. Sie werden so gut wie niemals bei jüngeren Menschen gefunden. Im westlichen Lebensraum kommen sie bei Menschen zwischen 50 und 60 Jahren in 20 %, zwischen 60 und 80 Jahren in 30 % und bei über 80jährigen in 40 % der Fälle vor. Dieser Alterszusammenhang bei der Entwicklung von Divertikeln wird in anderen Kulturen nicht gefunden und man glaubt, daß die Korrelation mit dem niedrigen Prozentsatz an Ballaststoffen in unserer Ernährung, wie sie in unserem westlichen Kulturraum üblich ist, zu tun hat. Es gibt erstaunliche geographische Differenzen zwischen der Divertikulose in westlichen Ländern und der Rarität dieses Krankheitsbildes in afrikanischen oder fernöstlichen Ländern. Ein weiterer Hinweis für die Bedeutung der niedrigen Füllstoffrate in der Nahrung auf die Entwicklung der Divertikulose, liegt in der Beobachtung, daß während des 2. Weltkrieges, als in Großbritannien hergestelltes Brot einen bestimmten Anteil nicht-gereinigten Mehls enthielt, die Häufigkeit der Divertikulitis sank. Umgekehrt nahm die Häufigkeit der Erkrankung mit Beginn des 20. Jahrhunderts zu, als die Verwendung gereinigter Mehle üblich wurde. Schließlich konnte gezeigt werden, daß sich bei Ratten, die mit einer wenig Ballaststoff enthaltenden Diät gefüttert wurden, relativ häufig Colondivertikel entwickelten und daß umgekehrt Ratten bei normaler Nahrung derartige Krankheitsentwicklungen nicht durchmachten. Da die Colondivertikulose eine Begleiterkrankung des Alters darstellt, müssen die sich ergebenden Symptome sorgfältig beobachtet werden. Die Demonstration von Colondivertikeln nach Kontrasteinlauf ist dabei aber noch nicht als Beweis anzusehen, daß die gebotenen Symptome mit dieser krankhaften Veränderung etwas zu tun haben.

Die Tatsache, daß ballastarme Nahrung zu Divertikeln prädisponiert, wurde von *Painter* wie folgt erklärt:

Im Rectum-Sigmoid-Bereich sind funktionelle Sphinkterorgane angeordnet, die durch Kontraktion ihrer transversalen Muskeln Haustrationen herbeiführen. Die Gebiete zwischen den Haustrationen wurden von *Painter* mit Blasen verglichen. Je mehr die Kraft der Haustrenmuskulatur zunehme, desto höher werde der Druck in diesen Blasen. Da die genannten Muskeln als funktionelle Sphinkter arbeiten, steige die Frequenz der Kontraktionen mit abnehmender Verdauungsmasse. Auf der anderen Seite falle die Zahl der Kontraktionen mit zunehmendem Ballastanteil in der Nahrung. Entsprechend dieser Hypothese würden bei Patienten mit einem hohen Füllstoffanteil in der Nahrung in den Sigmoid-«Blasen» relativ geringe Drucke auftreten und hierdurch der Divertikelbildung Grenzen gesetzt (Abb. 14.1).

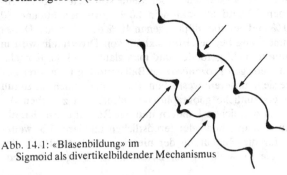

Abb. 14.1: «Blasenbildung» im
Sigmoid als divertikelbildender Mechanismus

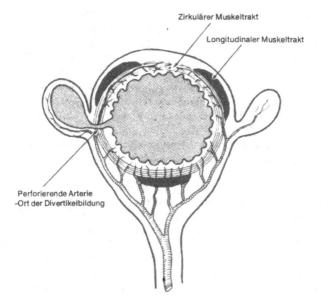

Zirkulärer Muskeltrakt

Longitudinaler Muskeltrakt

Perforierende Arterie
-Ort der Divertikelbildung

Abb. 14.2: Querschnitt eines Colonsegments mit Divertikelbildung

Ein weiterer wichtiger Faktor ist die Konsistenz der Colonwand selbst. Divertikel entwickeln sich zwischen den Colon-Taenien und zwar besonders im Bereich der schwachen Abschnitte, in denen Arterien die Wand perforieren (Abb. 14.2). Es ist wahrscheinlich, daß die Belastbarkeit der Colonwand mit zunehmendem Alter im selben Maß abnimmt, wie die Elastizität innerhalb des Bindegewebes zurückgeht. Dieses, zusammen mit zunehmendem Druck in den einzelnen Segmenten, könnte zur Entstehung von Divertikeln Anlaß geben.

Symptome. Colondivertikel können, ohne daß Symptome entstehen, vorhanden sein und nur bei Durchführung eines Kontrasteinlaufs zum Vorschein kommen. 78 % der Patienten mit Divertikulose geben Schmerzen an. Schmerzen können aus zwei Gründen vorhanden sein. Einmal als Ergebnis von Koliken, die auf den erwähnten Muskelspasmen beruhen und zum anderen als Ergebnis einer begleitenden Entzündung. Dieser Schmerz, der selbst kein absolutes Kennzeichen einer Divertikulitis ist, kann oft durch Antispasmodica (anti-cholinergische Medikamente) günstig beeinflußt werden.

Schmerz- und Druckempfindlichkeit im Bereich der linken Fossa iliaca sind charakteristisch für eine Divertikulose. Veränderungen in der Häufigkeit und Konsistenz des Stuhls sind wichtige Symptome, wobei entweder eine Diarrhoe oder eine Obstipation oder beides zusammen vorkommen kann. Die Obstipation ist aber am häufigsten. Einige Patienten entwickeln alternierend Obstipation und Diarrhoe. Das dritte wichtige Symptom ist die rektale Blutung, die bei etwa 30 % der Patienten mit Divertikulose diagnostiziert wurde. In einer kleineren Anzahl von Fällen sind Urinsymptome vorhanden, die mit entzündlichen Veränderungen in der Nähe der Blase zusammenhängen. Andere Krankheitserscheinungen, die vom Alimentärtrakt ausgehen, wie Nausea, Flatulenz und Brechreiz sind ebenfalls sehr häufig. Bei der Untersuchung findet sich manchmal eine palpable Resistenz in der linken Fossa iliaca und häufig eine Druckempfindlichkeit. In anderen Fällen wird eine druckempfindliche Resistenz bei der rektalen Untersuchung getastet.

Die wichtigste Komplikation der Divertikulose sind Infektionen (Divertikulitis und Abszeßbildung mit sich daran anschließender Fistelbildung) sowie Perforation. Die letztere kann zu einer Peritonitis führen. Manchmal sind auch intenstinale Verlegungen vorhanden.

Colon- und Rektumkarzinom

Das Karzinom des Verdauungstraktes ist eine der häufigsten Todesursachen bei älteren Menschen. Bei jedem Wechsel in der Stuhlfrequenz und -konsistenz muß deshalb ein Colon- oder Rektumkarzinom ausgeschlossen werden. Ist ein Karzinomverdacht vorhanden und kann die Diagnose nicht durch rektale Untersuchung gestellt werden, so muß eine Sigmoidoskopie und anschließend eine Kontrasteinlaufuntersuchung erfolgen. Es wird teilweise argumentiert, daß diese Untersuchungen zu kostspielig und unbequem seien und daß in höherem Lebensalter bei Kontraindikationen für eine chirurgische Intervention derartige Untersuchungen zu unterbleiben haben. Es gibt Fälle, bei denen diese Argumente sicherlich akzeptiert werden müssen. Generell ist es aber wichtig, die Diagnose bei jedem Alter zu stellen. Behandlungsmöglichkeiten sind oft vorhanden und die Pflege bei terminaler maligner Erkrankung wird sachgemäßer durchgeführt, sofern eine klare Diagnose vorliegt. Die chirurgische Heilungsrate bei Colonkarzinom ohne

Lymphknotenbeteiligung beträgt 80 % (bei einer 5-Jahresüberlebensstatistik).

Ischämische Colitis

Eine Begleiterscheinung des höheren Lebensalters ist die arteriosklerotische Verschlußkrankheit. Deshalb könnte vermutet werden, daß die ischämische Colitis genau so häufig sei wie eine intermittierende cerebrale Ischämie oder eine koronare Herzkrankheit. Dies ist aber nicht der Fall und die Ursache hierfür liegt in der Blutversorgung des Dickdarms, wie in Abbildung 14.3 dargestellt. Das Schema zeigt, daß zwei Hauptgefäße, die A. mesenterica superior und A. mesenterica inferior sich zunächst in eine Zahl größerer Äste teilen und daß diese dann den Darm über eine Reihe arterieller Arkarden versorgt. Die letzteren sind durch eine marginale Arterie untereinander verbunden. Die marginale Arterie stellt somit die

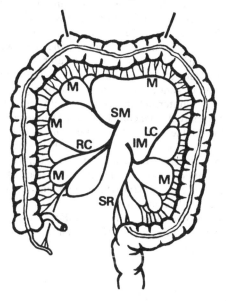

Abb. 14.3: Blutversorgung des Colon. SM = A. mesenterica superior; IM = A. mesenterica inferior; RC = A. colica dextra; LC = A. colica sinistra; SR = A. rectalis superior; M = Marginal-Arterie.

Hauptanastomose zwischen den Verteilungsgebieten dar und ist ein Grund für das Fehlen begrenzter Ischämieareale am Colon. Obstruktionen der A. mesenterica superior oder inferior stellen dagegen manchmal eine chirurgische Notfallsituation dar. Die ischämische Colitis kommt immer wieder vor und es muß bei Patienten, die Episoden abdomineller Koliken, Diarrhoe und Blut im Stuhl zeigen, daran gedacht werden. Der gefährdetste Colonanteil ist die Flexura lienalis. Hier besteht die Grenze zwischen den Versorgungsgebieten der beiden Hauptarterien, A. mesenterica superior und inferior.

Als auslösender Faktor für die ischämische Colitis kommen u. a. Blutdruckabfall oder Dehydrationen in Frage. Eine Herzinsuffizienz kann ebenfalls zu den auslösenden Faktoren gehören. Weiterhin könnte auch Digitalis für die Entstehung der ischämischen Colitis eine Rolle spielen. Hier ist allerdings nicht ganz klar, ob ein separater Mechanismus, unabhängig von der Herzinsuffizienz, für die Digitalis gegeben wurde, anzunehmen ist.

Das Auftreten einer ischämischen Colitis ist meistens ein plötzliches Ereignis und von Abneigung gegen Nahrungszufuhr begleitet. Schmerzen im Abdomen und dünnflüssiger Stuhl mit flüssiger oder geronnener Blutbeimengung erhärten den Verdacht. Die letzte Bestätigung gibt ein Kontrastmitteleinlauf. Die Beschwerden treten oft transitorisch auf. Ähnlich wie bei der cerebralen Ischämie tritt keine eigentliche Gewebeinfarzierung ein, sondern ein entzündliches Ödem, dem eine Organisation durch narbenförmiges Bindegewebe folgt. Die Röntgenuntersuchung zeigt deshalb ein umschriebenes ödematöses Darmareal (manchmal wie ein Daumenabdruck aussehend). Manchmal bildet sich als Endzustand eine narbige Striktur.

Die ischämische Colitis ist ein vorübergehendes Krankheitsbild und kann expectativ mit Flüssigkeitsdiät behandelt werden. Sofern Analgetika benötigt werden, sollte Pethidin (Dolantin®) benutzt werden. Eine begleitende Hypertonie und eine Herzinsuffizienz müssen entsprechend behandelt werden.

A. mesenterica-Verschlüsse, die zur Infarzierung und Gangrän führen, stellen einen chirurgischen Notfall dar.

Colitis ulcerosa

Häufig tritt die Colitis ulcerosa erstmalig bei fortgeschrittenem Lebensalter auf. Bei Dickdarmbeschwerden älterer Menschen muß man stets an sie denken. Meist sind Stuhlfrequenz und Konsistenz im Sinne einer Diarrhoe verändert. Der Stuhl enthält Blutbeimengungen und Schleim. Eine heftige Diarrhoe kann zu Dehydration und kollapsartigen Zuständen führen. Eine begleitende Blutung führt zur Anämie. Die Diagnose und Behandlung ist bei älteren wie jüngeren Menschen gleich.

Diarrhoen und fäkale Inkontinenz können bei fortgeschrittenem Lebensalter auch durch eine weniger schwer verlaufende granuläre Proctitis hervorgerufen werden. Hierbei tritt keine Blutung auf. Die Sigmoidoskopie ergibt eine generalisierte hyperämische samtartige Schleimhautoberfläche. Eine erfolgreiche Behandlung ist durch Corticoideinläufe (z. B. Betnesol®-Rektal-Instillation) 2 oder 3mal pro Tag möglich. Die Retention des Einlaufs kann durch Anheben des Bettfußendes begünstigt werden.

Differentialdiagnose

Schmerz, Diarrhoe und Stuhlinkontinenz benötigen eine sorgfältige Differentialdiagnose unter Beachtung der obengenannten Krankheitserscheinungen. Weiterhin muß an chronische Erkrankungen wie Morbus Crohn gedacht werden.

In letzterem Fall können sich Fistelgänge um den Anus herum entwickeln. Röntgenologisch sind u. a. bandförmige Füllungsdefekte charakteristisch (sog. string signs).

15. Störungen der Elektrolyte und des Flüssigkeitshaushaltes

In der Mitte des 19. Jahrhunderts wurde von dem französischen Physiologen *Claude Bernard* die Vorstellung geäußert, daß Körperflüssigkeiten eine Art klarer See mit darin schwimmenden Zellen darstellen. Später wurde von dem amerikanischen Physiologen *Walter Cannon* das Wort «Homöostase» geprägt. Er glaubte, daß der Körper über einen homöostatischen Mechanismus verfüge, der unabhängig von äußeren Einflüssen im Körper einen «steady state» garantiere.

Etwa 56 % des Körpergewichts besteht aus Wasser. Ein 70 kg schwerer Mann besitzt einen Anteil von 39 l Wasser. Dieses Wasser befindet sich in zwei «Compartments». $^1/_3$ befindet sich extrazellulär (extrazelluläre Flüssigkeit, ECF) und $^2/_3$ finden sich im Inneren der Zellen (intrazelluläre Flüssigkeit, ICF). Die ICF stellt die Summe aller kleinsten Wassermengen im Inneren der Millionen Körperzellen dar. Aus Gründen der besseren Vorstellung kann die Summe dieser kleinsten Flüssigkeitskompartimente als ein großer freikommunizierender See betrachtet werden.

Die Elektrolyte der ICF unterscheiden sich von denen der ECF. Das Kaliumion liegt in einer größeren Konzentration im Inneren der Zelle vor, während Natrium den Hauptionenanteil der ECF ausmacht. Der Unterschied wird durch die Zellmembran aufrecht erhalten, die aber nicht als ein inertes poröses Diaphragma angesehen werden kann, sondern eine komplizierte biochemische Pumpe in sich trägt, die dafür sorgt, daß Natrium aus der Zelle herausbefördert und Kalium in die Zelle hineintransportiert wird.

Zwei wichtige Vorstellungen müssen hier erörtert werden:

1. Die chemischen Bestandteile und das Volumen der ECF und ICF werden konstant gehalten. Hierzu dienen bestimmte Mechanismen. Z. B. kann die Niere getrennt Wasser oder Elektrolyte ausscheiden. Hierbei werden Salzkonzentrationen und Gesamtflüssigkeitsvolumen konstant gehalten.
2. Obgleich die chemische Zusammensetzung der ICF und ECF stark differiert, ist doch die Summe der gelösten Einzelteile in den beiden Kompartimenten konstant. Gehen z. B. aus irgend einem Grund einzelne Bestandteile eines Kompartiments verlo-

ren oder gelangen einzelne Bestandteile in nur eins der beiden Kompartimente hinein, so wird durch Verschiebung von Wasser wieder ein osmotisches Gleichgewicht hergestellt.

15.1. Veränderungen der Homöostase mit zunehmendem Alter

Mit fortschreitendem Alter ergeben sich zwar keine wesentlichen Veränderungen im Gleichgewicht des Elektrolyt- und Flüssigkeitshaushaltes. Die Fähigkeit zur Aufrechterhaltung der Homöostase ist aber beeinträchtigt.

Das wichtigste hier betroffene Organ, die Niere, unterliegt mit zunehmendem Lebensalter einer kontinuierlichen Funktionseinbuße. Mit 90 Jahren nimmt sowohl die Kreatinin- als auch die PAH-Clerance um etwa die Hälfte der Werte eines 30jährigen ab. Infolgedessen sinkt die maximal mögliche Konzentration an gelösten Bestandteilen im Urin. Die Lunge ist ein weiteres Organ, das Aufgaben zur Aufrechterhaltung der Homöostase besitzt und sie macht mit dem Alter ebenfalls eine progressive Funktionseinbuße durch. Hierdurch werden kompensatorische Möglichkeiten entsprechend eingeschränkt.

15.2. Klinische Störungen

Die Aufzählung aller Bedingungen, die den Wasser- und Elektrolytmetabolismus beeinflussen können, würde eine einschläfernde Lektüre darstellen. Im folgenden Abriß wird deshalb nur auf eine kleinere Zahl häufiger Situationen in der geriatrischen Praxis eingegangen.

1. Wasserverlust
2. Natriumverlust, einschl. Elektrolytverlust bei intestinalen Erkrankungen und nach chirurgischen Operationen
3. Kaliumverlust.

173

15.2.1. Wasserverlust

Der Ausdruck «Wasserverlust» wird dem Begriff «Dehydration» vorgezogen, da der letztere oft sowohl reiner Wasserverlust als auch Salz- und Wasserverlust zusammen bedeutet. Diese beiden Störungen verlangen aber eine unterschiedliche Würdigung und sollten deshalb getrennt abgehandelt werden.

Bei Gesunden wird der Gesamtwasserbestand durch Flüssigkeitszufuhr bzw. Regulierung der Urinproduktion sowie durch Atmen und Schweiß konstant gehalten. Die Flüssigkeitszufuhr wird durch den *Durst* kontrolliert, ein Empfinden, das jeder kennt.

Die Durststillung ist eine Aktivität, die für gesunde, leistungsfähige Erwachsene selbstverständlich ist. Wir empfinden Durst, wir wissen, was dieses Gefühl bedeutet und wir ergreifen Maßnahmen, den Durst zu löschen, indem wir uns Flüssigkeit verschaffen (oder andere veranlassen, uns Flüssigkeit zuzuführen). Das Löschen des Durstes, der durch Wasserdefizit entstanden ist, schafft Genuß (obgleich es auch andere mehr hedonistische Gründe für das Durstlöschen gibt).

Normalerweise stillen wir unseren Durst mehr oder weniger gedankenlos. Bei älteren Menschen kann die Aufrechterhaltung der Wasserbalance aber durch vier Dinge beeinträchtigt sein:

1. Das Durstgefühl ist beeinträchtigt,
2. obgleich der Patient Durst empfindet, kann er die Bedeutung nicht erkennen und keine Aktion, dem Durstgefühl abzuhelfen, daraus ableiten,
3. sofern das Durstgefühl erkannt und die notwendige Aktion, dem abzuhelfen, vernünftig durchschaut wird, kann eine Flüssigkeitszufuhr dennoch ausbleiben, da durch Apathie oder physische Begrenzung des Bewegungsradius keine Abhilfe möglich ist,
4. sofern die Wahrnehmung des Durstes und die biologische Antwort hierauf normal sind, können dennoch mechanische Schluckschwierigkeiten eine Flüssigkeitszufuhr verhindern.

Am meisten sind verwirrte Patienten von dem Risiko der Austrocknung betroffen, ferner solche im Koma oder im Stupor und bei allgemeinen fieberhaften Erkrankungen. Wasserentzug selbst kann eine geistige Störung hervorrufen und eine Konfusion, die evtl. schon vorher besteht, verstärken.

Ungenügende Wasserzufuhr wird oft nicht erkannt. Die Betreffenden sind unfähig, ihre Bedürfnisse zu formulieren, und die Hinweise auf Austrocknung diskret. Trotzdem ist eine nicht ausreichende Wasserzufuhr leicht zu erkennen und zu korrigieren, sofern nur die Möglichkeit dieser Störungen beachtet wird. Es ist wichtig, bei älteren Patienten an Wasserverlust zu denken, sobald diese für mehr als 24 Stunden komatös oder stuporös waren, aus verschiedensten Gründen bettlägerig und isoliert waren und Zeichen der Demenz oder Verwirrtheit mit Gleichgültigkeit gegenüber Verwandten oder Freunden erkennen lassen.

Die äußerlichen Zeichen einer Wasserverarmung sind unauffällig, es sei denn, daß es sich um schwere Fälle handelt. Die Haut ist trocken, besitzt aber nicht den deutlichen Verlust an Turgor, wie er bei einem kombinierten Salz- und Wassermangel zu finden ist. Weiterhin ist die Zunge trocken und pellt sich, da sich der Patient lethargisch verhält und nicht ißt. Der Blutdruck bleibt normal. Es findet sich kein venöser Kollaps wie bei einem Salzmangelzustand.

Die Diagnose der Wasserverarmung ist einfach: Das Blut zeigt eine zunehmende Konzentration der Serumelektrolyte, wobei Serumnatrium bis auf 155 bis 160 mval/l (normal 135–145 mval/l) und Kalium bis auf 5–6 mval/l (normal 3,5–5,0 mval/l) ansteigen. Urinproduktion ist niedrig, wobei der Urin stark gefärbt ist und ein hohes spezifisches Gewicht besitzt. Der Serum-Harnstoff ist oft erhöht und kann bei bedeutendem Wasserverlust hohe Werte aufweisen.

Behandlung

Die Therapie ist nicht schwierig.
1. Liegt keine Verwirrtheit vor und besteht keine physikalische Behinderung, so wird Flüssigkeit angeboten und der Patient zum Trinken angehalten.
2. Bei verwirrten Patienten Flüssigkeitsangebot und Überwachung, daß tatsächlich adäquate Mengen getrunken werden.
3. Stuporöse, komatöse oder durch äußere Einwirkungen am Trinken behinderte Kranke erhalten Infusionen mit isotonischer Traubenzuckerlösung. 5 %ige Glucoselösung genügt gewöhnlich, um bis zur Zeit, nach der ein Wasserverlust ausgeglichen ist, schwere katabolische Veränderungen zu verhindern.

Die Flüssigkeitsmenge, die zum Ausgleich benötigt wird, kann grob nach folgender Formel ermittelt werden:

$$\text{Volumen (l)} = \frac{(\text{Serumnatrium (mval/l)} - 140) \times \text{Körpergewicht (kg)}}{200}$$

d. h. ein 50 kg schwerer Patient mit einem Serum-Natrium von 156 mval/l erhält 4 l Flüssigkeit.

Ein bewußtseinsklarer Patient wird nach Ausgleich des Wasserdefizits seine Flüssigkeitszufuhr automatisch selbst regulieren.

15.2.2. Natriummangelsyndrome

Ein häufiges Problem bei geriatrischen Patienten besteht im Befund einer niedrigen Serum-Natrium-Konzentration, wobei Werte von 132 mval/l oder weniger als behandlungsbedürftige Hyponatriämie angesehen werden müssen.

Tabelle 15.1 faßt die häufigsten Formen einer Hyponatriämie zusammen, wobei die ersten beiden am wichtigsten sind.

Tab. 15.1: Häufige Formen der Natriumverarmung

1. Echter Natriumverlust

2. Die »Viererbande«
   Niedrige Serumnatriumkonzentration
   Diuretica-resistente Oedeme
   anhaltende Herzinsuffizienz
   prärenale Urämie

3. Iatrogener Wasserexzess

4. Gesteigerte ADH-Wirkung durch verschiedene Neoplasmen

   verursacht Hyponatriämie durch Verdünnung

5. Unbekannte Genese im Verlauf schwererer allgemeiner Erkrankungen

1. Eigentliche Natriumverarmung

Die eigentliche Natriumverarmung bezeichnet einen Zustand, bei dem der gesamte Natriumgehalt des Körpers herabgesetzt ist. Ein Natriumverlust zieht unabweichlich auch einen Verlust an Wasser nach sich, wobei hier die ECF, d. h. das Plasma, besonders befallen ist. Das ICF-Volumen ändert sich relativ wenig. Die klinischen Zeichen werden durch 4 Faktoren beherrscht:

176

1. Herabgesetzter Hautturgor durch Verlust an interstitieller Flüssigkeit,
2. Kreislaufveränderungen durch Verminderung des Plasmavolumens,
3. «Wasserintoxikation» bei niedriger Serum-Natriumkonzentration und
4. begleitende Säurebasenstörungen.

Der Verlust von Gewebsturgor führt zu einem hageren, ausgetrockneten Aussehen. Die Augen sind eingesunken und der Augeninnendruck niedrig. Trockenheit und Lippenbelag machen das Sprechen und Kauen schwierig. Die Haut ist schlaff und sofern eine Hautfalte an Extremitäten oder am Abdomen gebildet wird, bleibt diese für längere Zeit unverändert stehen.

Untersuchung des Kreislaufs zeigt kollabierte Jugularvenen und eine reduzierte Herzauswurfleistung: die peripheren Pulse sind klein und der Blutdruck niedrig. Oft bestehen orthostatische Beschwerden. Bei fortgeschrittenem Natriumverlust und deutlichem Abfall des Blutvolumens findet sich eine periphere Vasokonstriktion mit kalten, cyanotischen Extremitäten und sehr niedrigem Blutdruck.

Obgleich in frühen Stadien Natriumverlust und Wasserverlust zur Erhaltung einer normalen Serumosmolarität parallel laufen, ist in Fällen mit anhaltendem Natriummangel der letztere ausgeprägter als der gleichzeitige Wasserverlust. Hier fällt der Natriumspiegel steil ab mit Zeichen der «Wasserintoxikation». Verwirrtheitszustände, zu denen die bereits vorher geschwächten älteren Patienten neigen, exazerbieren erstmals. Muskelkrämpfe und myoklonische oder epileptiforme Anfälle treten auf. Diese Form ist allerdings bei älteren Menschen nicht sehr häufig. Die epileptiformen Attacken werden viel häufiger bei jüngeren Erwachsenen unter Natriummangel und Hitzeexposition gesehen. Natriummangel ist oft nur ein Element im Rahmen einer schwereren allgemeinen metabolischen Störung. Dies gilt insbesondere bei Vorliegen einer schweren intestinalen Erkrankung. Säurebasenstörungen sind hier oft vorhanden und ein Kaliumverlust kann sich hinzugesellen. In diesen Fällen ist Überprüfung des Blut-pH und des pCO_2 wichtig, wobei die Kalium- und Bicarbonatkonzentrationen für das Verständnis und die Behandlung der metabolischen Störung wichtig sind.

Die Ursachen für eine Natriumverarmung sind bei älteren Menschen die gleichen wie bei jüngeren Erwachsenen. Die häufigsten Ursachen sind:

Verlust von Sekreten aus dem oberen Gastrointestinaltrakt
Dünndarmobstruktion mit Erbrechen
Therapeutische Aspiration von Dünndarminhalt
Fisteln zwischen Dünn- und Dickdarm (incl. Jejunostomie und Ileostomie)
Schwere wässrige Diarrhoe
Akute Gastroenteritis
Spez. akute bakterielle Infektionen des Dickdarms (bakterielle Dysenterien)
Iatrogene Störungen: Staphylococcenenteritis nach Breitbandantibiotika-Behandlung.
Exzessives Abführen durch Laxantien
Forcierte Diurese durch potente Diuretika oder Ionenaustauscher (s. weiter unten)
Strenge therapeutische Natriumrestriktion: «Reisdiät»
Renaler Natriumverlust
Chronische «Salt-Loosing-Nephritis»
Plötzliche Beseitigung einer Harnverhaltung
Osmotische Diurese: diabetisches Koma, ausheilende akute Nephritis etc.

2. Herzinsuffizienz

Sie ist bei älteren Menschen sehr häufig und ein «Low-Sodium Syndrom» stellt hierbei eine komplizierte Situation dar, die sich nach langer Behandlung mit Diuretika entwickeln kann. In diesem Stadium schwindet die Wirkung der Diuretika kontinuierlich, wobei die Serum-Natrium-Konzentration stark erniedrigte Werte zeigt. Dies führt zu nicht mehr beeinflußbarer Herzinsuffizienz mit peripheren Ödemen und venöser Leberstauung.

Der zugrundeliegende Mechanismus für diesen Ablauf der Geschehnisse ist bis jetzt noch nicht voll aufgeklärt. Eine wichtige Teilursache dürfte in der gestörten renalen Hämodynamik liegen. Ein niedriges Herzminutenvolumen geht mit einer herabgesetzten glomerulären Filtration bzw. Perfusion und folgender Harnstofferhöhung bis über 100 mg % einher.

Das resultierende klinische Bild besitzt eine schlechte Prognose. Wechselnde Gaben von solchen Diuretika, die im proximalen Schenkel des distalen Tubulus eine Natriumreabsorption hemmen (Furosemid = Lasix®, Hydrochlorothiazid = Esidrix®, Etacrynsäure = Hydromedin®) bringen nur selten eine Verbesserung. Auch Aldosteronantagonisten führen meist nur temporär zu einer Ausschwemmung.

3. Iatrogene übermäßige Wasserzufuhr

Hier findet sich kein Natriumverlust, vielmehr handelt es sich um eine exzessive Wasserzufuhr durch fehlerhaft kontrollierte parenterale Infusionstherapie. Die Wasserintoxikation kann nur auftreten, sofern nichtsalzhaltige Flüssigkeiten intravenös oder rektal Patienten zugeführt werden, die sich im Stupor oder Koma befinden und sich nicht bemerkbar machen können. Unter postoperativen Bedingungen kann es zu schmerz- oder morphinbedingter übermäßiger ADH-Sekretion und Abnahme der Urinproduktion kommen.

Erste Symptome sind Verwirrtheit, Unwohlsein, Kopfschmerz und Übelkeit. Weitere Zeichen sind ein verquollenes Gesicht sowie Knöchelödeme. Sofern die Überwässerung längere Zeit anhält und Krämpfe auslöst, besteht ein lebensgefährlicher Zustand.

Durch häufige Natrium- und Haematokritmessungen speziell bei Patienten, die von einer normalen Salzlösung abweichende Infusionen erhalten, können derartige Störungen vermieden werden. Sobald Zeichen einer Wasserintoxikation auftreten, muß die Infusion unterbrochen werden. Sofern eine gute Urinproduktion vorhanden ist, hält sich die Hyponatriämie in Grenzen und eine Korrektur durch den Organismus führt zu normalen Verhältnissen. Andernfalls sollte eine hypertonische Salzlösung (5 %ige Natrium-Chlorid-Lösung) in wiederholten 100 ml-Injektionen oder durch intravenöse Infusion gegeben werden. Häufige Blutkontrollen vermeiden größere Natriumkonzentrationsschwankungen.

4. Exzessive ADH-Abgabe bei Carzinomkranken

Gelegentlich kann ein Bronchialcarzinom (das für sich noch keine Symptome machen muß) ein Polypeptidhormon mit wasserretinierendem ADH-Effekt sezernieren. Dieser Zustand wird durch eine routinemäßige Serum-Natriumbestimmung mit niedrigen Natriumwerten aufgedeckt.

5. Hyponatriämie unbekannter Ursache

Bei einer Reihe von Patienten mit Hyponatriämie findet sich keine definierbare Ursache. Wahrscheinlich besitzen einige Patienten eine abweichende Homöostase, d. h. sie antworten normal auf Veränderungen der Salzzufuhr, wobei eine Erhöhung der Natriumkonzentration durch i. v. Gabe hypertonischer Salzlösungen nicht zu erreichen ist. Daneben gibt es ältere Patienten, bei denen die an der Zellmembran wirkenden Mechanismen zur Aufrechterhaltung der intrazellulären Elektrolytkonzentration zusammenbrechen: sog. «Sick-cell-Syndrom». Weiterhin werden Krankheitszustände angenommen, bei denen die Regelgröße der osmotischen Rezeptoren im Hypothalamus gestört ist.

15.2.3. Kaliummangel

Kaliummangel ist eine häufige und wichtige Störung bei älteren Menschen. Viele Wege führen zu einer Kaliumverarmung. Die Störung ist wegen der Schwere des sich ergebenden Krankheitsbildes und der vorhandenen Korrekturmöglichkeit wichtig.

Physiologie

Kalium ist das Hauptanion der intrazellulären Flüssigkeit und hier in einer Konzentration von etwa 100 mval/l zu finden.

Die Anwesenheit von Kalium hat verschiedene Auswirkungen auf Enzymreaktionen. Kaliumerniedrigung unter einen bestimmten Schwellwert führt zu schweren funktionellen Störungen. Sofern ein Kaliummangel lange genug anhält und entsprechend schwerwiegend ist, kommt es auch zu irreversiblen organischen Schädigungen.

Etwa 70 % des Körperkaliums befinden sich in der Skelettmuskelzelle, und es ist daher nicht überraschend, daß sich die Hauptveränderungen bei Kaliumverlust am Muskel abspielen. Hierbei sind Herzmuskel und die glatte Muskulatur des Darms gleichermaßen betroffen.

Kalium ist auch in der extrazellulären Flüssigkeit (z. B. Plasma) vorhanden und obgleich die Konzentration hier wesentlich geringer als in der intrazellulären Flüssigkeit ist (etwa $1/25$), hat es dennoch eine wichtige Wirkung auf die Leitung von Nervenimpulsen und Muskelkontraktilität. Das »ruhende Membranpotential» der Muskelzelle ist eine Funktion der Differenz zwischen intrazellulärem und extrazellulärem Kalium. Die Erregbarkeit, d. h. die Schnelligkeit, mit welcher eine Kontraktion ablaufen kann, beruht auf diesem Membranpotential.

Kalium kann sich frei durch die Zellmembran bewegen. Auch ohne Verringerung der totalen Kaliummenge kann eine gleichmäßige Kaliumredistribution zwischen Zellinnern und extrazellulärer Flüssigkeit zu plötzlichen funktionellen Störungen führen. Eine Azidose führt zum Austreten von Kalium aus den Zellen in die extrazelluläre Flüssigkeit. Alkalose hat eine umgekehrte Folge. Die hauptsächlichste Ursache für ein plötzliches Verschwinden von Kalium aus der extrazellulären Flüssigkeit mit Abnahme der Serum-Kaliumkonzentration ist die plötzliche Aufnahme von Glukose, die zusammen mit Insulin verabfolgt wurde.

Ursachen des Kaliummangels

Die häufigsten Ursachen für einen Kaliumverlust sind in Tabelle 15.2 zusammengefaßt. Hierbei ist es wichtig, sich daran zu erinnern,

Tab. 15.2: Einige häufige Ursachen für Kaliumverarmung

Ungenügende Zufuhr
    Falsche Diät, Isoliertheit, Apathie

Diuretische Behandlung

Diarrhoe
    Übermäßige Einnahme von Abführmitteln
    Colitis ulcerosa
    Divertikulitis
    Steatorrhoe
    Colonpapillome

Ausgedehnte Gewebsschädigung oder Hypoxie
    Trauma
    Fraktur
    Operationen

Verlust von Darmsekreten
    Ableitung von Darminhalten
    Fisteln
    Erbrechen

daß verschiedene Ursachen gleichzeitig miteinander wirken und so gemeinsam eine Verarmung an Kalium verursachen können. Weiterhin muß bedacht werden, daß ein Kaliumdefizit lediglich Teilaspekt einer komplexen metabolischen Störung ist.

Unausgeglichene Kaliumzufuhr

Junge Erwachsene nehmen zwischen 50 und 150 mval Kalium täglich zu sich. Viele ältere Menschen besitzen eine Kaliumaufnahme, die sich am untersten Ende dieses Spielraumes befindet. Da unter einer täglichen Zufuhr von 25–35 mval Verluste unausweichlich sind, befinden sie sich ständig in einem latenten Kaliummangelzustand. Ein derartiger diätetischer Kaliummangel entwickelt sich über längere Zeiträume und ist selten Grund für schwerwiegende Symptome. Oft ist lediglich eine milde Muskelschwäche oder eine allgemeine Lethargie vorhanden. Sofern aber ein akuter Kaliumverlust z. B. bei Diarrhoe hinzukommt, kann die vorliegende geringgradige Kaliumverarmung plötzlich Basis für unerwartete, schwere Krankheitserscheinungen sein.

Eine typische negative Kaliumbilanz kann wie folgt aussehen:

Kalium-Aufnahme (mval)	Kalium-Abgabe (mval)
55	Stuhl 5–10
	Urin 45–50

Der tägliche Verlust von 5 – 10 mval Kalium im Stuhl entspricht nicht einem unvollständig resorbierten Nahrungskalium. Es stammt vielmehr von kaliumhaltigen Sekreten, die in den Dickdarm abgegeben werden. Dieser Verlust ist nicht steuerbar und hält selbst unter dem Bild eines Kaliummangels an.

Diuretika

Herzinsuffizienz ist ein so häufiger Krankheitszustand bei älteren Menschen und der Einsatz wirksamer Diuretika als Behandlung hierfür so üblich, daß Diuretika zur Zeit als Hauptauslöser einer Kaliumverarmung angesehen werden müssen.

Alle Substanzen der Thiazid-Reihe können in einem gewissen Grade zur überschießenden Kaliumexkretion als Preis der forcierten Natriumausscheidung führen, und keine dieser Substanzen sollte älteren Menschen ohne gleichzeitige orale Substitution gegeben werden. Eine effektive Diurese wird oft eine negative Kaliumbilanz bis zu 20–30 mval Kalium pro Tag nach sich ziehen. Um dieses auszugleichen, ist eine minimale Zufuhr von 0,9 g Kaliumchlorid (etwa 24 mval Kalium) täglich erforderlich (s. Seite 185).

Diarrhoe

Kaliumverlust ist nicht nur das Resultat profuser, wässriger Stühle, wie sie z. B. bei einer akuten Gastroenteritis auftreten können, sondern er wird auch durch Passage häufiger, volumenreicher, sonst aber geformter Stühle wie z. B. bei Steatorrhoe verursacht.

Viele ältere Menschen glauben, daß ohne wenigstens eine Stuhlentleerung pro Tag ein vernünftiges Leben nicht möglich sei und sie peitschen ihre Därme durch Laxantien zur ständigen Motilität an. Die Einnahme dieser Substanzen kann Kaliumverluste mit dem Stuhl nach sich ziehen und zu unbemerkt sich entwickelnden Kaliummangelzuständen führen. Schübe von Colitis ulcerosa können ebenfalls zu starken Kaliumverlusten führen.

Verlust intestinaler Sekrete

Es existiert ein innerer Kreislauf von Kalium. Das Pankreas gibt täglich mehrere Liter Kalium enthaltenden Exkrets ab. Normalerweise wird dieses Kalium wieder im Darm resorbiert, so daß ein Kaliumionenverlust nicht vorkommt. Der tägliche Kalium-Turnover über das Darmlumen entspricht der dreifachen Menge des gesamten sich im Körper befindlichen Kaliums. Aus diesem Grund kann ein Kaliumverlust über externe oder interne Fisteln schnell zu massiven Kaliummangelzuständen führen.

Das Erbrechen von Mageninhalt allein wird selten einen schweren Kaliummangel nach sich ziehen. Die Hauptstörung besteht in einem Verlust von H- und Cl-Ionen mit nachfolgender metabolischer Alkalose. Diese Veränderung der Wasserstoffionenkonzentration geht mit einem Übertritt von Kalium aus der ECF in das Zellinnere einher, was zu einer Erniedrigung des Serumkaliumspiegels führt.

Gewebstrauma und Anoxie

Lokaler Sauerstoffverlust oder Gewebezerstörung führen, insbesondere bei Betroffensein des Skelettmuskels, zu einem Übertritt von Kalium aus den Zellen in die ECF. Zunächst resultiert hieraus lediglich eine leicht erhöhte Serum-Kaliumkonzentration. Da dieses

Kalium aber über die Glomerula ausgeschieden wird, entwickelt sich bei anhaltender Exkretion schließlich eine Verarmung an diesem Elektrolyt. Operationen, sofern sie bei älteren Menschen, die bereits aufgrund unregelmäßiger Nahrungszufuhr an der Grenze eines Kaliumdefizits stehen, ausgeführt werden, sind oft die Ursache für eine akute Kaliumverarmung.

Symptome und Zeichen der Kaliumverarmung

Experimentell erzeugte Kaliumverarmung hat gezeigt, daß ein Verlust bis zu 10 % des totalen Kaliumgehaltes, d. h. etwa 250 mval, bei älteren Menschen symptomlos verläuft. Von diesem Wert an und bei weiterer Kaliumverarmung senkt sich unter der Bedingung einer gleichzeitigen Natriumzufuhr die Plasmakaliumkonzentration auf pathologische Werte. Es ist wichtig zu wissen, daß unter bestimmten Umständen selbst bei schwerer Kaliummangelsituation das Serumkalium unveränderte Werte zeigen kann.

Die Symptome des Kaliummangels umfassen:
1. Muskelschwäche:
   Sie ist bei sehr kranken Patienten als generelle Lethargie oder als Schwäche des Handgriffs zu erkennen. Bei ausgeprägteren Stadien können einzelne Muskelgruppen vollständig gelähmt sein.
2. Verwirrtheitszustände.
3. Flache, schnelle, unregelmäßige «Fischmundatmung».
4. Aufblähung des Abdomens.
   Die Aufblähung des Abdomens kommt häufig bei Kaliummangel vor und speziell bei älteren Menschen ist es das vorherrschende Zeichen. Stark dilatierte Dickdarmschlingen können aber auch ein idiopathisches Megakolon anzeigen oder den Verdacht auf eine Dickdarmobstruktion erwachsen lassen.
5. Sofern eine Hypokaliämie zusammen mit schwerer Alkalose auftritt (siehe weiter unten) ist eine Tetanie möglich.
6. Herzrhythmusstörungen und Ekg-Veränderungen.
   Die Ekg-Hinweise auf Kaliummangel sind wichtig zur Bestätigung des klinischen Verdachts und müssen als Warnung für das Auftreten von Arrhythmien gewertet werden. Ekg-Zeichen in der Reihenfolge ihrer Bedeutung sind: Abflachung der präkordialen T-Wellen mit Verlängerung des QT-Intervalls, das Auftreten großer U-Wellen, Senkung des ST-Segments wie bei Digitalisintoxikation und schließlich Fusion der T- und U-Wellen. Diese Veränderungen sind recht gut mit Kaliumkonzentra-

tionen korreliert und ein Hinweis auf die Möglichkeit des Auftretens von Arrhythmien – bei älteren Menschen stets ein sehr ernstes Ereignis. Die Arrhythmie ist in der Regel eine paroxysmale Vorhoftachykardie mit atrioventrikulärem Block verschiedenen Grades. Die Hauptgefahr liegt hier bei der Überbeanspruchung des gealterten myokardialen Gewebes durch schnelle Ventrikelfrequenz.

Biochemische Befunde bei Kaliumverarmung

Die normale Kaliumkonzentration ist 3,5 bis 5,0 mval/l. Werte zwischen 2 und 3,5 sind häufig unter den Bedingungen einer erheblichen Kaliumverarmung zu sehen. Wie bereits erwähnt, schließt aber ein normales Serum-Kalium keineswegs eine deutliche und vielleicht schwerwiegende Kaliumverarmung aus.

In vielen Fällen einer «reinen» Kaliumverarmung ist die Kaliumkonzentrationssenkung die einzige biochemische Abnormität. Chloride und Bikarbonat-Konzentrationen sowie das Serum-pH zeigen normale Werte.

In anderen Fällen findet sich dagegen gleichzeitig das Bild der hypochlorämischen Alkalose. Die Kennzeichen hierfür sind:
1. Ein erhöhtes Serum-pH, oft im Bereich zwischen 7,5 bis 7,55.
2. Ein erhöhtes pCO_2 als Kompensation für die bestehende Alkalose.
3. Eine erhöhte Plasmabikarbonat-Konzentration, oft in der Größenordnung von 30–45 mval/l mit korrespondierendem Fall der Plasmachloride.
4. Auftreten eines paradoxerweise sauren Urins bei vorhandener Alkalose.

Der Mechanismus dieser Veränderungen ist nicht vollständig verstanden. Die Folge der Ereignisse ist aber wahrscheinlich so, daß eine exzessive Kaliumexkretion gleichzeitig mit einem Verlust an Körperchloriden einhergeht. Die Chloride werden der extrazellulären Flüssigkeit entzogen mit nachfolgender Erniedrigung der Plasmachloridkonzentration. Diese «Anionen-Lücke» wird dann durch HCO_3-Äquivalente über die eingeatmete Kohlensäure ausgeglichen. Die H-Ionen dringen in die Zellen ein und ersetzen das verlorene Kalium, wobei es zu einer Abpufferung durch Zellproteine kommt.

Die Alkalose per se ist von geringer Bedeutung und verschwindet, sobald Chlorid durch Nahrung wieder zugeführt wird. Aus diesem Grund sollte Kaliumchlorid und nicht Kaliumbikarbonat für die Behandlung der Alkalose im Gefolge eines Kaliumverlustes benutzt werden.

Behandlung des Kaliumverlustes

Es ist leicht einzusehen, daß bei komplexen Elektrolytstörungen die Kaliumzufuhr im Lichte der Gesamtstörung gesehen werden muß. Dies betrifft besonders gastrointestinale Störungen mit Verlust größerer Sekretmengen.

Unter den Bedingungen eines reinen Kaliummangels besteht die beste Behandlung bei mildverlaufenden bzw. nicht sehr ausgeprägter Defizite in Zufuhr genügender Menge proteinreicher Nahrung. Oft ist bei gebrechlichen und kranken älteren Menschen sowie bei Patienten nach chirurgischen Eingriffen die Nahrungsaufnahme erschwert. In diesem Fall ist eine gesonderte orale Kaliummedikation erforderlich.

Intravenöse Kaliumtherapie sollte für schwere Kaliumverarmung mit ausgeprägter Hypokaliämie reserviert bleiben. Weiterhin ist eine derartige Behandlung erforderlich,

1. im Fall, daß durch plötzlichen und schweren Kaliumverlust das Leben bedroht ist,
2. sofern sich ein paralytischer Ileus entwickelt hat,
3. bei Ausbildung von Muskellähmungen speziell der Atemmuskulatur.

Einige praktische Details. Perorale Zufuhr. Fast alle Kaliumsalzpräparate besitzen unglücklicherweise einen schlechten Geschmack, der schwierig zu maskieren ist. Zur Kaliumzufuhr bei diuretischer Behandlung werden 20–30 mval Kalium täglich benötigt. Dieses wird in der Regel als Kaliumchlorid (Kalinor®-Drg. zu 13,4 mval Kalium) gegeben.

Für Patienten, die nicht in der Lage sind, Tabletten zu sich zu nehmen, stehen auch Kaliumgranulate (z. B. Rekavan®-Granulatbriefchen zu je 13,4 mval Kalium) zur Verfügung.

Die orale Kaliumtherapie ist nicht ohne Risiken speziell bei Beeinträchtigung der Nierenfunktion. Hier sollte das Serum-Kalium stets engmaschig gemessen werden.

Parenterale Therapie. Da das Risiko der Toxizität beträchtlich ist, erfordert die intravenöse Kaliumtherapie Erfahrung und gute Überwachung. Bei zu schnellem Einlaufen der Infusion kann die Kaliumkonzentration am Myokard einen Wert erreichen, der toxisch oder tödlich ist.

Substitution ist durch Kalium-Natriumchloridinfusionen (z. B. Biosteril K®) möglich. 1000 ml der Infusionslösung enthält 120 mval Natrium, 36 mval Kalium und 156 mval Chlorid. Diese Lösung entspricht etwa der Natriumkonzentration des Plasmas, ist aber hinsichtlich des Kaliumgehaltes etwa 10fach konzentriert. Die Lösung wird ohne weitere Verdünnung infundiert. Die Infusionsrate darf nicht über 5 ml pro Min. liegen (10,8 mval Kalium pro Stunde). Die Serumkaliumkonzentration (und sofern die metabolische Störung komplexer Natur ist auch andere Elektrolyte) muß alle 2 Stunden kontrolliert werden.

Hochkonzentrierte Kaliumchloridlösungen (z. B. Kaliumchlorid 7,45 % der Firma Braun, Melsungen): Diese Lösung wird in Ampullen von 20 ml entsprechend 1 mval Kalium pro ml angeboten. Diese Kaliumkonzentration ist 250 mal so hoch wie im Serum und tödlich, sofern die Lösung direkt intravenös injiziert wird. 20 ml der konzentrierten Kaliumlösung in 500 ml physiologischer Kochsalzlösung hineingegeben, resultiert in einer ähnlichen Konzentration, wie sie weiter oben angegeben wurde. Wichtig ist, daß nach der Zugabe kräftig geschüttelt wird, da Kaliumchloridlösung eine hohe Dichte besitzt und auf den Grund der Infusionsflasche sinkt.

Der einzige Vorteil separat zu benutzender Kaliumlösungen mit hoher Konzentration liegt darin, daß variable Kaliumkonzentrationen zugeführt werden können. Dies ergibt Vorteile bei Ärzten, die in der parenteralen Therapie erfahren sind. Sonst sollte wegen der Gefahr der unverdünnten Anwendung die hochkonzentrierte Kaliumlösung besser nicht verwendet werden.

16. Diabetes

Diabetes mellitus ist eines der Rätsel moderner Medizin. Lange Jahre hat man geglaubt, daß es sich um eine Krankheit des Kohlenhydratstoffwechsels handele mit den bekannten Zeichen eines erhöhten Blutzuckers und entsprechender Zuckerausscheidung im Urin. Alle anderen Störungen wurden als «Komplikationen» eingeordnet. Während die Hyperglykämie und Glukosurie immer noch eine sine-qua-non-Bedingung für die Diagnostik des Diabetes darstellen und eine entsprechende Korrektur hauptsächlichstes Ziel der Behandlung ist, wird diese einfache Vorstellung über die Erkrankung mehr und mehr in Zweifel gezogen. Das Pendel ist tatsächlich schon so weit in die andere Richtung geschlagen, daß einige den Diabetes primär als Erkrankung kleinster Blutgefäße ansehen und die Kohlenhydratstoffwechselstörung als dessen Folge betrachten.

Obgleich die letzte Ursache der Krankheit noch im Dunkeln liegt, wurde doch darin Einigkeit erzielt, daß die Störung des Kohlenhydratmetabolismus die Folge einer inadäquaten physiologischen Wirkung des Insulins darstellt. Dies kann entweder durch ungenügende Produktion des Hormons in den Pankreasinseln mit nachfolgender Konzentrationserniedrigung des Insulins im Blut zustandekommen oder es kann sich um eine verminderte Sensitivität der Gewebe auf den metabolischen Effekt des Insulins handeln (Insulin erleichtert den Glukosetransport durch die Zellmembran, beschleunigt bestimmte Schritte in der Ausnutzung der Glukose als Energiequelle in den Zellen, stimuliert die Glykogenbildung als Speicherform der Kohlenhydrate in der Leber und hemmt den Abbau von Fett). Von *Vallance-Owen* und seinen Mitarbeitern wurde vermutet, daß die Geweberesistenz gegen Insulin durch einen zirkulierenden Antagonisten, der an Serum-Albumin gebunden ist, verursacht wird. Die Rolle dieser Substanz ist aber noch unbewiesen. *Randle* und Mitarbeiter meinten, daß die Resistenz des Skelettmuskels gegen die Wirkung des Insulins durch Produkte eines überschießenden Fettsäuremetabolismus hervorgerufen wird.

16.1. Klinische Bilder

Meist unterteilt man den Diabetes in zwei Typen. Der «Jugendliche» ist durch seine Schwere gekennzeichnet. Insulintherapie ist in der Regel immer erforderlich. Eine schwere Ketoacidose, der abrupte Beginn, sein Auftreten bei schlanken Menschen und die Ausbildung von Gewichtsverlust sind typische Kennzeichen. Wie erwähnt, beginnt diese Diabetesform in der Kindheit oder in der frühen Jugend. Plasmainsulin ist in niedriger Konzentration vorhanden oder fehlt.

Der «Altersdiabetes» ist milder, zeigt selten eine Ketoacidose und entwickelt sich langsam. Er kommt besonders bei übergewichtigen älteren Menschen vor und führt zu keinem Gewichtsverlust. Die Plasmainsulinkonzentrationen sind in der Regel normal oder erhöht. Es handelt sich um einen Diabetes, bei welchem die Gewebe gegenüber der Hormonwirkung resistent geworden sind.

Der größte Teil älterer Diabetiker zeigt diesen Diabetestyp. Manche Patienten mit insulinpflichtigem, jugendlichen Diabetes können in ein fortgeschrittenes Alter kommen. Die Unterscheidung zwischen den beiden Gruppen ist dann nicht immer scharf. Ein Altersdiabetes kann auch durch Einsetzen akuter Infektionen oder anderer schwerer Krankheit Zeichen des juvenilen Typ's mit Ketoacidose annehmen.

16.2. Diabetesformen bei älteren Menschen

Die üblichen Befunde sind wie folgt:

Eine Glukosurie oder ein erhöhter Blutzucker wird zufällig bei der Untersuchung eines Patienten wegen anderer Erkrankungen gefunden. Der Patient ist oft völlig frei von diabetischen Symptomen.

Die ersten Symptome entsprechen folgenden Komplikationen: Abnahme des Visus durch Cataract, Claudicatio intermittens, Zehengangrän, Angina pectoris, Muskelschwäche und Paraesthesien bei peripherer Neuropathie.

Frauen zeigen häufiger einen Pruritus vulvae durch Moniliasisinfektion.

189

Weniger häufig werden bei älteren Menschen folgende klassischen Veränderungen wie Diabetes-Polyurie, Zunahme des Appetits, Gewichtsverlust und Mattigkeit gefunden.

Die Polyurie hängt mit verstärkter Glucoseausscheidung und dem Mitziehen von Wasser zusammen. Zur Kompensation erhöht sich die Flüssigkeitszufuhr. Trotz des großen Durstes wird ein Ausgleich aber selten erreicht und es liegt immer ein gewisser Grad von Dehydration vor. Der Gewichtsverlust hängt mit der Heranziehung von Muskelbestandteilen und Fettgewebe bei den Verbrennungsvorgängen zusammen. Glucose selbst als erster und normalerweise sofort verfügbarer Brennstoff kann bei Diabetikern nicht in normalen Quantitäten herangezogen und für die Verbrennungsvorgänge benutzt werden.

Selten bei älteren Menschen ist:

Das akute Auftreten eines Koma oder Präkoma. Dies kommt lediglich bei älteren Menschen vor, bei denen ein milder oder unentdeckter Diabetes plötzlich unter Hinzutreten schwerer Infektionen oder einer anderen ausgeprägten Krankheit in den Ketoacidosetyp umschlägt. Solche Veränderungen entwickeln sich meist über mehrere Stunden und Tage. Sie treten niemals so schlagartig ein wie beispielsweise eine Hypoglykämie, die eine weitere diabetische Komplikation darstellt. Abdominelle Schmerzen, Erbrechen sowie Dehydration machen sich bemerkbar mit plötzlicher Verminderung des Sehvermögens. Der Urin enthält größere Mengen von Zucker und Ketonkörper, und der Blutzucker liegt in der Regel über 250 mg%.

Weitere diagnostische Maßnahmen:

Der Nüchternblutzucker eines gesunden Menschen beträgt üblicherweise 70–80 mg%, Werte bis zu 130 mg% sind aber bei älteren Menschen noch normal. Durchschnittliche Mahlzeiten verursachen nur eine geringe Blutzuckererhöhung. Die Insulinsekretion als Antwort auf Nahrungszufuhr transportiert Glucose mit fast derselben Geschwindigkeit aus dem Blutstrom heraus, wie sie in ihn hineingekommen ist. Aus diesem Grund ist ein Blutzucker, der 160 mg% übersteigt und zu einer beliebigen Tageszeit gemessen wird, diabetesverdächtig. Eine Diagnose sollte allerdings niemals auf einen einzelnen Wert gegründet werden. Weniger brauchbare Hinweise ergibt für das geriatrische Patientengut der 50 g oder 100 g OGTT (oraler Glucosetoleranztest), der in standardisierter Form den Organismus mit Kohlehydraten belastet. Der Test wird nach Nahrungskarenz über die Nacht am Morgen durchgeführt. Es erfolgt zunächst die Bestimmung des Nüchtern-Blutzuckers. Danach trinkt der Patient 50 oder 100 g gelöste Glucose. Die Blutzuckerkontrolle erfolgt über die nächsten 2 Stunden. Der wichtigste Blutzuckerwert ist die Konzentration 1 und 2 Stunden nach der Glucoseaufnahme. Es gibt viele Möglichkeiten, den OGTT zu interpretieren. Bisher hat man sich noch nicht auf eine standardisierte Auswertung geeinigt. Als Faustregel kann aber gelten, daß die Addition des 1- und 2-Stundenwertes 300 mg nicht überschreiten soll. Im pathologischen Fall und bei gleichzeitigem Vorliegen normaler Nüchternblutzuckerwerte spricht man von einem *asymptomatischen* oder *chemischen* Diabetes.

16.3. Grenzwertiger Diabetes in höherem Lebensalter

Am häufigsten wird ein frisch entdeckter Diabetes zwischen dem 60. und 70. Lebensjahr diagnostiziert. Da diese Patienten eine Lebenserwartung von etwa 9 Jahren (65 % der Nichtdiabetiker-Erwartung) besitzen, kann der Diabetes als ein typisches Altersleiden aufgefaßt werden.

Die Überhäufigkeit des Diabetes bei älteren Menschen wurde durch verschiedene Reihenuntersuchungen bestätigt. Die «Bedford Community Survey» aus dem Jahre 1962 untersuchte die Glucosuriehäufigkeit eines nach Wahllisten rekrutierten Kollektivs in Bedford (bekannte Diabetiker waren ausgeschlossen). Es wurde eine Urinprobe 60 und 90 Minuten nach der Hauptmahlzeit gesammelt. Glucoseausscheidung im Urin wurde in 4 % der Gesamtpopulation nachgewiesen. Die Zunahme der Glucoseausscheidung stieg linear mit zunehmendem Alter an und erreichte bei den über 75jährigen Männern 8 %. Bei Frauen der gleichen Altersgruppe lag die Inzidenz um die Hälfte niedriger. Überprüfte man diese älteren Patienten mit Glukosurie durch den OGTT, so zeigten etwa die Hälfte der Männer über 69 Jahre und 80 % der Frauen über 69 Jahre einen pathologischen Ausfall. Noch deutlichere Befunde wurden bei 570 Probanden erhoben, die nach Alter- und Geschlechtsstratifizierung mit dem OGTT getestet wurden (eine Selektion hinsichtlich Glukosurie war vorher nicht durchgeführt worden). Bei Patienten über 70 Jahre hatten 70 % pathologische Blutzuckerwerte. Bei jüngeren zeigten sich lediglich normale oder grenzwertige Blutzuckererhöhungen. Professor *Butterfield* kommentiert die Ergebnisse wie folgt:

«Im Falle, daß wir alle Großväter und Großmütter einem Glukosetoleranztest unterzögen, würden wir bei einem hohen Prozentsatz offensichtlich normaler Probanden Ergebnisse bekommen, die für das Vorliegen eines Diabetes sprechen».

16.4. Komplikationen des Diabetes

Es wurde bereits auf das Problem der Blutgefäßbeteiligung bei Diabetes hingewiesen. Sind die beobachteten Gefäßschädigungen als Komplikationen oder als integraler Teil der Diabeteserkrankung aufzufassen? Grundsätzlich können Blutgefäßveränderungen in zwei Typen eingeteilt werden. Die «Mikroangiopathie» betrifft vorwiegend die Kapillaren und zeichnet sich durch eine Verdickung und Strukturverlust der Basalmembran aus. Es gibt Hinweise (nicht unwidersprochen), daß diese Veränderung sich vor dem klinisch manifesten Diabetes entwickelt. Hierfür spricht, daß Kapillarschädigungen einen integralen Teil der Krankheit darstellen. Der zweite Typ der vasculären Komplikation betrifft größere Gefäße, speziell die Coronar- und Cerebralarterien sowie die Extremitätenarterien. Die Einbeziehung der Coronararterien ist von besonderer Wichtigkeit, da Komplikationen durch coronare Herzkrankheit die häufigste Todesursache bei Diabetes darstellen. Die Veränderungen der größeren Gefäße bei Diabetes unterscheiden sich nicht von jenen bei der arteriellen Verschlußkrankheit der Nichtdiabetiker – eine ubiquitäre Krankheit und Haupttodesursache in der Gesamtpopulation beginnend mit dem mittleren Erwachsenenalter.

Für die große Zahl älterer Menschen mit Diabetes ist die Prophylaxe ein wichtiges Problem. In diesem Zusammenhang sind die Erfahrungen der Bedford Community Survey interessant. In der Gruppe der grenzwertigen Diabetiker, die während der genannten Studie entdeckt wurden, zeigte die Behandlung mit Tolbutamid über 8½ Jahre für die cardiovasculäre Morbidität bei den unter 60jährigen einen Vorteil über Placebo. In der Gruppe über 60jähriger war kein Vorteil zu erkennen. Möglicherweise nahm aber die höhere Inzidenz an coronarer Herzkrankheit in der Medikamentengruppe, verglichen mit der Kontrollgruppe, Einfluß auf das Ergebnis. Zur Zeit gibt es keinen Hinweis, der eine weitverbreitete prophylaktische Medikamenteneinnahme für den grenzwertigen Diabetes bei älteren Menschen ohne weitere Symptome rechtfertigt.

Während man darüber diskutieren kann, ob vaskuläre Schädigungen tatsächlich als eine Komplikation des Diabetes aufgefaßt werden können, muß dies für andere Störungen eindeutig bejaht werden. Zur besseren Übersichtlichkeit folgt eine Tabelle der wichtigsten heute diskutierten diabetischen Komplikationen in höherem Lebensalter.

Vaskulär:	a) Arterielle Verschlußkrankheit der großen und mittleren Gefäße, Coronare Herzkrankheit, Cerebrale Verschlußkrankheit, Gliedmaßenarterienverschlüsse
	b) Kapillarläsionen
	Retinopathie, Nephropathie
Okulär:	Katarakt, Glaskörpertrübungen
	Glaukom (meist sekundär bei Retinopathie)
Neurologische Störungen:	Periphere Neuropathie
	Autonome neurogene Störungen
	Überlaufharnblase
	Dysphagie
	Diarrhoe
	Impotenz
Metabolische Störung:	Nicht-Ketoazidotisches hyperosmolares diabetisches Koma
	Diabetisches Koma (Hyperglykämie, Ketoazidose)
	Hypoglykämischer Schock (durch Insulin oder Drogen)
Verschiedene andere Störungen:	Anfälligkeit für Hautinfektionen und Harnwegsinfektionen sowie für Lungentuberkulose.

16.5. Behandlung des Diabetes

Es gibt 4 Hauptmethoden, um Diabetes zu behandeln.
1. Insulintherapie,
2. Tabletten,
3. Einschränkung der Kohlehydratzufuhr,

193

4. Gewichtsreduktion bei Vorliegen einer Adipositas.

Die genannten Prinzipien sind die gleichen bei Diabetes älterer oder jüngerer Menschen. Jeder Patient muß individuell behandelt werden. Trotzdem können einige allgemeine Leitlinien herausgestellt werden:

Schwerer Diabetes	Tagesprofil zeigt Blutzuckerwerte von 200 mg% oder mehr (deutliche Glukosurie und ein gewisses Maß von Ketoazidose vorhanden).	Insulin ist erforderlich
Mittelgradiger bis milder Diabetes	Tagesprofil ergibt Blutzuckerwerte um 140–200 mg% (Glukosurie, Ketoazidose mild oder nicht vorhanden).	Insulin kann, braucht aber nicht, gegeben zu werden. Oft hilft Einstellung mit Tabletten.
Grenzwertiger Diabetes	Tagesprofil zeigt Blutzuckerwerte zwischen 120 und 140 mg%	Die Entscheidung, ob eine Behandlung durchgeführt wird, richtet sich nach dem Vorhandensein oder Nichtvorhandensein von Symptomen oder Komplikationen. Zunächst wird eine Kohlenhydratrestriktion sowie eine Gewichtsreduktion bei Obesitas verordnet.

16.6. Besondere Aspekte der Behandlung bei älteren Menschen

Insulinbehandlung

Ein Patient mit Erwachsenen-Diabetes wird bereits viele Jahre lang im Benutzen der Insulinspritzen bewandert sein. Diejenigen,

194

die Insulin zum ersten Mal im Leben anwenden müssen, benötigen eine detaillierte Instruktion und eine längerfristige Nachbeobachtung, ob die Anwendung des Insulins ordnungsgemäß erfolgt. Verwirrte ältere Menschen sind hierzu oft nicht fähig und das Insulin muß bei diesen Patienten von Verwandten oder einer Gemeindeschwester verabreicht werden. Ist beides nicht gewährleistet, so sollte eine Tablettenbehandlung unbedingt versucht werden.

Fußhygiene bei Diabetikern

Nägel sollten bei einem Fußpfleger behandelt werden. Der Fußpfleger muß darüber informiert sein, daß Nägel niemals seitlich abgeschnitten werden dürfen. Die beiden Nagelecken sollen stets überstehen, damit das gefährliche Einwachsen in das Nagelbett sicher vermieden wird. Füße müssen extrem sauber gehalten werden. Es sollten passende, bequeme Schuhe getragen werden, die nicht drücken und die freie Beweglichkeit der Zehen gewährleisten.

17. Infektionen

Zwei häufig vorkommende Infektionen stehen bei älteren Menschen im Vordergrund: Pneumonie und Harnwegsinfektion. Zwei weitere sind erwähnenswert, da sie eine besondere Form in höherem Lebensalter zeigen: Tuberkulose und subakute bakterielle Endokarditis.

17.1. Pneumonie

Sir William Osler nannte Pneumonie «den Freund alter Menschen», weil sie oft langanhaltender Behinderung und schwerem Leiden ein willkommenes und relativ friedvolles Ende setze. Pneumonie ist auch heute noch eine ernste Erkrankung bei älteren Menschen, obgleich die Einführung der Sulfonamide 1936 und der Antibiotika 1940 wirksame Waffen gegen Lungeninfektionen zur Verfügung stellte. Auf der anderen Seite besitzt die Pneumonie trotz fachmännisch durchgeführter Chemotherapie immer noch eine 25 %ige Letalität bei älteren Menschen. Warum ältere Patienten zur Pneumonie neigen und warum die Letalität gerade hier so hoch ist, darüber besteht noch keine Klarheit. Die übliche Antwort «allgemeine Resistenzschwäche für Infektionen im fortgeschrittenen Alter» kann kaum bewiesen werden, zumal bei älteren Menschen viele andere Infektionen, wie Furunkel und Wundinfektionen, auftreten, die ausheilen und nicht den deletären Verlauf einer Pneumonie nehmen. Eine bessere Antwort könnte dahin gehen, daß die Lunge bei älteren Menschen hinsichtlich verschiedener Abwehrmechanismen gegen bakterielle Invasion insuffizient wird. Derartige Abwehrmechanismen sind Hustenreflex, Ziliarbewegungen zum (cranialwärts) Befördern des Schleims, Immunglobulinproduktion durch respiratorisches Epithel und Phagozytenfunktion der Makrophagen.

Erreger sind:

Bakterien/Viren

Diplococcus pneumoniae (Pneumococcus) und Influenza-Virus sind für ²/₃ tödlicher Ausgänge verantwortlich. Die übrigen Infektionen stammen von gramnegativen Organismen, Staphylococcen, Mykoplasma- und Nicht-Influenza-Viren (speziell einige Rhinoviren).

196

Erbrochene Bestandteile und Nahrungsstücke sind die häufigsten Materialien. Bei Eintrübung des Bewußtseins und damit herabgesetztem Hustenreflex können beide relativ einfach in die Atemwege eindringen. Dies kann in den frühen Phasen eines Schlaganfalls, nach Anästhesie, bei übermäßig sedierten Patienten oder bei ähnlichen Umständen der Fall sein. Weiterhin kann eine Behinderung des Schluckaktes im Rahmen neuromuskulärer Koordinationsstörungen bei Hochbetagten eine Rolle spielen (z.B. Presbyösophagus siehe Abschnitt 14.1.2.1.).

17.1.1. Klinische Bilder

Obgleich der Pneumococcus ein häufig vorkommender Krankheitserreger ist, bleibt doch das klassische Bild der Lobärpneumonie mit dem unvermittelten Einsatz, mit Fieber und Lungeninfiltration eher eine Ausnahme.

Der Beginn der Pneumonie verläuft bei älteren Menschen heute typischerweise schleichend. Der Patient verliert an gesunder Gesichtsfarbe. Er zeigt Abgeschlagenheit, Apathie und Nachlassen der Mobilität und der allgemeinen Lebhaftigkeit für 2–3 Tage. Während dieser Zeit sind meistens keine Symptome vorhanden, die den Verdacht auf eine Lungeninfektion entstehen lassen. Das Auftreten eines Herpes simplex auf den Lippen oder ein Pleuraschmerz erweckt dann aber Aufmerksamkeit und schließlich entwickelt sich eine Trias aus leichter Temperaturerhöhung, Tachykardie und erhöhter Atemfrequenz (Fieber kann während der gesamten Krankheit fehlen). Physikalisch findet sich in der Frühphase oft nur eine leichte Schallverkürzung über verschiedenen Abschnitten der Basis. Später können deutliche physikalische Befunde, die sich schnell verstärken, auftreten.

Das schleichende Einsetzen ist eines der Gründe für die hohe Letalität bei Pneumonie. Bei Sicherung der Diagnose ist die Krankheit oft schon weit fortgeschritten.

Eine weitere Eigentümlichkeit der Pneumonie in fortgeschrittenem Lebensalter ist die Häufigkeit der begleitenden cerebralen Verwirrtheit. Bei allen älteren Menschen mit plötzlich einsetzender Verwirrtheit sollte eine unbemerkt ablaufende Pneumonie in Betracht gezogen werden.

Influenza-Pneumonie

Die Influenza A-Pneumonie ist bei älteren Menschen nicht häufiger als in der Gesamtpopulation. Bezüglich des immunologischen Verhaltens sind ältere Menschen weder mehr noch weniger anfällig als andere Altersgruppen. Eine echte Influenza-Pneumonie zeigt die Merkmale einer generellen Virusinfektion und wird in der Regel nur bei Epidemien gesehen. Ältere Menschen sind aber besonders anfällig für Lungenkomplikationen und die sich hieraus ergebende Letalität ist außerordentlich hoch. Eine Prophylaxe älterer Menschen durch Impfung ist ratsam, hilft aber nach Ausbruch der Krankheit nicht.

Terminale Pneumonie

Die «terminale» Pneumonie ist keine Krankheit sui generis. Der Begriff wird bei Patienten angewendet, die an einer schweren, zur Entkräftung führenden Krankheit leiden und an einer Lungeninfektion sterben. Besonders in dieser Situation sind gramnegative Bakterien oder Staphylococcen für den Verlauf verantwortlich.

Behandlung

Die Behandlung der Pneumonie weist drei Elemente auf: Chemotherapie, Sauerstoff und gute Pflege.

Eine ideale Chemotherapie benötigt die vorherige Identifikation des krankmachenden Mikroorganismus, sei es durch mikroskopische Untersuchung oder durch Kultur des Sputums. Unglücklicherweise können viele ältere Menschen im Verlauf der Pneumonie kein Sputum produzieren. Aber selbst nach Gewinnung von Sputum und der Möglichkeit weiterer diagnostischer Verfahren sollte die Behandlung nicht bis zum Ergebnis dieser Untersuchungen hinausgezögert werden. Eine strikt rationale Therapie, die mit dem Ableben des Patienten einhergeht, kann niemanden befriedigen. In vielen Fällen ist eine schnelle Therapie notwendig, ohne daß die bakteriologische Austestung schon bekannt ist. Insofern besteht die Therapie oft aus zwei Abschnitten. Zunächst wird ein Antibiotikum gegeben, von dem aus statistischen Gründen bekannt ist, daß es auf breiter Ebene wirkt. Sofern Sputumausstrich oder Kultur Hinweise auf den Erreger liefern, kann zu dem wirkungsvollsten Chemotherapeutikum übergegangen werden. Außerhalb des Krankenhauses kann eine Behandlung bei Patienten, die vor der Infektion in gutem Zustand waren, mit voller Ampicillindosierung durchgeführt werden. Im Krankenhaus, wo Pneumonien anzutreffen sind, die schon vorher schwer erkrankte Patienten befallen, ist die Lage schwieriger. Hier werden weit häufiger gramnegative bzw. seltene Keime angetroffen. Unter diesen Umständen ist der Einsatz eines Breitband-Antibiotikums angebracht, z. B. Tetracyclin 500 mg 6stündlich oder Doxycyclin 100 mg 12stündlich. Im späteren Verlauf können die Dosen halbiert werden. Die Behandlung sollte unabhängig von der Wahl des Antibiotikums mindestens 7 Tage dauern.

Die Sauerstoffgabe ist ein wichtiger Teil der Behandlung und wird am besten durch eine Maske, die 28 % O_2 mit einem Fluß von 4 Liter pro Minute zuführt, gegeben.

Eine sachgemäße Pflege ist wichtig für:

1. Verhinderung der Dehydration (viele Patienten mit Pneumonie sind stuporös oder verwirrt und trinken wenig, wobei die Gefahr der langsamen Austrocknung besteht),
2. die Prophylaxe der Dekubitus-Ulcera,
3. die Aufrechterhaltung eines ausgeglichenen Nahrungsangebotes und die orale Hygiene.

Komplikationen, Verlauf und Prognose

Die häufigste direkte Komplikation ist die Herzinsuffizienz. Oft besteht auch eine coronare Herzkrankheit mit plötzlichem Auftreten von Vorhofflimmern. Es können sich größere seröse Pleuraergüsse bilden, die abpunktiert werden müssen.

Pneumonie ist bei älteren Menschen schwieriger zu behandeln als im jüngeren Lebensalter. Physikalische Zeichen bilden sich innerhalb von 2 oder 3 Wochen zurück. Veränderungen, die auf dem Thoraxröntgenbild erscheinen, persistieren bis zu 6 Wochen. Veränderungen, die über diese Zeit hinaus vorhanden sind, lassen an eine zugrunde liegende andere Krankheit, wie Bronchuscarzinom oder Bronchiektasen denken.

Die hohe Letalität wurde bereits erwähnt. Konfusionen, die erstmals bei Pneumonie auftreten, bilden sich nach Abklingen der Infektion nicht immer wieder zurück. In manchen Fällen dauert es mehrere Monate, bis sich die Patienten erholen. In einigen Fällen bleiben die Patienten dauernd verwirrt.

17.2. Harnwegsinfektionen

Die Häufigkeit von Harnwegsinfektionen wurde in kleineren Gruppen verschiedener Populationen unter besonderer Berücksichtigung von Schulkindern und Schwangeren intensiv studiert. Trotz der Schwierigkeiten, Urinproben zu bekommen, die nicht durch Haut- oder Vulva-Keime infiziert waren, stimmen die Ergebnisse der verschiedenen Altersgruppen recht gut überein.

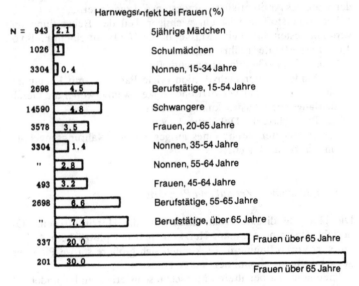

Abb. 17.1: Harnwegsinfektionsrate bei weiblichen Patienten verschiedenen Alters

Abbildung 17.1 zeigt die Verhältnisse bei Frauen. Die Häufigkeit der Harnwegsinfektionen steigt in der Reihenfolge Mädchen, (1–2 %), 15–64jährige Frauen (3–6 %), Frauen über 65 Jahre (17 %). Noch höhere Anteile finden sich in Altersheimen und geriatrischen Kliniken. Vergleichbare Zahlen sind für Männer nicht erhältlich. Es ist aber wahrscheinlich, daß unter 65 Jahren Infektionen weniger häufig vorhanden sind. In höherem Lebensalter und speziell in der Altersgruppe über 70 Jahre dürfte die Häufigkeit bei beiden Geschlechtern etwa gleich sein.

17.2.1. Ursachen

Immobilität ist ein wichtiger ätiologischer Faktor für Harnwegsinfektionen. Wahrscheinlich hängt dies damit zusammen, daß die Einschränkung der Bewegung Obstipation nach sich zieht, die mit Stuhlinkontinenz und entsprechender Verschmutzung der Unterlage einhergeht. Kontamination des Perineum und der Urethra mit Kolibakterien führt dann nicht selten zur Harnwegsinfektion bei Frauen. Zusätzlich kann Obstipation und Immobilität auch die vollständige Entleerung der Blase erschweren.

Restharn ist eine Ursache für Infektionen. Normalerweise wird die Blase in gewissen Abständen entleert und Mikroorganismen vor ihrer Vermehrung im Urin ausgeschieden. Bei verschiedenen Arten der neurogenen Blase kommt es bei beiden Geschlechtern zu größeren Restharnmengen. Prostatahypertrophie ist eine weitere häufige Ursache bei Männern.

Auch die *Prostatektomie* kann zu einer Bakteriurie prädisponieren. Wahrscheinlich hängt dies mit dem Verlust der in den Prostatasekreten enthaltenen antibakteriellen Substanzen zusammen.

Weiterhin kann ein *Uterus-Prolaps* zu Harnwegsinfektionen führen. Überraschenderweise besteht keine Beziehung zu früheren Geburten bzw. durch Instrumente oder Nahtmaterial zustande gekommenen geburtshilflichen Traumen.

Die *senile Vaginitis* (mit den begleitenden Veränderungen des Urethra- und Trigonumepithels (s. Abschnitt 8.3.2.) wurde ebenfalls als Ursache für eine Bakteriurie angegeben. Der Beweis hierfür steht aber noch aus.

Bedeutung der Bakteriurie

Obgleich die erwähnten ätiologischen Faktoren allgemein Anerkennung fanden, scheint es doch schwierig zu sein, etwas über den klinischen Stellenwert der Bakteriurie auszusagen. Bei der akuten Zystitis sind die lokalen, systemischen oder entzündlichen Zeichen mit begleitender Dysurie, Inkontinenz und Temperaturerhöhung wichtiger als die Tatsache, daß eine bakterielle Infektion vorliegt. Die genannten Symptome gehen allerdings nach entsprechender Behandlung der Infektion zurück. Obgleich eine chronische Bakteriurie oft mit Urininkontinenz, Nykturie und Harndrang einhergeht, ist die Bakteriurie selbst nicht immer als Ursache dieser Symptome anzusehen. Wahrscheinlicher ist, daß der zur Restharnbildung führende Mechanismus (z. B. Blasenausgangsobstruktion bei Prostatavergrößerung oder die neurogene Blase) ein primäres Ereignis darstellt, dem sekundär die chronische Bakteriurie nachfolgt. In diesem Fall wird eine Infektionsbekämpfung die Symptome nicht beseitigen.

Obgleich Urin durch eine effektive Chemotherapie sterilisiert werden kann, tritt in der Regel innerhalb der nächsten 3–4 Monate wieder ein Rezidiv mit dem gleichen oder einem anderen Organismus auf. Im allgemeinen ist die chronische Bakteriurie bei älteren Menschen ein relativ gutartiges Geschehen, das weder zur Niereninsuffizienz noch zu Hypertonie (bei jüngeren sind die Aussichten wesentlich schlechter) führt. Aus diesem Grund wird die Behandlung, sofern ein Rezidiv folgt, nicht fortgeführt. Trotzdem gibt es eine kleinere Gruppe älterer Menschen, die bei chronischer Bakteriurie auch zusätzlich Zeichen der Pyelonephritis aufweisen. Die letztere spricht üblicherweise nicht auf eine kurzzeitige antibiotische Behandlung an. Hier ist eine langfristige Therapie zur Verhinderung von Rückfällen erforderlich.

17.2.2. Diagnose

Die Diagnose der Harnwegsinfektion ist heute recht gut standardisiert und wird aufgrund der Bakterienzahl einer nichtverunreinigten Probe von Urin gestellt. Eine Bakterienzahl größer als 100 000/ml zeigt eine Infektion an. Bei der einmaligen Untersuchung kann man in 80 % mit einer richtigen Aussage rechnen. Es müssen kontaminierende und infizierende Organismen getrennt werden. Da kontaminierende Bakterien durch Fehler beim Urinsammeln auftreten, werden sie häufiger bei älteren Menschen und hier besonders bei Immobilisierten gefunden. Eine alternative Möglichkeit bei der Uringewinnung ist die suprapubische Punktion bei der jede Kontamination ausgeschlossen ist. Über Urethrainfektionen kann hierbei allerdings keine Aussage gemacht werden. Suprapubische Proben können meist nur bei kooperativen Patienten gewonnen werden, d. h. einer Gruppe, die auch die Technik des Mittelstrahl-Urinsammelns schnell lernt. Speziell bei inkontinenten älteren Menschen ist es oft unmöglich, eine genügende Blasenausdehnung zu erhalten, die für die suprapubische Punktion Voraussetzung ist.

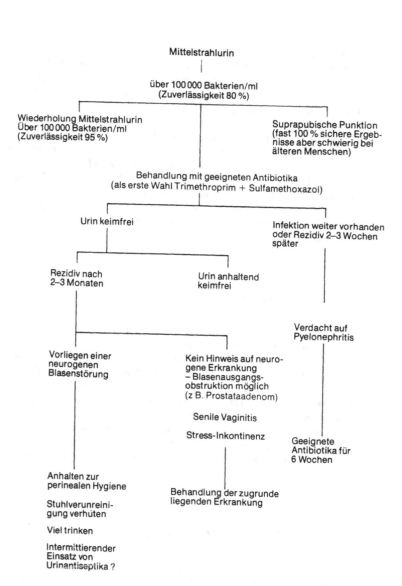

Abb. 17.2: Diagnostik der Harnwegsinfektion

Wichtig ist, daß Urinproben sofort zu den Laboratorien geschickt werden. Sollte dies nicht möglich sein, so müssen die Proben in einem Eisschrank aufbewahrt werden. Eine halbe Stunde Raumtemperatur läßt die Organismenzahl hoch ansteigen und macht die korrekte Bakterienzählung unmöglich.

Das praktische Vorgehen bei Harnwegsinfektionen für ältere Menschen ist im Flußdiagramm der Abbildung 17.2 dargestellt.

Abschließend sei erwähnt, daß es eine große Zahl einfacher Möglichkeiten gibt, Infektionen bzw. ihr Wiederauftreten zu verhindern. Hierbei müssen die Patienten mit diesen Möglichkeiten vertraut gemacht werden. Vieles Trinken ist günstig und seltene Blasenentleerungen schlecht. Die perineale Hygiene ist wichtig und die Beseitigung bzw. Verhinderung einer Stuhlinkontinenz von besonderer Bedeutung.

17.3. Tuberkulose

Einer der größten Triumphe der modernen präventiven Medizin ist die fast vollständige Ausrottung der Tuberkulose. Da es sich hierbei um eine aussterbende Krankheit handelt, denkt der Arzt immer weniger an die Möglichkeit dieser Infektion. Viele ältere Menschen haben aber eine ausgedehnte und unbemerkt verlaufende Tuberkulose in ihrer Jugend durchgemacht. Derartige Herde können im Verlauf anderer Erkrankungen reaktiviert und dann übersehen werden. Besonders muß an die miliare Tuberkulose bei älteren Patienten mit langanhaltenden Fieberschüben gedacht werden. Die viscerale Tuberkulose kann eine unklare, chronische Monozytose auslösen.

17.4. Subakute bakterielle Endokarditis

Es ist bekannt, daß die subakute bakterielle Endokarditis in den letzten 30 Jahren Änderungen in ihrem Erscheinungsbild erfahren hat. Dies hängt vorwiegend mit der zunehmenden Zahl älterer Menschen, die von dieser Krankheit befallen werden, sowie mit atypischen Formen zusammen. Einzelne Charakteristica der

Krankheit blieben aber unverändert. Die Infektion erfolgt meistens an nur minimal vorgeschädigten Herzklappen. Am häufigsten ist die Mitralklappe betroffen. Zunehmend sind aber auch nicht-schluß-fähige sklerotische Aortenklappen gefährdet. Bei Fehlen von Herzgeräuschen ist die Diagnose schwierig. Während früher der *Streptococcus viridans* der häufigste Mikroorganismus war, finden sich jetzt in fast gleicher Zahl auch *Staphylococcen* und *Streptococcus faecalis*.

Folgende klinische Besonderheiten werden bei älteren Menschen mit subakuter bakterieller Endokarditis gefunden:

1. Gewichtsverlust, Anorexie, allgemeine Hinfälligkeit mit oder ohne leicht erhöhte Temperatur.

2. Generalisierte Muskelschmerzen, teilweise auch vorübergehende Gelenkbeschwerden, ein Symptomenkomplex, der an die «Polymyalgia rheumatica» erinnert.

3. Zunehmende Herzinsuffizienz ohne ersichtlichen Grund, oft von einer schnell verlaufenden Herzvergrößerung begleitet.

4. Anämie mit den morphologischen Kennzeichen einer zugrunde liegenden chronischen Erkrankung (siehe Abschnitt 12.5.1.) kann ganz im Vordergrund stehen.

5. Mikrohämaturie.

6. Hirn-, A.-centralis-retinae- oder Beinarterienembolie.

7. Eine in der Geriatrie häufig schwerere Krankheiten begleitende akute Verwirrtheit.

8. Klassische Zeichen eines undulierenden Fiebers, Trommel-schlegel-Finger, Splenomegalie und Mikroembolien.

Bei so vielen verschiedenen und zum Teil unklaren Zeichen wird die Möglichkeit einer subakuten bakteriellen Endokarditis immer wieder in die differentialdiagnostischen Überlegungen bei einer großen Zahl von Erkrankungen älterer Menschen mit einbezogen werden müssen. Mit Sicherheit kann die Krankheit nur durch Blutkulturen erkannt werden. Bis zur Sicherung der Diagnose vergehen meist mehrere Wochen und die Letalität ist selbst unter optimaler Anwendung moderner Antibiotika insgesamt sehr hoch.

18. Sensorische Probleme

18.1. Blindheit und Taubheit

Blindheit

Nachlassende Sehkraft wird an zweiter Stelle in Shakespeares Aufzählungen der Strafen des fortgeschrittenen Lebensalters genannt: «Sans theeth, sans eyes, sans taste, sans everything».

Völlige oder annähernd völlige Blindheit ist bei älteren Patienten stets mit strukturellen Veränderungen, sei es am Auge selber oder an den Nervenleitungen, verbunden. Mildere Formen visueller Behinderung sind aber dem Alter innewohnende Veränderungen und finden sich per definitionem bei jedem alten Menschen, der nur lange genug lebt.

Altersbedingte Veränderungen des Sehvermögens

Diese Veränderungen bestehen aus:

Presbyopie – reduzierte Akkommodationskraft

Rückgang der Sehschärfe

Beeinträchtigung der Dunkeladaptation

Unter *Akkommodation* verstehen wir die Fähigkeit, scharfe Bilder eines Objektes auf der Retina von verschiedenen Distanzen her abzubilden. Die Akkommodation ist durch verschiedengradige Änderungen des Linsendurchmessers möglich. Das Ausmaß dieser Änderungen verringert sich progressiv über die gesamte Erwachsenenzeit und ist eng mit dem aktuellen Alter verbunden: Mit 20 Jahren besitzt die Linse eine Akkommodationskraft von 10 Dioptrien (1 Dioptrie ist die Brechkraft einer Linse mit dem Fokusabstand von einem Meter). Dieser Wert fällt auf weniger als 2 Dioptrien mit 60 Jahren und erreicht einen Niedrigstwert von 0,75 Dioptrien mit 70 und mehr Jahren. Symptome der vermehrten Anstrengung bei Akkommodation, d. h. Unbehagen bei Betrachten von Objekten, die sich nahe am Auge befinden, beginnen mit 40 bis 50 Jahren je nach Rasse. Dieses altersabhängige Phänomen hängt wahrscheinlich mit der Tatsache zusammen, daß die Linse progressiv über das ganze Leben hinweg wächst. Der äquatoriale Durchmesser der Linse nimmt mehr als ihre Dicke zu. Der Linsenradius wächst somit mit zunehmendem Alter. Weiterhin kommt es zu einer abnehmenden Elastizität der Linse. Dies alles führt zu einer Weitsichtigkeit älterer Menschen (Presbyopie).

Die Sehschärfe hängt vom Grad der Auflösung des Sehapparates ab. Die Auflösung ist mit 20 Jahren am besten, bleibt dann bis 50 etwa konstant und fällt anschließend langsam bis zum Alter von 70 Jahren ab. In höherem Lebensalter wird eine erhebliche Verschlechterung mit einem Rückgang der Sehschärfe auf 1/4 dessen, was ein 20jähriger leisten kann, beobachtet. Mit 70 Jahren besitzen allerdings noch 30 % aller Menschen nach entsprechender Korrektur eine vollerhaltene Sehschärfe. Mit 80 und mehr Jahren sind es noch etwa 10 %. Der Grund für die Verschlechterung der Sehschärfe ist noch nicht völlig geklärt. Die senile Miosis dürfte ein Faktor sein. Die Pupille ist bei älteren Menschen deutlich kleiner, so daß weniger Licht einfallen kann, während die Brennweite zunimmt. Streuung des Lichts und Absorption in der Linse und im Glaskörper spielen ebenfalls eine Rolle, tragen aber nicht zur endgültigen Klärung bei. Ein gewisser zentraler Einfluß dürfte wahrscheinlich auch mit vorhanden sein.

Beinhalten diese Veränderungen auch eine gewisse Abnahme der Sehkraft, so ist die verbliebene Sehfähigkeit doch meist ausreichend, um den begrenzten Bedürfnissen eines hochbetagten Menschen, speziell wenn die Beleuchtung gut ist, zu genügen.

Die häufigsten pathophysiologischen Mechanismen für eine Abnahme der Sehkraft im Alter sind

Cataract

Glaukom

Senile Maculadegeneration

Diabetische und hypertensive Retinopathie (die erste am häufigsten)

Läsionen des Tractus opticus bei Schlaganfall

Arteriitis temporalis

Klinische Untersuchung

Während eine detaillierte Untersuchung des Sehvermögens zum Ausschluß möglicher Augenerkrankungen dem Spezialisten vorbehalten sein sollte, geben auch einfache klinische Methoden (oft vernachlässigt) wertvolle Informationen.

Folgende Untersuchungen sollten durchgeführt werden:

Beurteilung des äußeren Auges zum Ausschluß von Hornhauttrübungen, Iritis, Pupillenveränderungen, Zustand nach vorangegangener Operationen.

Grober Test auf Sehschärfe (auch auf die Fähigkeit, Schriften verschiedener Größe in Zeitungen oder Schrift auf den Snellen'schen Sehtafeln zu lesen).

Ophthalmoskopische Untersuchung zum Ausschluß von Linsentrübungen und Veränderungen der Pupille und der retinalen Blutgefäße.

Beurteilung des Gesichtsfeldes (Abdecken eines Auges, Aufforderung, mit dem freien Auge die Nase des Untersuchers zu fixieren, Heranführen des sich bewegenden Zeigefingers aus einer Gegend hinter dem Kopf des Patienten zur Peripherie).

Cataract

Cataract ist nicht mit Blindheit gleichbedeutend. Der graue Star entwickelt sich vielmehr langsam und führt zunächst zu einer nur geringgradigen Verschlechterung des Sehens. Cataracte werden durch örtliche Störungen der Linsenstruktur verursacht. Dies kann den Kern oder die Ränder betreffen, die dann eine opake Struktur annehmen. Cataracte werden durch Fokusierung eines Lichtstrahls aus dem Ophthalmoskop auf die Linse festgestellt. Sie imponieren als grau-schwarze Flecken oder Streifen, spinnenförmige Figuren oder keilförmige Trübungen. Genauere Beurteilungen benötigen eine Spaltlampenuntersuchung. Das Wort Cataract stammt von einem griechischen Wort für Fallgatter und wurde wahrscheinlich wegen der lattenartigen Struktur der Trübungen gewählt.

Wie bereits erwähnt, lagert die Linse während des ganzen Lebens neue Fasern an, wobei die jüngsten an der Außenseite, wie die Lagen einer Zwiebel, angeordnet sind. Optische Diskontinuitäten (disjunction stripes) nehmen während des Lebens an Zahl, wie die Wachstumsringe eines Baumes, zu. Die Cataract ist wahrscheinlich als eine determinierte Verstärkung und zeitliche Vorwegnahme normaler Altersvorgänge der Linse aufzufassen und daher außerordentlich häufig bei fortgeschrittenem Alter anzutreffen. Die besondere Anfälligkeit von Diabetikern und Gichtkranken sowie Patienten, die Steroide erhalten, ist bekannt.

Die Catarakt kommt oft bilateral vor. In der Regel ist aber eine Seite ausgeprägter als die andere. Die Krankheit führt nicht zur vollständigen Blindheit, kann aber eine bedeutende Sehbeeinträchtigung nach sich ziehen.

Die Behandlung der Cataract obliegt dem Augenarzt. Patienten mit einer nuklearen Cataract weisen oft eine zunehmende Myopie auf, wobei eine häufige neue Verschreibung von Gläsern erforderlich ist. Eine Dilatation der Pupillen durch Homatropin (vorausgesetzt, daß kein Glaukom vorhanden ist) kann ebenfalls helfen.

Die operative Behandlung besteht im Entfernen der betroffenen Linsen. Später müssen entsprechende Brillengläser, meist von Stärken um 10 Dioptrien, sowie eine Korrektur für Astigmatismus verordnet werden. Diese Versorgung bewirkt einen Vergrößerungseffekt, der durch das Tragen von Kontaktlinsen eliminiert werden kann. Probleme, die mit der Gewöhnung des Patienten an derartige Veränderungen zusammenhängen und das zunehmende Risiko einer Netzhautablösung mit Glaukom am operierten Auge lassen den Augenarzt eine mehr konservative Haltung bei älteren Menschen einnehmen. Dies gilt besonders für den Fall, daß auf der anderen Seite eine ausreichend korrigierbare Sehschärfe vorliegt.

Glaukom

Das Wort Glaukom stammt aus dem Lateinischen für «graugefärbt». Die Erkrankung wird durch einen Anstieg des intraokulären Drucks (normaler Druck zwischen 14 und 20 mm Hg) ausgelöst. Bei längerem Anhalten der Druckerhöhung kann eine Kompression des Nervus opticus mit Gesichtsfelddefekten entstehen.

Zwei verschiedene Typen müssen auseinander gehalten werden:

1 Glaukom durch *Kammerwinkelabflußstörung*. Hier kann das Kammerwasser nicht abfließen, da die Iris dem Kammerwinkel anliegt, den Schlemmschen Kanal dadurch verlegt und das trabekuläre Netzwerk verstopft. Der Druck steigt bis auf 45 und 60 mm Hg an. Eine Prädisposition liegt bei flacher Vorderkammer mit großer Linse und einem spitzen Kammerwinkel vor.

Klinisch finden sich:

Akute Schmerzen des Auges, zeitweise mit Erbrechen, verschwommenes Sehen und eine wolkenförmig-ödematöse Cornea. Die Pupille ist erweitert, oval und reagiert nicht auf Licht.

Ein *subakutes* Stadium mit mehreren hintereinander vorkommenden Prodromalattacken. Hierbei schmerzt das Auge weniger stark als beim akuten Einsetzen, es besteht verschwommenes Sehen sowie die Empfindung von regenbogenartigen Ringen beim Dunkelsehen.

Ein *schleichendes* Einsetzen ohne Augenschmerz, Regenbogensehen, aber mit Abnahme der Sehkraft auf dem Boden einer Nervus opticus-Kompression.

Ein akuter Glaukomanfall kann durch fehlerhafte Pupillendilatation mit Atropin ausgelöst werden.

Die Behandlung eines akuten Glaukomanfalls sollte in einer ophthalmologischen Abteilung erfolgen und Gabe von Pilocarpin-Tropfen zur Pupillenkonstriktion einschließen. Sofern dies zu keinem Erfolg führt, ist die Gabe des Carboanhydrase-Hemmers Acetazolamid (Diamox®) intramuskulär (500 mg einmalig) indiziert. Sofern auch dies nicht zum Erfolg führt, muß eine Operation durchgeführt werden. Ein chronisches Kammerwinkelverschluß-Glaukom erfordert die Iridektomie oder eine andere Drainage-Operation.

2 Das *Glaukom mit offenem Kammerwinkel* hängt mit einer gestörten Resorption von Kammerwasser zusammen, dessen Ursache nicht geklärt ist. Der Patient zeigt Sehstörungen oder die Krankheit wird anläßlich einer Routineuntersuchung durch Feststellen einer Pupillenexkavation entdeckt. Die Behandlung obliegt wiederum dem Spezialisten. Sofern der Patient noch keine Sehstörung entwickelt hat, sind medikamentöse Versuche zur intraokularen Drucksenkung indiziert. Bei ausgedehnter Einschränkung des Gesichtsfeldes ist eine Drainage-Operation erforderlich.

Senile Maculadegeneration

Da die Macula mit dem zentralen Sehen zu tun hat, führt ihre Degeneration, die als weißliche oder gräuliche Fleckenbildung, z. T. mit Pigmentverschiebungen, erkennbar ist, zu einer deutlichen Verminderung der Sehfähigkeit. Zu Beginn sind die Symptome glücklicherweise nur geringfügig. Möglicherweise handelt es sich um eine erbliche Erkrankung. Die einzig mögliche Behandlung besteht in Verordnung ausreichend starker Brillengläser bzw. Vergrößerungsgläser für das Nahesehen. Die betroffenen Patienten können oft noch recht ordentlich sehen, sind aber bei Arbeiten, die eine differenzierte Sehfähigkeit erfordern, behindert.

Diabetische Retinopathie

Ähnlich wie bei jüngeren Patienten kann eine Retinopathie trotz leichtem Diabetes eine schwere Verlaufsform annehmen. Die diabetische Retinopathie wird durch charakteristische Zeichen wie Mikroaneurysmen, Haemorrhagien und Exsudate erkannt. Eine Abnahme des Visus erfolgt, sobald die Macula mit in den Krankheitsprozeß einbezogen ist.

Gesichtsfelddefekte

Ein häufiger Defekt bei älteren Menschen ist die homonyme Hemianopsie als Folge eines Cerebralarterienverschlusses. Die Sehfähigkeit ist bis zur Mittellinie für jedes Auge verlorengegangen und zwar auf der gleichen Seite, auf der auch eine Parese vorhanden ist. Vorausgesetzt, daß der ältere Mensch zur Kooperation fähig ist, kann der Ausfall durch die weiter oben geschilderte einfache Gesichtsfeldbestimmung ermittelt werden.

Arteriitis temporalis

Hier handelt es sich um eine der wenigen Krankheiten, die bei älteren Menschen zu einer vollständigen Blindheit führt und bis zu einem gewissen Grade verhütbar ist. Die Wichtigkeit der Früherkennung und Behandlung wurde in Abschnitt 4.3.2.3. behandelt.

Folgen der Erblindung bei älteren Menschen

Ein Mensch, der in jüngeren Jahren blind wird und mit dieser Behinderung aufwächst, hat in der Regel sein Leben hinreichend organisiert. Blindheit, die aber unerwartet einen älteren Menschen trifft, ist eine Katastrophe, die das Selbstbewußtsein zunichte macht und zur vollständigen Abhängigkeit von anderen führt. Sofern ein Angehöriger vorhanden ist, der sich des Kranken annimmt und mit ihm zusammenlebt, kann viel für eine soziale Rehabilitation getan werden. Für solche Patienten aber, die alleine leben, ist eine vollständige Unabhängigkeit selten möglich. Blindheit für sich ist kein Grund für die Ablehnung zur Aufnahme in ein Altersheim. Hier werden aber gewisse Fähigkeiten wie Anziehen, selbständige Nahrungsaufnahme und Einhalten hygienischer Belange vorausgesetzt und viele erst kürzlich erblindete Ältere scheitern gerade in diesen Punkten.

Viele ältere Blinde sind nicht imstande, die Braille-Schrift zu erlernen.

Hörvermögen

Eine der bekanntesten Beigaben des Alterns ist die abnehmende Hörfähigkeit. Inwieweit handelt es sich hier um echte Altersveränderungen und inwieweit liegt tatsächlich eine mit dem Alter verbundene Erkrankung vor? Es existieren viele mögliche Gründe für die altersbedingte Abnahme des Hörvermögens, z. B. primäre Degeneration des Cortischen Organs mit Verlust von epithelialen Nervenzellen, ein Vorgang, der schon im mittleren Lebensalter beginnt. Veränderungen wurden auch im Bereich der sensorischen Cochlea-Zellen gesehen und zwar hier sowohl in den afferenten wie efferenten Nervenfasern. Ferner fanden sich Veränderungen in den Ganglienzellen der Spirale an der Cochleabasis. Zusätzlich wurde über einen Elastizitätsverlust der Lamina basilaris der Cochlea und der Membrana tympani berichtet.

Neben diesen genannten Störungen des Hörorgans selbst kann auch eine gestörte Blutzufuhr zu den neurosensorischen Rezeptoren eine Rolle spielen. Weiterhin können Hörbahnen und der Lobus temporalis des Großhirns durch Altersvorgänge verändert sein.

Hieraus ergibt sich, daß Änderungen im Hörvermögen multifaktoriell bedingt sein können. Es wurden nicht nur verschiedene Altersveränderungen und pathologische Veränderungen als mögliche Ursache identifiziert, sondern auch verschiedene Typen des Hörverlustes, die mit zunehmendem Alter auftreten, herausgearbeitet.

Presbyacusis ist die Unmöglichkeit höhere Frequenzen wahrzunehmen. Es handelt sich hierbei um ein altersbedingtes Phänomen.

Das Hörvermögen kann durch folgende additive Faktoren weiter behindert sein: Ein Tinnitus nimmt an Häufigkeit von 3 % in der 2. Lebensdekade bis auf 10 % in der 6. Lebensdekade zu, wobei mit dem Tinnitus nicht notwendigerweise auch ein Hörverlust einhergehen muß.

Abnorme Wahrnehmung eines lauten Geräusches

Bei etwa der Hälfte der Patienten, die an Presbyacusis leiden, besteht auch eine Überempfindlichkeit gegen zu lautes Sprechen. Ein Lautheitsgrad, der für eine normale Person noch akzeptabel ist, wird für den Presbyacusispatienten unerträglich.

Störung der Geräuschlokalisation

Dies kann dazu führen, daß der betroffene Patient Schwierigkeiten hat, zwischen verschiedenen Geräuschen, die inmitten einer lauten Umgebung auftreten, zu unterscheiden.

212

Aus diesem Grund wird die alleinige Diagnose des Hörverlustes hoher Frequenzen bei der audiometrischen Untersuchung nicht notwendigerweise auch etwas über die Hörschwierigkeiten älterer Menschen aussagen. Es müssen weitere Tests, die das Vermögen zur Selektion unter mehreren Geräuschen prüfen, herangezogen werden. Lippenlesen kann den Hörverlust in einem gewissen Grad kompensieren.

Verschiedene Studien haben abweichende Angaben über Beeinträchtigung des Hörvermögens in einem Kollektiv älterer Menschen ergeben. Die Zahlen scheinen irgendwo zwischen 12 und 30 % zu liegen, je nachdem welche Kriterien benutzt wurden. Auf jeden Fall handelt es sich um ein größeres Kontingent in der älteren Population. Das Herausfinden der Gründe, warum Hören schwierig wurde, ist deshalb bei älteren Patienten wichtig.

Der erste Schritt ist das Entfernen von Cerumen. Cerumen wurde bei etwa ⅓ aller älteren Patienten, die über Taubheit klagten, gefunden. Manchmal ist die Reinigung des äußeren Gehörganges alles, was zur Wiederherstellung des ausreichenden Hörvermögens erforderlich ist.

Die zweite Stufe ist das Zurverfügungstellen einer elektronischen Hörhilfe und die Erklärung ihrer Bedienung. Dies muß zusammen mit Nachkontrollen und ständigen Ermahnungen zur Anwendung des Gerätes einhergehen. Hörhilfen haben ihre Grenzen, da zunehmende Lautstärke nicht notwendigerweise das Gesprochene verständlicher macht und die oft vorhandene abnorme Lautstärkenempfindlichkeit eine gewünschte Verstärkung verhindert. Der Gebrauch zweier Hörhilfen (in jedem Ohr eine) ist besser als eine. Wichtig ist auch die persönlich zugewandte Unterhaltung. Ein Hörapparat nimmt auf weitere Entfernung alle Geräusche, auch die, die nicht zum Gespräch gehören, auf. Dies entspricht der Wiedergabe einer Bandaufnahme mit Gruppenkonversation, wobei zusätzliche, nicht zum Gespräch gehörige Geräusche, wie Türknallen und Husten, gleichermaßen deutlich aufgezeichnet werden.

Obgleich Hörrohre altmodisch aussehen, können sie für eine Unterhaltung zu zweit gute Dienste leisten.

Eine besonders ungünstige Auswirkung der Taubheit besteht darin, daß es den Kranken vom Verstehen von Radio- und Fernsehprogrammen abschneidet und Telefongespräche schwierig werden. In jeder dieser Fälle können spezielle Adapter bezogen werden, die an das Hörgerät des Patienten anzuschließen sind. Weiterhin hat es sich als brauchbar erwiesen, Blitzlicht statt Türklingel zu verwenden.

Medikamente bieten keine Behandlungsmöglichkeiten bei der Presbyacusis.

19. Ernährung

Fehler in der Ernährung können sich entweder als Unterernährung, d. h. in einer insuffizienten Zufuhr essentieller Nahrungsbestandteile, niederschlagen oder als Überernährung, d. h. Obesitas, äußern. Störungen der Ernährung in beiden Richtungen besitzen manchmal Krankheitswert. Auf der anderen Seite können sie aber auch das Ergebnis einer anderen zugrundeliegenden Krankheit sein.

Bei älteren Menschen ist es wichtig, zunächst überhaupt an mögliche Störungen der Ernährung zu denken. Zweitens muß ermittelt werden, welche Einzelbestandteile betroffen sind und schließlich wie die Ernährung des älteren Menschen verbessert oder aufrecht erhalten werden kann. Der Ernährungszustand wird in dreifacher Weise geprüft

durch Ermittlung der Nahrungszufuhr

durch Messung von Blut oder Gewebekonzentrationen verschiedener Nahrungseinzelfaktoren,

durch Ermittlung klinischer Symptome.

Nur die dritte Form bietet einen klaren Hinweis auf Fehlernährung. Die Menge der Nahrungszufuhr bzw. die Blut- und Gewebespiegel einzelner Diätkomponenten können mit dem Alter variieren oder Abweichungen von der Norm anderer zugrundeliegender Krankheiten sein.

Eine gute Definition für Fehlernährung wurde von *Berry* gegeben: «Eine Störung von Form oder Funktion bedingt durch Mangel oder Überfluß eines oder mehrerer Nahrungsbestandteile».

Zunächst können einige Tatsachen bezüglich Alter und Nahrungsaufnahme genannt werden.

19.1. Diät und Erreichen eines hohen Lebensalters

Bekannt sind Rattenexperimente, bei denen eine Tiergruppe mit Nahrungsrestriktion und eine andere mit Nahrungszufuhr ad libitum behandelt und die Resultate verglichen wurden. Es zeigte sich, daß die auf einer eingeschränkten Diät lebenden Tiere länger lebten, obgleich sie dünn und recht wenig attraktiv aussahen. Sofern die Überernährung nur die Zeit des Aufwachsens umfaßte, wurde der Reifevorgang beschleunigt, das Leben aber verkürzt. Sofern auf der anderen Seite die eingeschränkte Diät bis zur Reife gegeben wurde und danach freie Nahrungszufuhr möglich wurde, schien die Häufigkeit verschiedener Krankheiten in fortgeschrittenem Alter vermehrt zu sein.

19.2. Diätverhalten bei älteren Menschen

Das Department of Health and Social Security (DHSS) organisierte eine Studie über das diätätische Verhalten und andere Aspekte der Ernährung bei älteren Menschen in verschiedenen repräsentativen Teilen von Großbritannien. Insgesamt wurden 479 Menschen beobachtet (425 Männer und 54 Frauen). Sie führten Tagebücher über die Menge der Nahrung, die sie zu sich nahmen, und man führte klinische Untersuchungen über Blut- und Gewebekonzentrationen verschiedener Nahrungskomponenten durch. Außerdem wurde die soziale Situation der Betreffenden vermerkt. Das erstaunlichste Ergebnis der Studie war, daß nur 3 % älterer Menschen als unterernährt bezeichnet werden konnten. Die tägliche Zufuhr von Nahrungsbestandteilen und Energie zeigt Tabelle 19.1. Vergleicht man die Daten mit denen von 1969 vom DHSS

Tab. 19.1: Tägliche Aufnahme bestimmter Nahrungsbestandteile nach einer Übersicht des Department of Health and Social Security

	Empfohlene Aufnahme bei Männer 75 +	Frauen 75 +	Tatsächliche Aufnahme Frauen alleinlebend	Frauen mit Familie lebend
Energiezufuhr (kcal)	2.100	1.900	1.890	1.940
Protein (g)	53	48	62	62
Fett (g)			86	93
Kohlenhydrate (g)			223	228
Calcium (mg)	500	500	845	758
Eisen (mg)	10	10	10,7	11,1
Vitamin A (µg in Retinoläquivalenten)	750	750	3.360 (iu)	
Thiamin (mg)	0,8	0,7	0,86	
Riboflavine (mg)	1,7	1,3	1,1	nicht berechnet
Nikotinsäure (mg Äquivalent)	18	15	9,2	nicht berechnet
Ascorbinsäure (mg)	30	30	31	
Vitamin D (µg Colecalciferol)	2,5	2,5	71 (iu)	

empfohlenen Speisezettel, so lag in fast allen Fällen die wirkliche Zufuhr über der empfohlenen (Tab. 19.1). Die genannte relativ große Studie betraf eine allgemeine Population. Daneben gab es andere Untersuchungen, die sich mit kleineren, besser definierten Gruppen älterer Menschen beschäftigte. Hierbei konnten bestimmte Kollektive charakterisiert werden, die hinsichtlich der Ernährungsgewohnheiten als Risikogruppen betrachtet werden müssen. Es wurde gefunden, daß die Nahrungszufuhr bei älteren gesunden Menschen nur wenig abnimmt, daß sie aber sehr stark herabgesetzt ist bei Patienten mit konsumierenden Krankheiten. Weiterhin fanden sich Differenzen von Konzentrationen verschiedener Nahrungsbestandteile im Blut und in den Geweben bei Menschen in Alters- oder Pflegeheimen, verglichen mit einer nicht institutionalisierten, gleich alten Population. Hier spielt der hohe Invaliditätsanteil der in Alters- und Pflegeheimen lebenden Menschen eine Rolle.

Betrachtet man die einzelnen Nahrungsbestandteile gesondert, so scheint die Eiweißzufuhr in höherem Alter wenig behindert zu sein.

Verschiedene B-Vitamine (Thiamin = B1, Pyridoxin = B6, Nikotinsäure) zeigen bei hinfälligen älteren Menschen verminderte Blutspiegel, die durch entsprechende Behandlung wieder normalisiert werden können.

Askorbinsäure (Vitamin C): Blutspiegel dieses Vitamins sind bei hinfälligen, älteren Menschen niedrig, speziell bei Hospitalisation. Skorbut ist aber selten und tritt eher bei älteren Männern, die alleine leben, auf.

Vitamin-B-12 und Folsäure: Diese Vitamine wurden in Abschnitt 12.4. behandelt. Niedrige Blutspiegel wurden auch in einer kleineren Gruppe älterer Menschen, die keine Anämiezeichen aufwiesen, gefunden. In der Regel handelt es sich um hinfällige, hospitalisierte Patienten.

Vitamin A: Es gibt keinen Hinweis auf einen Vitamin-A-Mangel bei älteren Menschen.

Vitamin D: Ein adäquater Vitamin-D-Spiegel hängt von genügender Zufuhr und Sonnenlichtexposition ab. Die Letztere ist ein besonders wichtiger Faktor bei älteren Menschen. Vitamin-D-Mangel führt zur Osteomalacie.

19.3. Beurteilung der Ernährung

Eine einfache diätätische Beurteilung bei älteren Menschen kann dadurch erfolgen, daß die Zahl warmer Mahlzeiten pro Woche ermittelt, der Milchkonsum bestimmt und die Aufnahme von Früchten und Gemüse registriert werden.

Eine Übersicht, die bei über 80jährigen durchgeführt wurde, zeigte, daß nur 60 % der Männer und 48 % der Frauen einmal pro Tag warm aßen und daß 17 % der Männer und 23 % der Frauen zwei oder weniger warme Mahlzeiten pro Woche zu sich nahmen. Der Hausarzt oder Sozialarbeiter kann durch Stellen dieser Fragen schnell eine Vorstellung über die Art der Nahrungsaufnahme gewinnen.

19.4. Risikogruppen

Wie erwähnt, existieren Gruppen älterer Menschen mit unbefriedigender Nahrungszufuhr und niedrigen Blut- und Gewebespiegeln verschiedener Nahrungsbestandteile. Klinische Zeichen der Fehlernährung sind hier nicht immer vorhanden. Diese Risikopatienten sollten vom Hausarzt erkannt und Maßnahmen zur Vervollkommnung der Diät eingeleitet werden. Die Gruppen setzen sich wie folgt zusammen:

1. Isolierte alte Männer, die für sich alleine leben.
2. Schwerkranke, bei denen Bereitstellung und Zufuhr von Nahrung erschwert ist. Immobilität führt zum Nachlassen des Appetits.
3. Patienten mit sensorischen Ausfällen (Augenlicht, Gehör, Geschmack, Geruch) und herabgesetztem Appetit.
4. Ältere Menschen mit kürzlichem Todesfall eines näheren Angehörigen. Die Zeit der Trauer ist mit vermindertem Appetit vergesellschaftet. Sofern die Zeit lange anhält, kann es zu einer plötzlichen Verschlechterung bei älteren Menschen, die bereits vom ernährungsphysiologischen Gesichtspunkt am Rande der Dekompensation stehen, kommen.
5. Patienten mit psychischen Krankheiten, insbesondere Depression.

19.5. Behandlung

Jede ältere Person sollte wenigstens 5 warme Mahlzeiten pro Woche zu sich nehmen und Patienten, die diese nicht erhalten, müssen mit Essen auf Rädern versorgt bzw. Gast eines Mittagstisches für Senioren oder in einem Altenzentrum werden (der Transport hierhin ist in der Regel erforderlich). Sofern Essen auf Rädern die Hauptnahrungsquelle ist, muß dieses 5x pro Woche gebracht werden. Alles was unterhalb dieser Zahl angeboten wird, ist ungenügend und kann eine adäquate Ernährung nicht aufrecht erhalten. Allenfalls dient das Zurverfügungstellen einiger weniger Mahlzeiten zur Bereicherung eines bereits vorher ausreichend gestalteten Speisezettels.

Vitaminzufuhr. Das Problem der Vitamintherapie ist schwierig. Es gibt sicher kleinere Gruppen älterer Menschen, die zu wenig Vitamine zu sich nehmen. Dies ist aber kein Grund für eine allgemeine Vitaminprophylaxe. Sofern Osteomalacie oder Skorbut nachgewiesen werden, besteht eine klare Indikation für die Gabe der entsprechenden Vitamine. Weiterhin gibt es gute Gründe, eine Risikogruppe, wie sie oben definiert wurde, mit Vitaminen zu versorgen. Das gleiche gilt für Patienten, die sich lange in einem Krankenhaus aufhalten und für hinfällige Patienten, die in Altersheimen oder bei sich zu Hause leben. Die wichtigsten hierbei in Betracht kommenden Vitamine sind die wasserlöslichen Vitamine (B-Gruppe und C) und Vitamin D.

Energie. Ernährungsprobleme beziehen sich immer auch auf die Energiezufuhr. Bei Hochbetagten ist diese in bestimmten Fällen vermindert. Eine Zunahme der Hinfälligkeit führt auf der anderen Seite zu einer herabgesetzten Körperbewegung. Pensionierung geht ebenfalls mit verminderter Energieabgabe einher. Darüberhinaus bewirkt die moderne Automation sowie der Ausbau öffentlicher und privater Transportmöglichkeiten eine Reduktion der Energieabgabe. Durch Mangel an sportlicher Betätigung ist hiervon auch die jüngere Generation betroffen, so daß ein Unterschied zwischen der Energieproduktion älterer und jüngerer Menschen weniger groß sein dürfte als früher.

Obesitas. Mit zunehmendem Alter wechselt die Anordnung von Fettspeichern, wobei eine Fettverlagerung vom subkutanen Gewebe zu den tiefer gelegenen Geweben beobachtet wird. Ferner besteht eine Verschiebung von den Gliedern zum Stamm.

Übergewichte Menschen werden nicht sehr alt. Es wurde festgestellt, daß Adipöse, die ein hohes Alter erreichen, oft eine niedrigere kalorische Zufuhr benötigten als die Normalgewichtigen und allein durch Fehlen körperlicher Aktivitäten oder durch Immobilität am Verbrennen ihrer Fettdepots gehindert waren. Unter solchen Umständen ist die Gewichtsabnahme durch kalorische Restriktion ein langer und beschwerlicher Weg und erfordert eine starke Motivation. Ohne diese Motivation des Patienten ist ein Erfolg selten zu erzielen.

20. Erkrankungen peripherer Gefäße und Störungen der Gelenkfunktion

In diesem Kapitel wird eine Anzahl klinischer Syndrome abgehandelt, die relativ häufig im fortgeschrittenen Lebensalter anzutreffen sind. Sie nehmen einen breiten Raum in den Lehrbüchern der inneren Medizin und Chirurgie ein und sind gut bekannt. Eine ausführliche Abhandlung ist deshalb nicht beabsichtigt. Es sollen lediglich einige Gesichtspunkte, die mit Besonderheiten im hohen Alter zu tun haben, Beachtung finden.

20.1. Arterielle Verschlußkrankheit

Es ist allgemein bekannt, daß Arteriosklerose eine wichtige Veränderung darstellt, durch die viele Krankheiten bei älteren Menschen ausgelöst werden. Eine wichtige Folge ist z.B. das *ischämische Bein*. Dieses ist durch eine der folgenden Besonderheiten ausgezeichnet.

Schmerz: Entweder als Claudicatio intermittens oder Ruheschmerz, der letztere oft auf die Ferse beschränkt und während der Nacht bemerkbar.

Pränekrose: Verfärbung bestimmter Fußareale, meistens, aber nicht immer, mit Schmerzen vergesellschaftet.

Nekrose: Schmerzhafte, kalte, schwärzlich verfärbte Areale.

Sowohl Nekrose wie Pränekrose können von einer bakteriellen Infektion um das Nagelbett herum oder zwischen den Zehen begleitet sein.

Weiteres Vorgehen

Die Pulspalpation sollte eine Routineuntersuchung bei allen älteren Patienten sein. Hierbei muß besonders auf die Pulsqualität in der Leistenbeuge und über der A. poplitea sowie der A. tibialis posterior und A. dorsalis pedis geachtet werden. Zur weiteren Ermittlung einer Verschlußlokalisation und -kompensation sowie zum Zwecke der Archivierung und des späteren Vergleichs dient die mechanische Ruhe- und Belastungsoszillographie. In den letzten Jahren hat die Methode der postokklusiven oder poststenotischen Blutdruckmessung mit Hilfe der Ultraschall-Dopplertechnik im angiologischen Untersuchungsgang an Bedeutung gewonnen. Bei der letzten Methode handelt es sich um eine relativ einfache Möglichkeit, den Blutdruck in der A. tibialis posterior und der A. tibialis anterior unblutig zu bestimmen. Weitere Informationen werden durch ein Aortogramm oder durch eine antegrade Femoralisangiographie erhalten. Die Angiographie sollte aber nur dann durchgeführt werden, sofern die Frage einer Gefäßoperation, einer Katheterdehnung nach *Dotter* oder einer fibrinolytischen Behandlung zur Debatte steht.

Es gibt verschiedene Möglichkeiten, eine periphere Verschlußkrankheit bei älteren Menschen zu therapieren. An erster Stelle ist insbesondere im Stadium II (Claudicatio ohne Ruheschmerz) ein Intervall-Training zur Verlängerung der Gehstrecke nützlich. Bei relativ frischen arteriellen Verschlüssen (nicht über 6 Wochen alt) gibt die fibrinolytische Behandlung akzeptable Eröffnungsraten. Hohes Alter ist nicht a priori eine Kontraindikation für die fibrinolytische Infusionstherapie. Trotzdem wird man die Indikation im höheren Lebensalter strenger stellen. Eine weitere Möglichkeit besteht in der Katheterdehnung von Stenosen bzw. Katheterdesobliteration bei Verschlüssen. Beide Methoden wurden von *Dotter* angegeben und von *Zeitler* bzw. später von *Grünzig* weiterentwickelt. Bei Verschlüssen im Iliacabereich bietet auch der gefäßplastische Eingriff gute Langzeitergebnisse. Die gefäßchirurgische Intervention ist speziell bei Vorliegen einer Nekrose und Vorliegen niedriger postokklusiver Drucke gegeben.

Bei Patienten mit Nekrosen, bei denen nach angiographischer Kontrolle aus technischen oder anderen Gründen keine der o. g. Methoden angewendet werden können, kommt die alleinige lokale Nekrosebehandlung zu ihrem Recht. Besonders bei der diabetischen Gangrän gelingt es nicht selten, eine Nekroseabstoßung und Epithelialisierung des Wundbodens zu erreichen.

20.2. Venenthrombose

Die oberflächliche *Thrombophlebitis* ist durch rote Streifenbildung im Verlauf der epifaszialen Venen sowie durch Druckschmerzhaftigkeit charakterisiert. Die Behandlung besteht in einem festen

Kompressionsverband. Rezidivierende Thrombophlebitiden (Thrombophlebitis migrans) stellen bei älteren Menschen oft einen ersten Hinweis auf das Vorliegen neoplastischer Veränderungen dar.

Die tiefe *Phlebothrombose* ist eine wichtige Erkrankung bei älteren Patienten, besonders bei den immobilisierten Kranken (z. B. nach Schlaganfall) und im Rahmen einer Hüftgelenksoperation. Die besondere Bedeutung der tiefen Venenthrombose ist durch die Möglichkeit von Lungenembolien, die nicht selten Ursache für einen plötzlichen Tod bei älteren Menschen darstellen, gekennzeichnet. Andere Spätfolgen der tiefen Venenthrombose sind peripheres Ödem und Beinulcera.

Die tiefe Venenthrombose tritt besonders bei bettlägerigen Patienten schleichend auf und wird manchmal erst nach einem Lungenembolieereignis diagnostiziert. Plötzliche Schwellneigung und Druckempfindlichkeit des Unterschenkels mit Ödem sowie Schmerz bei Dorsalflexion des betreffenden Fußes (Homans'sches Zeichen) kann aber oft bei sorgfältiger Untersuchung gefunden werden. Einige Geriater empfehlen die routinemäßige Untersuchung der Beine bei Risikopatienten, um eine Thrombose bereits vor den klinischen Zeichen zu erfassen. Die Untersuchung erfolgt hier mit einem Geigerzähler nach Gabe von radioaktiv markiertem Jod [125]-Fibrinogen. Das letztere wird bei der Thrombusbildung inkorporiert.

Die Behandlung der eingetretenen tiefen Venenthrombose besteht in Hochlagerung der Extremität und frühzeitiger Einstellung auf Antikoagulantien (unter Berücksichtigung der Kontraindikationen, die bei vielen älteren Patienten vorhanden sind). Sofern bei tiefer Venenthrombose die Anamnesedauer nicht wesentlich über einer Woche liegt, besteht die Indikation für die fibrinolytische Behandlung. In der Regel ist Streptokinase kombiniert mit Heparin die Behandlungsmethode der Wahl. Es muß aber berücksichtigt werden, daß die Infusionsdauer in der Regel vier Tage und mehr (je nach phlebographischer Kontrolle) dauert. Sehr alten und gebrechlichen Patienten wird man diese recht differente Therapie nicht zumuten können.

Die Verhütung einer tiefen Venenthrombose ist sehr wichtig. Alle älteren Patienten, die im Bett liegen, sollten zur Bein- und Fußgymnastik angeregt werden.

Es wurden verschiedene Methoden angegeben, um eine Lungenembolie zu vermeiden incl. eines Vena cava-Filters. Keine dieser Methoden hat generell Eingang in die Therapie bei älteren Menschen gefunden. Bei Kontraindikationen für Antikoagulantien kann

223

Dextran 70 (Macrodex®) benutzt werden. Hierdurch soll die Plätt-chenadhaesivität herabgesetzt und die Gerinnbarkeit des Blutes vermindert werden. Eine weitere Alternative besteht in Anwendung von Acetylsalicylsäure (Aspirin = Colfarit®) oder einer Kombina-tion von Acetylsalicylsäure und Persantin (Asasantin®) das über eine Behinderung der Plättchenaggregation wirkt. Eine dritte, in letzter Zeit zunehmend angewendete Antikoagulantienprophylaxe besteht in der Gabe von kleinen Heparindosen (3 x 5 000 E), die sowohl in der Klinik als auch von dem Patienten selbst zu Hause durch-geführt werden kann. Auf den prophylaktischen Wert des Tra-gens von Antiemboliestrümpfen soll abschließend hingewiesen werden.

20.3. Chronische Beinulcera

Bei älteren Menschen sind chronische Unterschenkelgeschwüre oft schwierig zu behandeln. Sie sind im distalen Drittel des Unter-schenkels im Bereich der Innenknöchel lokalisiert, können singulär oder multipel auftreten, schmerzhaft oder asymptomatisch sein und sind meist von einem Ödem nach tiefer Venenthrombose begleitet. Sie werden aber auch bei alleiniger Immobilität mit Herabhängen der Beine beobachtet. Das Vorgehen umschließt Behandlung ober-flächlicher Infektionen durch entsprechende antibiotische Salben oder Puder. Eine systemische Antibiotikabehandlung ist nur bei progredienten, auf die Umgebung übergreifenden Entzündungen sinnvoll. Chronische Beinulcera heilen gewöhnlich durch die Kom-bination Bettruhe, Hochlagern der Extremitäten und aktive Übung im Liegen. Bei mobilen Patienten ist eine Kompressionsbehandlung mit Zinkleimverbänden und elastischen Verbänden, die täglich oder zweitägig gewechselt werden müssen, von größter Effizienz. Un-glücklicherweise kommt es nach Abheilen nicht selten zu einem Wiederauftreten der Ulcera im Anschluß an minimale Traumen oder bei immobilisierten Patienten bei längerem Anhalten sta-tischer Ödeme. Aus diesem Grund sollten Gummistrümpfe un-mittelbar nach Abheilen der Ulcera angemessen und getragen werden. Bei älteren Patienten hat sich besonders der relativ leichte Finela® 902 Gummistrumpf (Ganzoni & Cie AG) bewährt. Bei konsequentem Tragen eines Gummistrumpfes ausreichender Kompression ist das Wiederauftreten von Ulcera selten.

20.4. Arthrosis deformans

Altersbedingte Veränderungen der synovial ausgekleideten Gelenke sind sehr häufig. Sie beginnen schon relativ frühzeitig im mittleren Erwachsenenalter. Es ist nicht genau bekannt, in welchem Maße diese Veränderungen als pathologische Ereignisse zu deuten sind bzw. inwiefern sie die normale Folge einer Überbelastung im Laufe des Lebens darstellen. Die Veränderungen umfassen Unebenheiten der Gelenkoberfläche, Abschilferungen und Spaltbildungen der Knorpelmatrix. Die Erosion des hyalinen Knorpels verursacht Eburnisation des Knochens und subchondrale Cystenbildung. Derartige Veränderungen können als pathologisch aufgefaßt werden, sofern zusätzliche Faktoren, die sich zu den üblichen belastungsbedingten Traumen an den größeren Gelenken addieren, hinzutreten. Dies ist bei der sekundären Arthrosis deformans der Fall. Hier handelt es sich in der Regel um das Betroffensein eines oder mehrerer Gelenke. Meist liegt ein asymmetrischer Befall vor. Häufig sind erhebliche Deformitäten und Schmerzen vorhanden. Die Arthrosis deformans kann von einer Obesitas, vorangegangenen Gelenkerkrankungen (z.B. *Perthes*), früher durchgemachten Frakturen und Berufstraumata, wie sie Fußballspieler, Bergleute, Dockarbeiter und Möbelpacker erleiden, begleitet sein.

Die sekundäre Arthrosis deformans muß von der nach *Kellgren* und *Moore* genannten «primären generalisierten Osteoarthrose» abgetrennt werden. Diese tritt in der Postmenopause der Frau auf, verursacht symmetrische Arthrosen speziell der distalen interphalangealen Gelenke sowie des ersten Carpometacarpalgelenks, betrifft aber auch alle anderen Gelenke incl. kleine Wirbelgelenke. Der Beginn kann subakut sein, sonst besteht ein relativ gutartiger Verlauf. Bei den Heberdenschen Knötchen handelt es sich um eine nicht entzündliche, degenerative Arthrose, die sich in den distalen Interphalangealgelenken ansiedelt. Die Bouchardschen Knoten sind an den proximalen interphalangealen Gelenken der Finger zu finden.

20.5. Rheumatoide Arthritis

Die *rheumatoide Arthritis* kann auch im fortgeschrittenen Lebensalter erstmalig akut auftreten. Es gibt aber auch Patienten, die mit einer ausgebrannten Form dieser Erkrankung, die in früheren Jahren einsetzte, alt werden. Die akute Form verläuft bei älteren

Menschen oft etwas anders als bei jüngeren. Sie hat einen mehr galoppierenden Verlauf und betrifft zunächst die größeren Gelenke. Bei Patienten mit akutem Verlauf kommt es in etwa 25 % innerhalb von 3–18 Monaten zu einem Stillstand der Erkrankung.

Die Koexistenz der chronischen rheumatoiden Arthritis und der Arthrosis deformans bietet bei älteren Menschen manchmal diagnostische Schwierigkeiten. Rheumatische Veränderungen der Hände treten meist in den proximalen interphalangealen Gelenken (auch in den metacarpophalangealen Gelenken und in den Handgelenken) auf. Die Osteochondrose findet sich vorwiegend in den distalen interphalangealen Gelenken.

20.6. Andere rheumatische Gelenkaffektionen

Weiterhin ist die *monoartikuläre Arthritis* (*senile monoartikuläre Arthritis*) zu erwähnen. Auch die *schafzellnegative akute Polyarthritis* stellt eine relativ häufige, nicht spezifische Gelenkerkrankung bei älteren Menschen dar, die für einige Wochen andauert, ein schmerzhaftes und behinderndes rheumatoides Bild zeigt, dann aber ohne Spuren wieder verschwindet. Um die Unterteilung dieser verschiedenen Gelenkerkrankungen bei älteren Menschen durchsichtiger zu machen, ist weitere Forschung dringend erforderlich.

Pseudogicht oder «*Pyrophosphatarthropathie*» tritt im fortgeschrittenen Lebensalter auf und befällt die großen synovialen Gelenke. Die Diagnose erfolgt durch Röntgenuntersuchung und Nachweis von Calcifikation des Gelenkknorpels (am häufigsten im Kniemeniskus zu erkennen). Die Pseudogicht führt darüber hinaus zum Auftreten von Calciumpyrophosphatkristallen in den Gelenkflüssigkeiten. Die Schmerzattacken werden durch Abpunktieren des begleitenden Ergusses oft abgekürzt.

20.7. Rückenschmerzen

Rückenschmerzen können durch die beiden altersbedingten Prozesse Osteoporose und Osteochondrose ausgelöst werden. Da diese Beschwerden so häufig vorkommen, sollten immer andere mögliche Ursachen ausgeschlossen werden. Die Differentialdiagnose des Rückenschmerzes im fortgeschrittenen Lebensalter umfaßt zusätzlich zur Osteochondrose und Osteoporose Osteomalazie, Paget'sche Krankheit, metastasierendes Carcinom, Bandscheibenprolaps und multiples Myelom.

4. Teil:
Dienstleistungen für den alten Menschen

21. Geriatrischer Dienst in Großbritannien

Der geriatrische Dienst ist ein wichtiger Teil des National Health Service in Großbritannien. Die geriatrische Betreuung ist an ein Krankenhaus gebunden und wird durch geriatrische «Consultants» organisiert (Consultant ist oft ein niedergelassener Facharzt, der im Teilzeitverhältnis an einem Krankenhaus arbeitet). Der geriatrische Dienst betreut eine definierte geographische Fläche. Er besitzt eine Population zwischen 100 000 und 500 000 Menschen, wobei in der Regel 14–15 % der Einwohner über 65 Jahre alt sind (diese Zahl kann in Pensionärssiedlungen wesentlich höher sein). Die Grundlage der geriatrischen Medizin ist die allgemein-medizinische ärztliche Betreuung. Auf der anderen Seite ähnelt die geriatrische Arbeit in gewissen Aspekten mehr derjenigen des Psychiaters oder Pädiaters und weniger der des Allgemeinmediziners. Der letztere beschäftigt sich vorwiegend mit der individuellen Beratung und diagnostiziert bzw. behandelt akute Episoden verschiedener Krankheiten. Der Geriater in Großbritannien beschäftigt sich demgegenüber aber nicht nur mit den Besonderheiten des einzelnen kranken Patienten, sondern auch mit der Organisation eines Rehabilitationsteams, mit Fragen der Langzeitpflege, der Tagesklinik, der Sicherung bisher nicht gemeldeter Krankheiten. Ferner stellt er die Verbindung mit öffentlichen Diensten und freiwilligen Hilfsprogrammen her.

21.1. Definition

Es ist nicht einfach, eine Definition der geriatrischen Medizin, die für alle Geriater annehmbar ist, zu finden. Geriatrische Medizin beinhaltet mehr krankheitsorientierte als altersorientierte Aktivitäten. In manchen Gebieten wird Geriatrie aber als altersbezogene Spezialität gehandhabt, wobei die Altersgrenze zwischen 70 und 75 Jahren liegt. Möglicherweise ist die beste Definition die der British Geriatrics Society, die einfach und umfassend feststellt:

Geriatrie ist jener Zweig der Gesamtmedizin, der sich mit den klinischen, präventiven, therapeutischen und sozialen Aspekten der Krankheiten älterer Menschen beschäftigt.

21.2. Struktur

Die geriatrische Betreuung kann vollständig oder teilweise von einem «District General Hospital» oder von einem kleineren Krankenhaus («Community Hospital») wahrgenommen werden. Der Geriater organisiert in der Regel Betten mit dem Ziel, ein System progressiver Patientenbetreuung zu ermöglichen. Dies umschließt akute Behandlung, Rehabilitation und Langzeitpflege in einem Krankenhaus sowie eine Tagesklinikbetreuung.

21.2.1. Geriatrische Akut-Stationen

Diese Stationen befinden sich in einem District General Hospital. Hier werden Patienten betreut, die erstmals auf eine geriatrische Abteilung gekommen sind. Es erfolgt eine Untersuchung, eine Behandlung und eine Beurteilung des Falles. Erforderliche Untersuchungsmethoden werden eingesetzt, eine Diagnose gestellt, die entsprechende Behandlung begonnen und ein Plan für die zukünftige soziale Betreuung ausgearbeitet.

Die Arbeitsweise ist im großen und ganzen dieselbe wie in anderen Krankenhaus-Abteilungen und die Aufenthaltsdauer sollte idealerweise 2–3 Wochen betragen. Die größere Anzahl der Patienten geht von hier aus nach Hause oder in ein Altersheim. Einige Patienten sterben und andere werden zu einer weiterführenden Rehabilitation übergeleitet.

21.2.2. Rehabilitationsstationen

Rehabilitationsstationen sind meist in einem District General Hospital eingerichtet. Oft bestehen Verbindungen zu einer Tagesklinik, in der sich die Patienten während des Tages aufhalten und am späten Nachmittag wieder zurück zur Station gelangen können. Patienten werden normalerweise von der akuten geriatrischen Station zur Rehabilitationsstation überwiesen. Andere kommen aber auch direkt von medizinischen, chirurgischen oder orthpädischen Stationen. Die Rehabilitation besteht vorwiegend in physikalischer Behandlung einzelner Behinderungen und wird unter der Idee einer Besserung durchgeführt. Das Ziel ist, den Patienten weitgehend unabhängig zu machen und ihm den Aufenthalt zu Hause oder in einem Altersheim zu ermöglichen. Patienten, die Rehabilitation benötigen, sind in erster Linie solche, die an einem Schlaganfall, an einem Parkinsonismus, an einer Arthritis mit ihren verschiedenen Formen sowie an den Folgen einer Femurfraktur leiden. Trotzdem wird selbstverständlich das gesamte Spektrum aller nur möglichen Behinderungen betreut. Die mittlere Dauer des Aufenthaltes beträgt 8–12 Wochen. Am Ende dieser Zeit kehrt eine größere Zahl der Patienten nach Hause oder in ein Altersheim zurück. Manche sterben. Eine kleinere Zahl ist so behindert, daß eine Entlassung nicht möglich ist. Diese Kranken wechseln dann in ein drittes System, das der kontinuierlichen Pflege über.

21.2.3. Langzeitbetreuung

Die Betten für Langzeitbetreuung finden sich in einem District General Hospital oder in einem kleineren Krankenhaus. Besonders vorteilhaft ist es, besonders in ländlichen Gegenden, wenn Patienten die Möglichkeit haben in ein Krankenhaus in der Nähe des früheren Wohnsitzes zu kommen. Abteilungen für Langzeitbetreuung unterscheiden sich von anderen Abteilungen durch mehrere Dinge. Langzeitpatienten verbleiben in den meisten Fällen hier bis zum Ende ihres Lebens. Die mittlere Aufenthaltsdauer liegt zwischen 2 und 3 Jahren.

Da die Abteilung für Langzeitbetreuung gleichzeitig den definitiven Lebensraum der Patienten darstellt, muß jede Anstrengung gemacht werden, diese Umgebung so freundlich und gemütlich wie möglich zu machen. Sie sollte frei von disziplinären Zwängen sein und den Patienten die Möglichkeit geben, das zu tun, was sie möchten. Obgleich die meisten Studenten ihre Ausbildung vorwiegend auf akuten Stationen erhalten, ist die Situation doch so, daß die größte Zahl der National-Health-Service-Betten der Langzeitbetreuung dienen. Unglücklicherweise gibt es nur wenige speziell für Langzeitbetreuung errichtete Einheiten. Fast alle wurden ursprünglich für andere Zwecke gebaut (Infektionskrankheiten, Unterbringung verarmter Mitbürger, Abteilungen für innere Krankheiten, Büros usw.). Der Mangel an Spezialeinrichtungen bietet ein großes Handicap.

Im Idealfall sollte jeder Patient sein eigenes Schlafzimmer besitzen und die Stationen sollten Aufenthaltsraum, Eßraum, Fitnessraum, Handwerksraum und Garten umschließen. Der Hauptteil der geriatrischen Langzeitpatienten kann im Rollstuhl fahren und ist nur in den letzten wenigen Wochen des Aufenthaltes an das Bett gebunden. Freundliche, stimulierende Aktivitäten müssen angeboten werden, Eintönigkeiten sind zu vermeiden. Es sollte nicht ein Tag dem anderen und eine Woche der nächsten gleichen. Jeder Mensch benötigt etwas, auf das er sich von Tag zu Tag freut und dies trifft besonders für ältere Menschen zu, die ihr zukünftiges Leben in einem Krankenhaus zubringen müssen. Ein großer Erfolg ist die Zurverfügungstellung eines personell und apparativ gut ausgestatteten Werkraumes (incl. der Möglichkeit zu malen und zu modellieren), von Musikunterricht usw. Eine Belebung dieser Aktivitäten kann durch Einrichten entsprechender Lehrgänge erreicht werden.

Die Patienten sollten so viel Freiheit wie möglich besitzen. Freiwillige Helfer können als Besucher angeworben werden. Verwandte und Helfer sollten ermutigt werden, den Langzeitpatienten

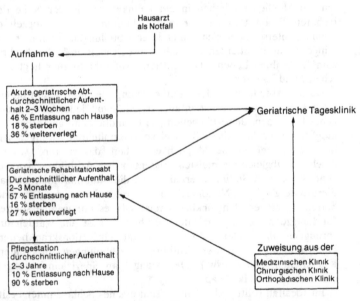

Abb. 21.1: Aufbau einer geriatrischen Versorgung

einige Stunden in einem Auto herumzufahren und dafür zu sorgen, daß er von Zeit zu Zeit in Privathäuser eingeladen wird. Dort, wo es möglich ist, sollten auch Vereinbarungen getroffen werden, Patienten für ein oder zwei Wochen an die See oder in andere Feriengebiete fahren zu lassen.

Abbildung 21.1 stellt ein Flußdiagramm zur Erläuterung der Funktionen einer geriatrischen Abteilung dar. Es muß beachtet werden, daß nur etwa 10 % der Patienten, die in eine geriatrische Klinik eingewiesen werden, am Ende als Langzeitkranke betreut werden. Auf der anderen Seite wird eine relativ große Zahl von Langzeitbetten benötigt, da diese Patientengruppe außerordentlich lange Liegezeiten beansprucht.

21.2.4. *Ferieneinweisung («Holiday Admission»)*

Die meisten geriatrischen Abteilungen nehmen Patienten, die zu Hause von ihren Verwandten betreut werden, zu vorher ausgemachten Terminen auf, um den Verwandten eine Erholungszeit zu ermöglichen. Die Betreuung eines behinderten älteren Menschen ist zu Hause, besonders wenn dieser an zerebralen Störungen leidet, außerordentlich anstrengend und erfordert große Verantwortung. Sofern die Träger dieses Engagements nicht von Zeit zu Zeit ausspannen können, kommt es allzuleicht am Ende zu einem Zusammenbruch der Angehörigen und die vorher betreuten älteren Menschen müssen in eine Abteilung für Langzeitkranke eingewiesen werden. Die Ferieneinweisung ist eine Möglichkeit, derartige Krisensituationen zu vermeiden.

21.2.5 *Geriatrische Tagesklinik*

Die Tagesklinik ist eine Erweiterung der Rehabilitation, die über die Zeit des stationären Aufenthaltes hinausreicht. Die Patienten besitzen in einer Tagesklinik die Vorzüge eines Krankenhauses, einer krankenhausähnlichen Abklärung und Behandlung ihrer Beschwerden, wobei sie dennoch über die Nacht und über das Wochenende zu Hause leben können. Hierdurch ergeben sich Vorteile für den Patienten und gleichzeitig wirtschaftliche Ersparnisse. Geriatrische Patienten besuchen die Tagesklinik aus vier Hauptgründen:

1. Rehabilitation
2. Weiterführung der Behandlung
3. Soziale Betreuung
4. Medizinische und pflegerische Betreuung

Nicht jeder Patient kommt, selbst bei gleicher Diagnose, auch aus gleichem Grund in eine Tagesklinik. Es ist außerordentlich wichtig, daß der Geriater und seine Mitarbeiter über die Gründe für das Kommen ihrer Patienten informiert sind. Die Hauptdiagnose allein ist oft nicht der alleinige Grund.

Rehabilitation

Rehabilitationsmaßnahmen können sich an die Krankenhausentlassung anschließen (möglicherweise erlaubt sie dem Patienten, früher als sonst das Krankenhaus zu verlassen). Eine Rehabilitation kann aber auch im Rahmen der Tagesklinik selbst ohne vorherige Krankenhausbehandlung durchgeführt werden. Rehabilitation zielt auf eine mögliche Besserung. Sobald die angestrebte Besserung erreicht ist und der Patient ein Maximum an Unabhängigkeit gewonnen hat, werden die Rehabilitationsanwendungen wieder entzogen. Zu diesem Zeitpunkt ist es wichtig, zu wissen, ob die augenblickliche Situation und die Motivation des Patienten ausreichen, den Grad der Unabhängigkeit zu bewahren, den er durch die Mittel der Rehabilitation erreicht hat, oder ob eine weitere regelmäßige Behandlung in der Tagesklinik zur Aufrechterhaltung des einmal erreichten Erfolges notwendig ist. Im letzteren Fall wird die Behandlung nicht ausgesetzt.

Fortdauernde Behandlung

Hierbei handelt es sich meist um physikalische Anwendungen einmal pro Woche zur Erhaltung des einmal erreichten therapeutischen Erfolges. Die fortdauernde Behandlung kann ohne zeitliche Terminierung weitergeführt werden.

Soziale Betreuung

Eine soziale Betreuung kann bei Patienten, deren Behinderung so groß ist, daß sie ständiger pflegerischer Hilfe bedürfen, durch die Tagesklinik gewährleistet werden. Derartige Patienten besuchen die Tagesklinik aus zwei Gründen. Entweder um eine Versorgung während der Abwesenheit arbeitender Verwandter zu erhalten (1) oder um für einen Tag in der Woche, der den Verwandten eine Atempause ermöglicht, eine adäquate Versorgung zu erhalten, wobei gleichzeitig die Möglichkeit sozialer Kontaktaufnahme wahrgenommen wird (2).

Die Betreuung älterer Menschen, die keine größeren Behinderungen zeigen und keiner pflegerischen Betreuung bedürfen, wird gewöhnlich in einem Tageszentrum (Seniorenzentrum) erfolgen, das nicht unter Obhut eines Krankenhauses steht, sondern unter der Regie lokaler Behörden läuft.

Medizinisches und pflegerisches Vorgehen

Viele Maßnahmen, die nur eine begrenzte Zeit an wenigen Tagen benötigen, können in Tageskliniken durchgeführt werden. Hierzu gehört die Aufklärung bei Inkontinenz, die Eingewöhnung an bestimmte regelmäßig zu nehmende Medikamente oder auch einzelne andere Aktivitäten wie Durchführung eines Blutzuckertagesprofils. Die meisten Tageskliniken sind auch in der Lage, Einläufe durchzuführen und Bäder anzubieten.

Führung der Tagesklinik

Die Tageskliniken werden dynamisch geführt. Die Patienten sollten in der Regel nur für einen begrenzten Zeitraum aufgenommen werden und sobald wie möglich wieder nach Hause zurückkehren. Da die Entlassung oft gleichbedeutend mit Rückkehr in die Isolation ist, ist es oft sinnvoll, Patienten, die nicht mehr einen Tagesklinikaufenthalt benötigen, für ein Seniorentageszentrum anzumelden. Derartige Seniorenzentren bieten soziale Betreuung an. In vielen kann auch gebadet werden und es sind Möglichkeiten vorhanden, sich frisieren und waschen zu lassen bzw. sich einer Fußpflege zu unterziehen. Die Seniorenzentren besitzen aber kein medizinisches, pflegerisches oder sonst therapeutisch tätiges Personal. Sie werden in der Regel von lokalen Behörden unterhalten.

Die medizinische Betreuung in einer Tagesklinik kommt dagegen jener auf einer Krankenhausstation nahe. Täglicher Kontakt zwischen Patienten und medizinischem Personal ist gegeben und pro Woche findet eine Visite bzw. eine Fallbesprechung unter Teilnahme des Geriaters statt.

21.2.6. Angehörigensprechstunde

Einige geriatrische Abteilungen haben Angehörigensprechstunden für Angehörige geriatrischer Patienten eingerichtet. Hier besteht die Möglichkeit, andere Angehörige zu treffen, gemeinsame Probleme zu besprechen und Instruktionen bzw. Ratschläge von Ärzten und Schwestern entgegenzunehmen. Derartige Besprechungen stellen eine Art Gruppentherapie für die stark belasteten Verwandten dar, die zeitweise ein ungerechtfertigtes Schuldbewußtsein entwickeln, weil sie nicht mehr Herr der Lage sind. Sie lernen, daß ihre Sorgen nicht vereinzelt dastehen und gewinnen wieder Selbstvertrauen. Bei den Besprechungen erfolgen auch Demonstrationen und Hinweise, wie häufig auftretende Probleme bei behinderten älteren Menschen gemeistert werden können.

21.2.7. Psychiatrische Gesichtspunkte

Die Psychiatrie des fortgeschrittenen Alters beginnt sich als spezieller Zweig der Psychiatrie abzuspalten, ähnlich wie dies für die Jugendpsychiatrie der Fall war. Der Gerontopsychiater ist ein Arzt, der für die gesamte Bearbeitung psychiatrischer Probleme im höheren Lebensalter verantwortlich ist. Er überblickt sowohl Akut- als auch Langzeitbetten sowie eine Tagesklinik. Oft ist die Akutstation auch mit einem Geriater besetzt (sie entspricht dann einem «Psychogeriatric Assessment Ward»). Möglichst alle verwirrten älteren Menschen, die in das Krankenhaus kommen, sollten auf dieser Station gesammelt werden. Hierdurch wird eine umfassende und klare Diagnosestellung möglich. Sofern die Versorgung über 4 Wochen hinaus erfolgen muß, wird auf einer gemeinsamen Konferenz zwischen Psychiater, Geriater und Sozialarbeiter die Übernahme auf eine Langzeitstation verabredet. Üblicherweise wird bei Patienten, die einer längeren Betreuung bedürfen, wie folgt verfahren.

1. Affektgestörte Patienten und solche mit einem chronischen cerebralen Syndrom (chronic brain syndrome) und den damit zusammenhängenden Verhaltensstörungen werden durch den Gerontopsychiater betreut.
2. Patienten, die an einem chronischen cerebralen Syndrom leiden, deren Problem aber hauptsächlich in einer somatischen Behinderung besteht, werden vom Geriater betreut.

Es ist anzunehmen, daß innerhalb von 4 Wochen die meisten Patienten mit akuter Verwirrtheit durchdiagnostiziert und erfolgreich behandelt werden können. Die gerontopsychiatrische Tagesklinik sollte von der geriatrischen Tagesklinik getrennt sein, obwohl eine räumliche Nähe möglich ist. Die Hauptaufgabe der gerontopsychiatrischen Tagesklinik besteht darin, für ältere Menschen, die an einem chronischen cerebralen Syndrom leiden und deren Angehörige im Beruf stehen, zu sorgen bzw. den Angehörigen etwas mehr Freiheit zu garantieren. Zur gleichen Zeit sollte die Klinik für eine geeignete Gruppenatmosphäre, die zur Behandlung wichtig ist, sorgen.

21.2.8. Feststellung unbekannter Erkrankungen

Ältere Menschen leiden an vielfältigen Krankheiten, die Apathie, Lethargie, Schmerzen, Schwindel, Fallneigung, Blasenstörungen und andere Behinderungen nach sich ziehen. Oft wird der Arzt nicht verständigt und eine Behandlung bleibt aus. Der Grund hierfür liegt darin, daß die oben aufgezählten Symptome fälschlicherweise als altersbedingt angesehen und mit keiner Krankheit in Zusammenhang gebracht werden. Die Vorstellung hierbei ist, daß ohnehin keine adäquate Therapie möglich sei. Aus diesen Gründen wurde diskutiert, ob nicht ein spezieller Dienst einzurichten sei, der bei älteren Menschen nach unbekannten Krankheiten fahndet. Relativ früh wurde dieser Frage durch *Williamson* in Edinburgh (1964) nachgegangen. Untersuchungen der Patienten zuhause erfolgten sowohl medizinisch als auch psychiatrisch und die erhobenen Befunde wurden dokumentiert. Anschließend suchte man die Hausärzte auf, um herauszufinden, wie viele der erhobenen Krankheitserscheinungen ihnen mitgeteilt worden waren. Die Ergebnisse sind wie folgt:

Systemerkrankungen. Abbildung 21.2 zeigt die Verteilung der ermittelten Krankheiten. Oberhalb der Null-Linie ist der Prozentsatz angegeben, der den Hausärzten bekannt war und darunter der Prozentsatz unbekannter Erkrankungen. Es ist zu erkennen, daß ein hoher Prozentsatz älterer Menschen krank ist. Krankheiten des Muskelskelettsystems mit einer Häufigkeit von 37 % bei den über 65jährigen waren zu erwarten, da Bandscheibenerkrankungen und Arthrosis deformans übliche Begleiter des höheren Lebensalters sind. Erstaunlicher war das Vorkommen von 27 % Erkrankungen der Atemwege bei den älteren Edinburgh-Einwohnern. Danach

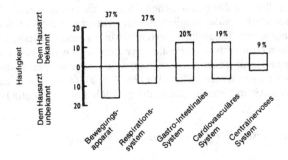

Krankheitshäufigkeit bei älteren Menschen

(Williamson et al 1964)

Abb. 21.2: Verteilung nicht bekannter Krankheiten (1)

folgen 20 % gastro-intestinale, 19 % cardio-vasculäre und 9 % neurologische Erkrankungen. In den meisten Fällen, abgesehen von Erkrankungen des Muskelskelettsystems, wußte der Hausarzt über die vorliegenden Erkrankungen Bescheid. Er war an der Aufklärung beteiligt und behandelte akute Episoden. Ein großer Teil der Muskelskeletterkrankungen, die ihm nicht bekannt waren, und andere Störungen, von denen er nichts wußte, waren einer Therapie ohnehin unzugänglich. Ausgehend von diesem Zahlenmaterial ist es zweifelhaft, ob eine generelle Überprüfung älterer Menschen mit all den damit verbundenen Kosten sinnvoll ist.

Abbildung 21.3 zeigt eine andere Aufstellung. Es handelt sich um mehr diskret verlaufende, relativ leicht zu behandelnde Störungen. Bei Fortschreiten führen sie zu Unfällen aber auch Isolation. Sie umfassen Fußerkrankungen in 43 %, visuelle Störungen in 37 %, Blasenstörungen in 20 %, Demenz in 28 %, Depression in 10 %, Anämien in 8 % und Hörstörungen in 35 % der Fälle. Abbildung 21.3 zeigt weiterhin, daß die meisten dieser Störungen dem Arzt nicht bekannt waren, da die Patienten keine Mitteilung davon gemacht hatten. Trotzdem waren die Störungen behandlungsbedürftig. Für Anämie, Depression, verschiedene Seh- und Hörbeeinträchtigungen und Blasenerkrankung gibt es spezifische Therapieformen. Nur bei der Demenz (hier handelt es sich um eine hochgegriffene Zahl, da milde, mittelgradige und schwere demente Zustände zusammengefaßt wurden) ist eine Behandlung nur in sehr

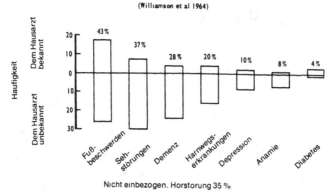

Krankheitshäufigkeit bei älteren Menschen

(Williamson et al 1964)

Nicht einbezogen. Hörstörung 35 %

Abb. 21.3: Verteilung nicht bekannter Krankheiten (2)

begrenztem Umfang möglich. Die entsprechende Pflege und Versorgung in einem Tageszentrum oder die zeitweise Betreuung in einem Altersheim hätte aber die Verwandten des Patienten entlasten können.

Es wäre somit sinnvoll, verschiedene Störungen älterer Menschen gezielt zu erfassen. Dies könnte durch Helfer, die nicht unbedingt eine medizinische Ausbildung haben müßten, erfolgen. Viele praktische Ärzte arbeiten mit Gesundheitsbetreuern (Health visitors) zusammen, die ausgerüstet und ausgebildet sind, wenigstens grobe Seh- und Hörprüfungen vorzunehmen, Fußbeschwerden und Ödeme zu erkennen sowie sich über das Vorliegen einer Depression und einer Demenz ein Bild zu machen. Ferner können sie Blut und Urin abnehmen. Der mit einer ärztlichen Praxis zusammenarbeitende Gesundheitsbetreuer besitzt eine Liste aller über 70jährigen des Bezirks und wäre damit in der Lage, seine Tätigkeit in den Dienst älterer Menschen zu stellen und gleichzeitig über Diätfragen, soziale Einrichtungen und andere Aspekte der Gesundheitsfürsorge Aufklärung zu geben.

Wahrscheinlich hat die systematische Ermittlung der oben genannten, bisher nicht bekannten Erkrankungen im geriatrischen Patientengut Zukunft.

22. Soziale Einrichtungen in Großbritannien

22.1. Historischer Hintergrund

Eine Art gesetzliche soziale Betreuung gibt es in Großbritannien seit 1601, als der «Poor Relief Act» die Verantwortung für Arme und Behinderte eindeutig dem lokalen Kirchspiel auferlegte. Es wurde festgelegt, daß Gesunde arbeiten, Kinder eine Ausbildung erhalten und Lahme, Schwache sowie Blinde eine Untersützung erhalten müssen. Die Versorgung älterer Menschen wurde in einem sogenannten «Workhouse» vorgenommen und war somit ein Anhängsel der allgemeinen Behindertenfürsorge geworden.

Dieses System wurde mit mehr oder weniger Erfolg etwa 200 Jahre lang praktiziert. 1834 konstituierte sich dann der «Board of Guardians» und machte sich das Prinzip eines «geringeren Vorzugs» (less eligibility) zu eigen. Dies bedeutete eine Erschwerung des Lebens im «Workhouse». Als Folge nahmen viele von einer derartigen Unterbringung Abstand. Heutige laute Proteste gegen die staatliche Unterstützung von Asozialen sind ein fernes Echo dieser Haltung. 1834 wurde im Bericht der Aufsichtsbehörde geäußert, daß ältere Arme von gutem Benehmen Anspruch auf entsprechende Behandlung besäßen. Für ältere Arme mit schlechtem Benehmen gelte aber folgendes: «Für ältere Menschen und Frauen dieser Art ist das Workhouse mit seinem Geruch von Armut, langweiliger Routine, Arbeitsstreß und abschreckenden Vorschriften der geeignete Platz, ein verdorbenes Leben zu endigen». Dies sind gnadenlose Worte. Die harten Bedingungen erzeugten eine derartige Furcht vor dem Workhouse, daß sie noch jetzt im Bewußtsein mancher älterer Menschen existiert.

Der Local Government Act ersetzte 1929 den Board of Guardians durch lokale oder regionale Behörden. 1929–1948 gab es viele gemeinnützige Krankenhäuser und sogenannte «Infirmaries», die vorwiegend mit der akuten medizinischen Versorgung beschäftigt waren, sich aber mit Ausnahme der chronischen Krankenstationen weniger um ältere Menschen kümmerten. Nach Einführung des staatlichen Gesundheitswesens 1948 wurden die Workhouses nach und nach übernommen, zunächst als Schlafunterkünfte, später als Krankenhäuser der zweiten Wahl. Der 1948 von *Aneurin Bevan* inaugurierte «National Assistence Act» machte es den örtlichen Behörden zur gesetzlichen Pflicht, älteren Menschen, die nicht mehr alleine zu Hause leben konnten, adäquate Hilfe anzubieten.

Das staatliche Gesundheitswesen breitete sich seitdem sowohl hinsichtlich des Volumens als auch der Vielfältigkeit der Angebote ständig aus und obgleich manche Bereiche nicht aller Kritik standhalten, ist heute der Gesundheitsdienst für ältere Menschen von größter Bedeutung, da viele ohne die hier angebotenen Hilfen nicht mehr unabhängig in ihren Wohnungen leben könnten.

Für ältere Menschen stellen die Social Services einige oder alle der folgenden Angebote zur Verfügung:
1. Unterbringung in einem Altersheim
2. Hauspflegedienst
3. Essen auf Rädern
4. Tageszentrum
5. Wäschedienst für inkontinente Menschen
6. Nachtwachen
7. Wohlfahrtseinrichtungen für die physisch Behinderten, wobei oft ältere Menschen betroffen sind.

22.2. Wohnmöglichkeiten

Altenheime (Old People's Homes) sind selbständige Einheiten, die wenigstens in gewisser Weise häusliche Atmosphäre ausstrahlen und in denen ältere Menschen ihre letzten Lebensjahre verbringen können. Manche sind umgewandelte Altbauhäuser. Die meisten der Altenheime sind speziell für ihren Zweck gebaute Einheiten und können 30–40 Frauen oder Männer aufnehmen. Die meisten Einwohner besitzen ihren eigenen Raum, wobei gemeinschaftliche Ess- und Aufenthaltsräume vorhanden sind. Obgleich es sich um bequeme und gut eingerichtete Wohnungen handelt, sind die älteren Menschen in diesen modernen, oft dem Eingang eines Flughafens gleichenden Hallen, nicht immer glücklich.

Eine minimale Selbständigkeit für Aktivitäten des täglichen Lebens muß von den Bewohnern der Altenheime gefordert werden. Sie sollten sich auf einen Stuhl setzen und wieder aufstehen können. Sie sollten sich ohne Hilfe schlafenlegen, anziehen und ausziehen können. Weiterhin muß es möglich sein, den Wasch- und Speiseraum, wenn auch mit Schwierigkeiten (evtl. im Rollstuhl) allein aufzusuchen. Viele der Einwohner benötigen aber doch in gewissem Grad Hilfe.

Zwei umstrittene Punkte betreffen den geforderten Grad geistiger Klarheit und Kontinenz. Ungefähr 16 % aller Einwohner in Altenwohnungen sind verwirrt, trotzdem aber gut geduldet. Es gibt aber zwei nicht überschreitbare Grenzen: Nächtliches Wandern in die Räume anderer Einwohner und ständiges Reden. Wahrscheinlich tut es vielen verwirrten Patienten gut, in einem normalen sozialen Rahmen leben zu können. Es gibt aber klare Grenzen für die Aufnahme. Diese Grenzziehung ist im Interesse der anderen, nicht verwirrten Einwohner erforderlich. Ein deutlich antisoziales oder aggressives Verhalten ist selbstverständlich auch ein Hindernisgrund.

Ein gewisser Grad von Urininkontinenz ist tragbar und wird selten von anderen Einwohnern kritisiert. Allerdings wird durch ständiges nächtliches Einnässen und Stuhlinkontinenz eine immense Arbeitslast auf das Personal geladen, wobei die Tatsache, daß meistens keine pflegerisch qualifizierten Mitarbeiter zur Verfügung stehen, besonders ins Gewicht fällt.

Geschützte Wohnplätze (Sheltered Housing):

Es gibt keine standardisierte Form geschützter Wohnplätze. Oft handelt es sich um eine Ansammlung von Bungalows oder Wohnungen in niedriggeschossigen Häusern, die nur von älteren Menschen bewohnt werden. Die Nachbarschaft ist ruhig, Einkaufsläden sind in der Nähe. Die in letzter Zeit speziell für diesen Zweck gebauten Wohneinheiten entweder für Einzelne oder für Ehepaare besitzen eine hohe Qualität und umfassen Restaurants und Seniorenzentren.

Viele dieser beschützten Wohneinheiten werden durch eine Aufsichtsperson versorgt, die täglich vorbeikommt und sich überzeugt, daß es den Einwohnern gut geht. Dies geschieht entweder durch eine Gegensprechanlage oder durch direkten Besuch. Sofern erforderlich, wird Hilfe bereitgestellt. Die Obliegenheiten umfassen hierbei jedoch nicht Einkaufen und Reinigungsarbeiten oder andere persönliche Dienstleistungen.

Die Einwohner solcher Wohnmöglichkeit müssen bis zu einem gewissen Grade selbständig sein, fähig zum Kochen und Reinigen. Oft sind sie aber doch stark von einer Heimhilfe abhängig.

22.3. Haushilfendienst («Home Help Service»)

Der Haushilfendienst ist eine wichtige Stütze älterer Menschen. Heimhilfen sind meist verheiratete Frauen, die in der Nähe derjenigen alten Menschen leben, um die sie sich kümmern. Die Aufgaben umfassen normalerweise Reinigung, Aufräumen, Betreuung des Ofens, Aufwaschen, Einholen und Bettenmachen. Einige werden auch beim Kochen und Waschen helfen. Oft entwickelt sich eine warme persönliche Beziehung zwischen einem älteren Menschen und der Haushilfe, dessen Ankunft manchmal den einzigen sozialen Kontakt des Tages darstellt. Oft erzeugt aber auch der häufige Wechsel derartiger Heimhilfen zu verschiedenen Patienten Unzufriedenheit.

Der Haushilfendienst ist, abgesehen von einigen Ausnahmen, von alten Menschen selbst zu bezahlen und zwar entsprechend ihrer Einkünfte. Die Kosten bemessen sich nach Dauer und Häufigkeit der Betreuung. Die meisten älteren Menschen nehmen eine Haushilfe einmal oder zweimal wöchentlich für 1 – 3 Stunden in Anspruch. Bei Vorliegen einer echten Notsituation kommen aber auch tägliche Besuche vor.

22.4. Essen auf Rädern («Meals on Wheels»)

Ausgenommen in großen Stadtbezirken wird dieser Dienst, der eine heiße Mittagsmahlzeit austeilt, von freiwilligen Organisationen betrieben, z. B. durch die Frauen-Freiwilligenhilfe des britischen roten Kreuzes oder durch die Age-Concern-Organisation.

22.5. Inkontinenz-Hilfe

In einigen größeren Städten und fast in allen kleineren gibt es eine besondere Hilfe für inkontinente Patienten und ihre Angehörigen. Diese Einrichtung holt verschmutztes Bettzeug ab und bringt sauberes zurück. Der Wechsel erfolgt allerdings in den wenigsten Fällen häufiger als einmal pro Woche. Dieser Zeitraum ist aber für den durchschnittlichen Haushalt, in dem sich verschmutztes Bettzeug ansammelt, zu lang. Gewöhnlich wird die Inkontinenzhilfe durch die Gemeindeverwaltung zur Verfügung gestellt. Selten kann Bettwäsche leihweise ausgegeben werden. Es handelt sich um eine nützliche Einrichtung, die aber noch verbesserungsfähig ist. Der Patient bezahlt einen gewissen Anteil der entstehenden Kosten.

22.6. Nachtwachen

Dieser Dienst stellt eine Hilfe (meistens eine Schwester) zur Verfügung, die hinfällige ältere Menschen während des Abends oder der Nacht betreut. Der Sinn dieses Dienstes liegt darin, den Verwandten die Möglichkeit zu geben, einmal abends das Haus zu verlassen. Die entstehenden Kosten werden dem alten Menschen auferlegt, wobei ähnlich wie bei den Heimhilfediensten Variationen möglich sind.

23. Freiwilligenhilfe in Großbritannien

Freiwillige haben immer eine große Rolle in Großbritannien gespielt und damit das Leben unterpriviligierter Gruppen erträglicher gestaltet. Ein großer Teil der freiwilligen Aktivitäten wendet sich älteren Menschen in ihren eigenen Wohnungen, aber auch älteren Menschen im Krankenhaus zu. Die wichtigste Organisation, die sich mit dieser Art der Fürsorge befaßt, ist «Age Concern», eine Organisation, die 1940 als nationale Altenfürsorge gegründet wurde. Während der 35 Jahre ihres Bestehens hat diese Bewegung nahezu 12.000 örtliche Komitees in Großbritannien gebildet. Jedes Komitee war verantwortlich für die Entwicklung von Altenclubs, für die Bereitstellung freiwilliger Besucher, die zu vereinsamten älteren Menschen kamen und in einigen Fällen auch für Essen auf Rädern. Die Age-Concern-Organisationen überwachen daneben auch andere Aktivitäten. Diese umfassen Ferienplanung für ältere Menschen, Hilfe bei der Gartenarbeit und Hausdekoration, «gute Nachbarschaftsdienste», Versorgung von Tageszentren, Transporte Angehöriger zum Krankenhaus usw. Dort, wo besonders rege Age-Concern-Comitees vorhanden sind, haben sich Koordinationsstellen für alle Dienste an älteren Mitbürgern entwickelt. Repräsentanten der verschiedenen Hilfsdienste treffen sich mit Verantwortlichen geriatrischer Kliniken, sozialer Dienste, von Wohnungsämtern und Fortbildungsinstitutionen, um zusammen die Bedürfnisse älterer Menschen in dem betroffenen Gebiet zu diskutieren und die einzelnen Aktionen freiwilliger Gruppen zu koordinieren.

«Age Concern» sammelt und vergleicht Informationen verschiedenster Art, die mit älteren Menschen und dem Altersvorgang zu tun hat und verbreitet die Ergebnisse. Die Organisation stellt Trainingskurse für freiwillige Helfer und Sozialhelfer zusammen und fühlt sich als nationaler Sprecher der älteren Bevölkerung sofern es um deren Sorgen und Probleme geht. Es wird eine Zeitschrift «Age Concern Today» herausgegeben.

Ein weiterer wichtiger freiwilliger Zusammenschluß in Großbritannien ist die Organisation zur Vorbereitung der Pensionszeit (Pre-retirement Association). Dies ist eine nationale Einrichtung mit einem Netzwerk lokaler Niederlassungen. Ihr Ziel ist die Erwachsenenfortbildung für Industriearbeiter, um den Einzelnen noch während der Berufstätigkeit auf Schwierigkeiten im Pensionsalter vorzubereiten. Kurse dieser Art werden in vielen Erwachsenenfortbildungszentren abgehalten. Die Veranstaltungen finden einen Tag pro Woche über einen Zeitraum von 6, 8 oder 10 Wochen statt und werden idealerweise 5–10 Jahre vor der Pensionierung abgehalten. Die Besonderheiten der Pensionierungszeit, die hier besprochen werden, beinhalten finanzielle Probleme, Unterbringung, Verlegung des Wohnortes, Gesundheit, Wichtigkeit gewisse Routinetätigkeiten weiter durchzuführen, kreative und sportliche Anregungen sowie die Möglichkeiten, bezahlt oder unbezahlt nach der Pensionierung weiter zu arbeiten.

Die Organisation zur Vorbereitung der Pensionszeit veröffentlich monatlich die Zeitschrift «Choice».

23.1. Freiwilligenarbeit in Krankenhäusern

Viele Krankenhäuser beschäftigen eine Fulltime-Kraft zur Koordination der Freiwilligenhilfe. In ihrer Hand liegt die Verantwortung bezüglich Anwerbung und Anleitung Freiwilliger im Krankenhaus an Stellen, wo die größte Personalnot herrscht, und auf Gebieten, die dem einzelnen am meisten zusagen. Viele dieser Koordinatoren waren außerordentlich erfolgreich. Die Freiwilligenhilfe ist auf geriatrischen und psychiatrischen Abteilungen mit langfristig zu versorgenden Patienten von besonderer Bedeutung.

24. Geriatrisch-soziale Dienste in der Bundesrepublik Deutschland

24.1. Geriatrische Kliniken

Die Struktur geriatrischer Kliniken ist in Deutschland bis heute noch nicht einheitlich definiert. Es besteht eine gewisse Einigkeit darüber, daß geriatrische Krankenanstalten interne Kliniken darstellen, die sich speziell mit Alterskrankheiten beschäftigen. Wichtig ist hierbei, daß viele Kliniken starre Altersgrenzen für die Charakterisierung ihres Krankenguts ablehnen. Typische Alterskrankheiten umfassen chronische arterielle Verschlüsse, chronische Gelenkerkrankungen, chronische Herzinsuffizienz, bestimmte Formen von Inkontinenz, chronisch cerebrale Prozesse etc. Derartige Krankheitsformen können (wenn auch selten) auch in jüngeren Jahren auftreten und werden dann zweckmäßigerweise dem darin erfahrenen Geriater zugewiesen.

Internistisch-geriatrische Kliniken können vorwiegend der Rehabilitation Chronischkranker dienen. Sie können aber auch in sich abgeschlossen sein, an der akuten Versorgung teilnehmen und eine eigene Intensivstation besitzen.

Günstig ist das Eingebettetsein der Geriatrischen Klinik in eine große, mehrere andere Kliniken und Institute umfassende Krankenanstalt. Dieses Konzept wurde von *Rustemeyer* sehr anschaulich dargestellt. Wird die Geriatrische Klinik für akute Diagnostik und kurzfristige Rehabilitation B1 genannt, so besteht idealerweise eine wechselseitige Funktionsbeziehung zu einer allgemeinen Krankenanstalt A, einer Geriatrischen Klinik für langfristige Rehabilitation B2, einer Pflegeeinheit C sowie unter Umständen auch zu einem Altenheim D. Reine Nachbehandlungskliniken mit Krankenhausstatus (Geriatrische Klinik für langfristige Rehabilitation vom B2-Typ) sind in der Bundesrepublik noch nicht häufig verwirklicht, obgleich viele, sich in geriatrischen Akutkliniken befindliche Patienten, nach einigen Wochen in eine derartig gestaffelte Krankenanstalt mit entsprechend niedrigem Kostensatz überwechseln könnten.

Internistisch-geriatrische Tageskliniken als eine mögliche Form kostengünstiger Nachsorge sind im Gegensatz zu England, der

Schweiz und den skandinavischen Ländern noch weitgehend un-
bekannt.

24.2 Altenkrankenheime

Eine gewisse Alternative zur Nachsorgeklinik ist das Altenkrankenheim. Unter dieser Einrichtung versteht man heute eine
Institution, in der Patienten ohne zeitliche Begrenzung einer in-
tensiven (meist physikalischen) Behandlung unterzogen werden und
in denen der Verbleib solange möglich ist, als eine Besserung des
Gesundheitszustandes erwartet werden kann. Die ärztliche Behandlung erfolgt unter Beteiligung niedergelassener Ärzte. Das Ziel ist
die Entlassung in die alte häusliche Umgebung. Eine hierbei oft
nicht zu überwindende Schwierigkeit besteht darin, daß Kranke, die
in ein Altenkrankenheim verlegt werden sollen, die Kosten durch
Einbringung ihres Vermögens und ihrer Rente selbst mittragen
müssen. Falls diese Mittel nicht ausreichen, springt ein Sozialhilfeträger ein. Ärztliche Betreuung, physikalische Anwendungen und
Medikamentenbehandlung werden wie bei ambulanten Patienten
über RVO-Kassen abgewickelt. Die therapeutischen Maßnahmen
(speziell die physikalische Therapie) werden aber unter sonst stationären Bedingungen durchgeführt. Verständlicherweise trifft die
Empfehlung, sich für eine gewisse Zeit in einem Altenkrankenheim
betreuen zu lassen, wegen der finanziellen Eigenbeteiligung oft auf
erheblichen Widerstand. Es ist in der Tat auch schwierig, Patienten,
die für die Rückkehr in ihre normale soziale und häusliche Umwelt
in einem Altenkrankenheim rehabilitiert werden sollen, klarzu-
machen, daß unter Berücksichtigung der gesetzlichen Bestimmungen der Einsatz von Eigenmitteln gefordert werden muß, da
doch das ersparte Vermögen oft einen festen Bezugspunkt für das
weitere Dasein bedeutet.

24.3. Pflegeheime

Pflegeheime sind Institutionen für eine Langzeitbetreuung. Meist
verbringen Patienten, die so hilflos sind, daß anderweitig keine
ausreichende Pflege und Betreuung gesichert werden kann, hier den
Rest ihres Lebens. Im Gegensatz z. B. zu Holland oder England

besitzen (analog wie die Altenkrankenheime) Pflegeheime keinen Krankenhauscharakter, d.h. 'fest eingestelltes ärztliches Personal steht in der Regel nicht zur Verfügung. Die ärztliche Versorgung erfolgt meist über in der Nähe niedergelassene Kassenärzte. Auch physikalische Aufwendungen und die sonstige medizinische Versorgung werden, wie für andere ambulante Patienten, über die jeweilige RVO-Kasse abgerechnet. Grundsätzlich besteht freie Arztwahl. Der Aufenthalt wird – soweit vorhanden – durch Einsatz des laufenden Einkommens und Vermögens finanziert. Gegebenenfalls werden die Kosten auch voll vom Sozialhilfeträger übernommen. Allen Heimbewohnern steht ein Taschengeld für persönliche Bedürfnisse zusätzlich zur Verfügung.

24.4. Mobile Hilfsdienste

Es gibt Stadien, in denen vollständige Selbständigkeit zu Hause für ältere Menschen schwierig zu werden beginnt, eine Heimaufnahme aber nicht gewünscht wird oder noch nicht erforderlich ist. Hier können nach Erfordernis verschiedene Hilfen angeboten werden.

Grundsätzlich sind folgende Kategorien zu unterscheiden:
1. Essen auf Rädern,
2. Hauspflegedienst,
3. Gemeindeschwestereinsatz,
4. Sozialstationen,
5. mobiler sozialer Hilfsdienst.

Essen auf Rädern steht in fast allen größeren Gemeinden zur Verfügung. Vorbild waren die «meals on wheels» (Abschnitt 22.4.) in England. Es können fünfmal wöchentlich warme Mahlzeiten (incl. Diäten) bezogen werden. Am Sonnabend und Sonntag stehen aufwärmbare Mahlzeiten zur Verfügung, die am Freitag mit ausgeliefert werden. Essen auf Rädern wird durch die freien Wohlfahrtsverbände zur Verfügung gestellt. Der Patient bezahlt die Mahlzeit zwar selber, erhält aber je nach Einkommenslage einen Kostenzuschuß.

Der *Hauspflegedienst* ist ebenfalls eine Einrichtung der freien Wohlfahrtsverbände (Rotes Kreuz, Arbeiterwohlfahrt, Caritasverband, Diakonisches Werk etc.). Hauspflege erhalten stundenweise alle bedürftigen Kranken (meist geriatrische Patienten), die einerseits nicht mehr in der Lage sind, sich selbst voll zu versorgen, für die andererseits aber eine institutionalisierte Pflege nicht erforderlich ist. Der Hauspflegedienst wird von dem Empfänger, soweit die Mittel es zulassen, selbst getragen. Andernfalls tritt der Sozialhilfsträger ein.

Die klassische Versorgung älterer hinfälliger Patienten zu Hause ist der *Gemeindeschwestereinsatz*. Er wurde bisher von den einzelnen kirchlichen Gemeinden getragen und hat sich in der Vergangenheit als überaus segensreich erwiesen. Oft war es nur hierdurch möglich, Gebrechliche in ihrer alten häuslichen Umgebung zu belassen.

Eine neuere Entwicklung auf dem Gebiet der ambulanten pflegerischen Versorgung ist die Einrichtung von *Sozialstationen*. Sozialstationen dienen bestimmten Stadt- oder Gemeindebezirken und stellen auf zentraler Basis Hauspflegedienste zur Verfügung. Es sind Tendenzen vorhanden, auch die Gemeindeschwesterarbeit hier zu integrieren. In Nordrhein-Westfalen wurde am 18.10.1977 ein Erlaß zur finanziellen Förderung der Sozialstationen herausgebracht. Es ist vorgesehen, einen Einzugsbereich von etwa 20 000 bis 60 000 Einwohner durch jeweils eine Sozialstation abzudecken. Es ist anzunehmen, daß eine derartige Neugliederung Vorteile für die pflegerische Versorgung älterer Menschen bringt.

Hauspflegedienste entfalten spezielle pflegerische Aktivitäten. Es bleiben aber immer noch Lücken, z.B. Hilfen für Reinemachen, Einholen, Gänge zu Behörden sowie Rollstuhlfahrerbetreuung und allgemein aktivierende Besuche. Hier möchte ein mobiler sozialer Hilfsdienst einspringen, wie er z. B. in Duisburg entsteht und von einem gemeinnützigen «Verein Bürgerhilfe» organisiert wird. Der Verein stellt für die oben skizzierten Aufgaben Zivildienstleistende ein.

24.5. Pflegegeld

Eine andere Form der Hilfe ist die Gewährung von Hilfe zur Pflege (Pflegegeld) nach Bestimmungen des Bundessozialhilfegesetzes (BSHG). Die Höhe des Pflegegeldes ist abhängig von dem Schweregrad der Pflegebedürftigkeit. Der Kranke bzw. Hilfsbedürftige hat so die Möglichkeit zur Vergütung der erforderlichen Dienste, die er im Rahmen der Nachbarschaftshilfe, durch Angehörige usw. erhält, finanzielle Mittel in Anspruch zu nehmen.

24.6. Seniorenbegegnungsstätten

Unabhängig von medizinisch-sozialen Aspekten wurden in den letzten Jahren eine große Zahl von Seniorenbegegnungsstätten gegründet. Die Träger sind verschiedenste Institutionen, meist allerdings freie Wohlfahrtsverbände, kirchliche Organisationen oder Kommunen. Nicht selten finden sich Seniorenbegegnungsstätten im Verbund mit Altenheimen, wobei die ersteren dann nicht nur für Altenheimbewohner sondern für alle Senioren der Umgebung offenstehen. Es gibt hervorragend ausgestattete Begegnungszentren, die verschiedenste Arten handwerklicher Betätigung, Bibliotheken und Sportmöglichkeiten anbieten.

Zur Koordinierung der Betreuung älterer Menschen wurde in einigen Städten – so z. B. Darmstadt – ein *Seniorenrat* gebildet, in welchem Vertreter öffentlicher und freier Träger mit den Vertretern der älteren Generation zusammenwirken.

25. Juristische Gesichtspunkte in der Geriatrie

Hin und wieder ist es unmöglich, stark verwirrte Patienten in einer Internistisch-geriatrischen Klinik adäquat zu betreuen. Die Einweisung in eine Psychiatrische Klinik benötigt auf der anderen Seite die Einwilligung des Patienten. Diese kann er aber meist wegen der zugrunde liegenden cerebralen Störung nicht geben. Der Gesetzgeber hat hier folgende Möglichkeiten zugelassen. Besteht eine akute Gefahr für Leib und Leben des Patienten selbst und seiner Umgebung (z.B. ständiger Versuch sich aus dem Fenster zu stürzen) so kann nach den gesetzlichen Bestimmungen (Gesetz über Hilfen und Schutzmaßnahmen bei psychischen Krankheiten = PsychKG) und nach Einschaltung der zuständigen Behörden (Ordnungsamt, Justiz) eine Einweisung in eine Fachklinik erfolgen. Über Verbleib bzw. Verweildauer entscheidet der zuständige Richter.

Auf der anderen Seite werden Patienten beobachtet, die zwar nicht akut, aber auf längere Sicht ebenfalls eine Gefahr für sich und andere darstellen. Hier handelt es sich meist um nächtliches Wandern, «Verlorengehen» auf der Straße, Nichtbeachten des Straßenverkehrs, unbedachter Umgang mit Feuer etc. Hat die Verwirrtheit einen gewissen Grad erreicht, ist eine vernünftige Verständigung mit dem Patienten verständlicherweise nicht möglich. Die Einwilligung zur Verlegung auf eine psychiatrische Abteilung zur adäquaten Weiterbehandlung kann er somit nicht selbst erteilen. In diesem Fall kann nach den Bestimmungen des Bürgerlichen Gesetzbuches (BGB) eine *Gebrechlichkeitspflegschaft* errichtet werden. Über den Antrag, der unter Vorlage eines ärztlichen Attestes beim zuständigen Gericht gestellt wird, entscheidet ein Richter. Als Pfleger kann ein naher Angehöriger, eine neutrale Person oder ein entsprechender Verband der freien Wohlfahrtspflege berufen werden. Diese sind befugt, Geldgeschäfte des Patienten zu regeln. Weiterhin können sie die Einwilligung zur Heilbehandlung oder die Einweisung auf eine psychiatrische Abteilung geben. Es können auch mehrere Aufgaben zusammen übernommen werden. Der Pfleger hat dem zuständigen Gericht jeweils Bericht zu erstatten.

26. Betreuung Sterbender

«A time to live and a time to die»

Die medizinische Erziehung und Praxis legt zurecht größten Wert auf die Erhaltung des Lebens. Auf der anderen Seite muß der Student aber lernen und der Arzt sich klarmachen, daß eine medizinische Behandlung oder ein chirurgischer Eingriff nicht nur deswegen notwendig sind, weil die Möglichkeit hierfür besteht. Ein Arzt, der nicht einsehen kann, daß unter dem Gewirr klinischer Probleme auch noch ein menschliches Wesen vorhanden ist, kann nicht als guter Betreuer sterbender Patienten angesehen werden.

Es ist deshalb wichtig, daß unter der Sorge für die Erhaltung des Lebens nicht das Mitgefühl des Arztes für den sterbenden Menschen verloren geht. Insbesondere sollte er den Tod nicht immer als eigenes Versagen interpretieren. Dieses unbewußte Gefühl kann eine Barriere zwischen den Arzt und die fürsorgende Pflege an einem sterbenden Patienten aufrichten. Vielleicht empfindet der Arzt, daß er nichts mehr zu bieten hat, fühlt sich deshalb in seiner Haut nicht wohl, und versucht, schnell an dem Bett des sich im Endstadium einer Krankheit befindlichen Patienten vorbei zu kommen. Weiterhin besteht die Gefahr, daß er annimmt, der Patient sei unfähig, die Wahrheit zu ertragen. Als Resultat unterhalten sich Arzt und Patient nur über Nebensächlichkeiten und Unwahrheiten, wobei dem sterbenden Patienten Hilfe und Unterstützung, die er von seinem Arzt erwartet, entzogen wird.

Dieser traurige Stand kam klar auf einem Symposium «Care of the Dying», das im Royal College of Physicians 1972 abgehalten wurde, zu Tage. Die erste Rednerin war die Schauspielerin *Sheila Hancock.* Sie berichtete, daß nach Mitteilung über den Krebsbefall ihrer Mutter und der geringen Lebensaussichten die schreckliche Situation bestanden habe, daß «ich niemanden fand, der mich tröstete und Hilfe anbot. Immer wieder sah ich mich der Tatsache gegenüber, daß Ärzte offensichtlich nichts von unheilbar Kranken wissen wollen.»

In gewisser Beziehung ist Tod im fortgeschrittenen Lebensalter etwas anderes als Tod bei jüngeren Menschen. Der erste ist weniger oft durch eine maligne Erkrankung ausgelöst und öfters von einem Coma eingeleitet. Darüberhinaus haben sich ältere Menschen damit abgefunden, daß sich ihr Leben dem Ende zuneigt und sie sind oft auf den Tod vorbereitet. Tod bei jüngeren Menschen erscheint oft ungerecht und bedeutet eine schwere Erschütterung für die Zurückbleibenden.

Die folgende Diskussion bezieht sich nicht ausschließlich auf den Tod im fortgeschrittenen Lebensalter. Die Auseinandersetzung mit sterbenden Patienten und die Betreuung der Angehörigen ist grundsätzlich ein wichtiger Teil der ärztlichen Fortbildung.

Es wurde einmal gesagt, daß der Tod die Sexualität als Tabuthema des 20. Jahrhunderts in der westlichen Gesellschaft verdrängt habe. Der persönliche Kontakt mit einem sterbenden Menschen wird nur noch wenigen Menschen in der ersten Hälfte ihres Lebens ermöglicht. Sobald der Tod naht, besteht eine Tendenz, Kinder abzuschirmen und sie während des Begräbnisses fortzuschicken. Sie erlangen damit keine persönliche Erfahrung über Tod und Verlust eines Menschen. Es ist bemerkenswert, daß *Sheila Hancock* in ihrem oben angesprochenen Beitrag darauf hinwies, daß sie erwachsen wurde, ohne direkte Erfahrung mit dem Tod gewonnen zu haben. Die Tatsache, daß ungefähr zwei Drittel aller Todesfälle in einem Krankenhaus erfolgen und daß die Leichen öfters in Beerdigungsinstituten als zu Hause aufgebahrt werden, ist eine weitere Veränderung im Verhalten unserer Gesellschaft, die den Tod möglichst weit von sich abschiebt.

Glücklicherweise gibt es bei Ärzten und Schwestern Hinweise auf ein zunehmendes Interesse bezüglich der wichtigen Rolle, die sie bei Tod und Sterbenden spielen, und es ist zu hoffen, daß dies eine Änderung im Verhalten gegenüber Tod und Sterbefällen in Gang setzt.

26.1. Psychische Veränderungen bei Sterbenden

Die amerikanische Psychiaterin Dr. *Kübler-Ross* unterteilt in ihrem Buch «On Death and Dying» den Gang des Sterbenden in vier Stufen. Die erste Stufe entspricht einem Nichtwahrhabenwollen: «Nicht ich, das kann nicht wahr sein.» Die Autorin glaubt, daß dies eine gesetzmäßig vorkommende Reaktion ist und betont, wie wichtig es für Ärzte und Schwestern sein muß, die Wünsche der Patienten zu respektieren und dafür zu sorgen, daß diese sich, so lange sie es wünschen, in diesem Stadium aufhalten. Es kann sich hierbei um eine Zeit von wenigen Stunden bis zu vielen Monaten handeln. Danach erfolgt eine bedingte Akzeptierung.

Die zweite Stufe wird durch *Ärger* ausgezeichnet: «Warum ich?» Dieser Ärger kann sich auf alle Betreuer auf der Station richten wie auch auf die Familie des Patienten. Es ist schwierig, auf dieser Stufe zu helfen und es ist wichtig, daß die Betreuenden die Ursache für ein solches Verhalten kennen und dieses nicht persönlich nehmen.

Die dritte Stufe entpsricht dem *Feilschen* (bargaining). Die Tatsache ist akzeptiert, aber der Patient versucht verschiedene Versprechungen (von Gott und von den Betreuenden) zu erhalten. Möglicherweise könnte er noch solange leben, daß er an der Trauung der Tochter teilnehmen kann (obgleich der wirkliche Wunsch sich nur auf die Verlängerung des Lebens richtet). Diese Erwartungen können mit Schuldgefühl vermengt sein und der Arzt sollte nicht einfach an ihnen vorbeigehen.

Die vierte Stufe entspricht der *Depression*. Die Depression kann auf zweierlei Weise auftreten. Entweder aufgrund durchgemachter Verluste (Mastektomie, Hysterektomie) oder aufgrund bevorstehender Verluste. Viele Depressionen können unbemerkt auftreten und die Patienten sollten ermutigt werden, ihre Trauer zu äußern.

Die letzte Stufe ist das *Annehmen* (acceptance) und hier ist es besonders wichtig, daß keine Störung durch verzweifelte chirurgische Eingriffe erfolgt, die nur dazu dienen können, einige wenige Wochen zu gewinnen. Die Periode des Annehmens, die dem Tod vorangeht, ist durch Schlaf und einen herabgesetzten Wunsch, sich verbal mitzuteilen, charakterisiert. Es handelt sich hierbei nicht um Wohlsein. Diese Stufe ist fast gefühllos. Der Patient wünscht häufiger allein gelassen zu werden und das ist der Punkt, an welchem nun die Familie zunehmend Unterstützung von seiten des Arztes benötigt.

Alle, die sich mit der Pflege eines sterbenden Patienten beschäftigen, betonen, daß die Rolle des Arztes darin besteht, zuzuhören, sich den Realitäten zu stellen und wenn immer möglich, sich nicht zu gewaltsamen Äußerungen über die Prognose der Krankheit hinreißen zu lassen. Besonders wichtig ist, daß dem Patienten nicht mitgeteilt wird, er habe noch x Jahre zu leben. Ärzte, die eine Begabung des Zuhörens besitzen, können ihre Patienten meist ohne Verstellung und ohne Härte auf die Stufe des Annehmens führen.

Während die meisten sterbenden Patienten über ihre Situation Klarheit wünschen, wollen sie aber gleichzeitig doch eine Spur

Hoffnung behalten und sei diese noch so unreal. Sobald die Situation für den Patienten in seiner Bedeutung erkannt wird, sollte der Arzt darauf hinweisen, daß obgleich er den pathologischen Prozeß nicht beseitigen kann, er dennoch alles in seiner Macht stehende tun werde, um Krankheitserscheinungen zu mildern und Qualen zu verhüten.

26.2. Physische Begleitumstände

Im forgeschrittenen Lebensalter geht dem Sterben häufig eine Zeit der Immobilität, Inkontinenz und cerebraler Störungen voran. *Isaacs* berichtet, daß 40 % der über 65jährigen, die in Glasgow starben, eine oder mehrere dieser drei Veränderungen einen Monat vor dem Tod gezeigt haben und daß 20 % eine oder mehrere dieser Störungen bereits ein Jahr vor dem Tod erkennen ließen. Dies weist auf die Belastungen hin, die Verwandte tragen müssen, wobei es tatsächlich wichtige Gründe dafür gibt, ältere Menschen für die Zeit des Sterbens in ein Krankenhaus einzuweisen. *Exton-Smith* konnte zeigen, daß physisches Unwohlsein bei etwa einem Fünftel älterer Menschen, die in einem Krankenhaus sterben, vorkommt, 14 % erleiden mehr oder weniger starke Schmerzen und 8 % sind anderen Beeinträchtigungen, speziell Atemnot, Übelkeit und Erbrechen, ausgesetzt. Es gehört zu den Obliegenheiten des Arztes, diese Symptome zu lindern. Die Kontrolle von Schmerzen ist eine der wichtigsten Verantwortlichkeiten und das große Arsenal analgetischer Medikamente, die jetzt verfügbar sind, erlaubt dies in effektivster Weise. Manchmal erfordert ein nicht beherrschbarer Schmerz neuro-chirurgische Maßnahmen, um schmerzleitende Fasern im Rückenmark zu unterbrechen.

Es ist wichtig, ein adäquates Analgetikum zu benutzen. Es liegt in der Verantwortlichkeit des Arztes, so zu dosieren, daß Schmerzen nicht wieder auftreten. Analgetika sollten nicht mechanisch alle 4 oder 6 Stunden gegeben werden und der Schmerzpatient sollte nicht unmäßig lange warten müssen, bis die nächste Dosis fällig ist. Um dem Schmerz wirkungsvoll engegenzutreten, muß das richtige Dosis-Zeit-Verhältnis «austitriert» werden. Dieses Vorgehen kann die Analgetika-Gesamtmenge herabsetzen. Es muß nochmals betont werden, daß die Leidenserfahrung des Schmerzes heute einem Sterbenden nicht mehr zugemutet werden sollte.

Zunächst kommen einfache Analgetica, später Opiate zur Anwendung. Manchmal kann eine Potenzierung durch Zugabe kleiner Dosen eines Angstgefühl herabsetzenden Präparates erfolgen. Metoclopramid (Pastertin®) und Perphenazin (Decentan®) eignen sich zur Beeinflussung von Übelkeit und Erbrechen. Atembeschwerden sind unglücklicherweise wesentlich schwieriger zu behandeln.

26.3. Wo kann man sterben?

Zwei Drittel aller Todesfälle ereignen sich in Großbritannien im Krankenhaus, der Rest zu Hause, wobei der Trend dahingeht, sterbende Patienten in eine Klinik einzuweisen. In höherem Lebensalter sterben immer mehr Patienten in einem Krankenhaus und *Isaacs* zeigte, daß in Glasgow jede Frau über 85 Jahre im Schnitt mindestens 6 Monate ihres Lebens im Krankenhaus zubringt. Es ist sicherlich richtig, daß die meisten Patienten gerne zu Hause sterben würden, sofern nur Pflegemöglichkeiten vorhanden wären und sofern sie nicht das Gefühl hätten, eine Bürde für ihre Angehörigen zu sein. Wo immer möglich, sollten deshalb häusliche Hilfsdienste aktiv werden, die es einem Sterbenden möglich machen, zu Hause in der gewohnten Umgebung zu bleiben, wo persönliche Bedürfnisse am besten zu erfüllen sind.

Im Krankenhaus können sterbende Patienten auf allen Stationen aufgenommen werden und es ist wahrscheinlich das Beste, daß diejenigen, die bereits auf einer chirurgischen oder medizinischen Abteilung behandelt wurden und die Verhältnisse und das Pflegepersonal in diesem Bereich kennen, dort auch wieder eine erneute Aufnahme finden. Es gibt eine Reihe von Spezialkliniken und Heimen, die in den letzten 25 Jahren speziell für die Pflege sterbender Patienten errichtet wurden. Einige werden von religiösen, andere von weltlichen Organisationen getragen. Gewöhnlich erfolgt eine Aufnahme der Patienten nur bei Lebenserwartungen unter 3 Monaten. Einige Betten werden vom National Health Service finanziert, andere durch Spenden. Möglicherweise ist die bekannteste Klinik das St. Christopher Hospice in Süd-London.

Diese Heime oder Hospitäler für Sterbende sind nicht schreckerfüllte Orte, wie man vielleicht vermuten könnte. Meistens handelt es sich um helle sonnige Häuser, die von Ärzten und Schwestern, die besonders in der Behandlung Sterbender ausgebildet worden sind, geführt werden. Das Personal weiß, wie wichtig ein Zuhören ist, und sie sind Experten bei der pharmakologischen Betreuung Sterbender. Sie versuchen, die Familie von Anfang an mit einzubeziehen, und die Wirksamkeit ihrer Tätigkeit ist allen, die mit ihnen zu tun hatten, offensichtlich.

Hierbei stellt sich die Frage, in welchem Umfang spezielle Heime und Kliniken für Sterbende geschaffen werden sollen. Im großen und ganzen ist es unwahrscheinlich, daß jemals mehr als eine kleine Zahl hervorragender Zentren, die sich sowohl der Betreuung wie auch der Studentenausbildung widmen, bestehen werden.

26.4. Verlust eines Angehörigen

Die Pflege eines Sterbenden mündet unweigerlich in die Sorge für die Hinterbliebenen und es ist vorteilhaft, wenn eine Kontinuität in der Fürsorge, sowohl für den sterbenden Patienten als auch für die überlebenden Hinterbliebenen vorhanden ist. Der Verlust eines nahen Angehörigen führt in eine Zeit der Trauer, und die Artikulation dieser Trauer ist zum Verarbeiten der Erlebnisse wichtig.

Aus diesem Grund sollten Ärzte darauf achten, daß die Angehörigen die Möglichkeit erhalten, die Stufen der Trauer auszuleben. Die erste Stufe besteht in einer Dumpfheit und Gefühllosigkeit, die in Weinen und Schluchzen übergeht. Die nächste Stufe besteht in Depression. In der Regel ist es das Beste, die Entwicklung der einzelnen Stufen abzuwarten und Kurzschlußreaktionen vorzubeugen, außer es handelt sich um sehr langwierige Prozesse. Bei älteren Menschen kommt die Depression, die dem Verlust eines nahen Angehörigen folgt, oft nicht zum Stillstand und hier ist manchmal eine Behandlung angebracht. Diese kann in der einfachen Anregung, wieder soziale Kontakte aufzunehmen, bestehen. Manchmal ist auch der Einsatz antidepressiver Medikamente oder anderer psychiatrischer Behandlungsmethoden erforderlich.

Im Anschluß an den Tod eines Ehegatten findet ein älterer Mensch oft heraus, daß sich die Pension vermindert, daß er auch materiell ärmer geworden ist und daß Entscheidungen hinsichtlich des weiteren Alleinbleibens, einer Untermiete bei Angehörigen oder die Beantragung pflegerischer Hilfen erforderlich werden. Diese Entscheidungen dürfen nicht plötzlich und auch nicht innerhalb der ersten Woche nach dem Trauerfall getroffen werden. Erst nach Abklingen des größten Schmerzes sollten unwiderrufliche Schritte dieser Art erfolgen.

26.5. Euthanasie

Euthanasie ist ein wichtiger Diskussionspunkt und hat in Gesetzesverabschiedungen Berücksichtigung gefunden. Euthanasie wurde niemals als rechtmäßige Handlung anerkannt und blieb illegal. Es ist auf der anderen Seite wichtig, daß Ärzte wissen, was mit Euthanasie gemeint ist und daß sie die hiermit verbundenen Probleme kennenlernen. Mit großer Sicherheit wird von Zeit zu Zeit ihre Meinung zu diesem Problem eingeholt.

Ein wichtiger erster Schritt ist die Definition der Euthanasie. Man versteht unter Euthanasie am besten die willentliche Beendigung von Leben unter definierten Bedingungen (protokollierte Vereinbarung, die im Beisein von Zeugen und mit Einwilligung der Verwandten getroffen wurde). Das wichtigste Element ist hierbei, daß ein Wunsch besteht. Von Prof. *Dunstan* wurde Euthanasie als «Mord auf Wunsch» definiert. *Dunstan* trennt dieses sorgfältig von Selbstmord (das kein Verbrechen darstellt) und anderen Formen einer Lebensverkürzung, die er Senicid, Dementicid oder Amenticid (d. h. Tötung älterer, dementer oder idiotischer Kranker) nennt, ab. Keine dieser zuletzt genannten Handlungen entspricht der Euthanasie und sie stellen allesamt Verbrechen dar. Weiterhin muß herausgestellt werden, daß Euthanasie nicht der Beschleunigung des Todes durch Nebenwirkungen von Medikamenten, die für unerträgliche Schmerzen gegeben wurden, entspricht. In diesem Fall wird das Medikament unter der Vorstellung der Schmerzlinderung gegeben. Euthanasie ist auch nicht der vorsätzliche Entzug von Antibiotika oder anderen technischen oder chirurgischen Maßnahmen, die möglicherweise das Leben eines sterbenden Menschen verlängern könnten.

Euthanasie beinhaltet Tötung eines Patienten auf Wunsch und es kann keinen Zweifel darüber geben, daß ein solches Vergehen von keinem Arzt unterstützt wird, was immer auch kleine Minderheiten über die Wünschbarkeit einer gesetzlichen Implementierung vorbringen. Eine Befragung, die in einem großen Universitätskrankenhaus durchgeführt wurde, zeigte, daß nur 2 % der beschäftigten Ärzte eine Legalisierung der Euthanasie für richtig ansehen.

Die Ursache dieser Haltung liegt in moralischen Prinzipien. Es ist auch wichtig daran zu erinnern, daß es eine Zahl praktischer Hinderungsgründe für die Euthanasie gibt. Es bestehen beispielsweise Interessen der Angehörigen, die in einer emotionell angespannten Situation möglicherweise ambivalente Gefühle für den betreffenden Patienten haben und von seiner Gegenwart frei sein möchten (*Dunstan*) oder die vielleicht auch materielle und finanzielle Interessen besitzen, die im Zusammenhang mit dem Tod des Patienten stehen. Eine gleiche oder größere Bedeutung ist der Vertrauensbruch zwischen Patienten und Arzt bzw. Schwester. Die Nadel oder die Medizin in der Hand der Schwester kann nicht mehr sicher als Mittel der Linderung oder der Heilung angesehen werden, sondern kann – kann wirklich – ein Instrument des Todes sein (*Dunstan*). Ärzte und Schwestern können so das Ziel von Verdächtigungen und Gerichtsverfahren werden.

Weiterführende Literatur

Anderson, F.: Practical Management of the Elderly, (Blackwell Scientific Publications Ltd. Oxford–London–Edinburgh–Melbourne 1976).

Brucklehurst, J. C. (Ed): Textbook of Geriatric Medicine and Gerontology. (Churchill Livingstone, Edinburgh–London–New York 1978).

Bundessozialhilfegesetz. Beck'sche Textausgaben. (Verlag C. H. Beck, München 1978).

Caird, F. L., Dall, J. L. C., Kennedy, R. D.: Cardiology in Old Age. (Plenum Press. New York–London 1976).

Clemens, W.: Analyse klinischer und gerontopsychiatrischer Einrichtungen in der Bundesrepublik Deutschland. Deutsches Zentrum für Altersfragen e. V. (Berlin 1979).

Coni, N., Davison, W., Webster, S.: Lecture notes on Geriatrics. (Blackwell Scientific Publications. Oxford-London-Edinburgh-Melbourne 1977).

Exton-Smith, A. N., Evans, J. G. (Ed): Care of the Elderly. Meeting the Challange of Dependency. (Academie Press, London, Grune u. Stratton, New York 1977).

Finch, C. E., Hayflick, L. (Ed): Handbook of the Biology of Aging. (Van Nostrand Reinhold Company, New York–Cincinati–Atlanta–Dallas–San Francisco–London–Toronto–Melbourne 1977).

Coni, N., Davinson, W., Webster, S.: Lecture notes on Geriatrics. (Blackwell Scientific Publications. Oxford–London–Edinburgh–Melbourne 1977).

Hauss, W. H., Oberwitler, W. Herausg.): Geriatrie in der Praxis. (Springer Verlag Berlin–Heidelberg–New York 1975).

Hodkinson, H. M.: Biochemical Diagnosis of the Elderly. (Chapman and Hall, London 1977).

Kübler-Ross, E.: On Death and Dying. What the dying have to teach docters, nurses, clergy and their own families. (Macmillan Publishing Co. Inc. New York 1976).

Lang, E.: Geriatrie; Grundlagen für die Praxis. (Gustav-Fischer-Verlag, Stuttgart 1976).

Lehr, U.: Psychologie des Alterns. UTB, (Quelle u. Meyer, Heidelberg 1972).

Lüth, P.: Geschichte der Geriatrie. Dreitausend Jahre Physiologie, Pathologie und Therapie des alten Menschen. (Ferdinand Enke Verlag, Stuttgart 1965).

Martin, E., Junod, J.-P.: Ein kurzes Lehrbuch der Geriatrie. (Verlag Hans Huber, Bern-Stuttgart-Wien 1975).

Mandy, K., Sherwin, I. (Ed): The Aging Brain and Senile Dementia. Advances in Behavioral Biology, Vol. 23. (Plenum Press, New York-London 1977).

Platt, D.: Biologie des Alterns. UTB, (Quelle u. Meyer, Heidelberg 1976).

Rustemeyer, J.: Medizinische Probleme des Alterns. (Wilhelm Goldmann-Verlag, München 1971).

Schettler, G. (Herausg.): Alterskrankheiten; Leitfäden für Ärzte und Studenten. (Georg Thieme Verlag, Stuttgart 1972).

Theimer, W.: Altern und Alter. Stand der experimentellen Gerontologie. (Georg Thieme Verlag, Stuttgart 1973).

Thomae, H., V. Lehr (Herausg.): Altern, Probleme und Tatsachen. (Akademische Verlagsgesellschaft Wiesbaden 1977).

Willington F. D. (Ed): Incontinence in the Elderly. (Academic Press London–New York–San Francisco 1976).

Woodruff, D. S. and Birren, J. E. (Ed): Aging. Scientific Perspectives and Social Issues. (Van Nostrand Company, New York–Cincinnati, London–Toronto–Melbourne 1975).

Wunderli, J.: Mensch und Altern. Eine allgemeinverständliche Einführung insbesondere für das Pflegepersonal. (S. Karger Verlag, Basel–München–Paris–London–New York–Sydney 1974).

Sachregister

Abasia 43, 44
Achillessehnenreflex 31
Adams Stokes'scher Anfall 64
Abhängigkeit 22
Adipositas 219
Aggressivität 74
Akinesie 43
Alzheimer'sche Fibrillen 67
Alkoholismus 70
Altenclub 18
Altenkrankenheim 247
Altern, programmiertes 11
Altern, Theorien 3
Altersaufbau 14
Altersheim 16, 240
Alterskrankheiten 15
Amyloidbildung 42
Anaemie 126, 127, 131, 140, 141
Anamnese 28, 29
Angehörigensprechstunde 235
Angiographie 221
Antikoagulantienprophylaxe 45
Anticodons 8
Antiparkinsonsubstanzen 52
Apoplexi 28, 45, 47
Apraxie 30, 43
Arthritis, senile monoartiku-
    läre 225
Arthrosis deformans 27, 62, 224
Arteria carotis communis 37
Arteria carotis interna 37
Arteria ophthalmica 37
Arteria supratrochlearis 38
Arteria temporalis 38
Arteria vertebralis 38, 41
Arterielle Verschlußkrankheit 27,
    220
Arteriitis temporalis 47, 206, 210
Arteriosklerose 27
Askorbinsäure 216
Astasia 43, 44
Atonische neurogene Blase 87
Audiometrie 212

Autoimmunität 7
Autonome Funktionen 53

Bakteriurie 83, 200
Bandscheibendegeneration 27,
    40, 225
Basalganglien 41
Befunderhebung 28
Beinulcera, chronische 223
Beschäftigung, sinnvolle 25
Bevölkerungsentwicklung 15
Blasencarcinom 83
Blasenfunktion 27, 83
Blasensteine 83
Blindheit 205
Blutdruck 27
Blutversorgung, cerebrale 37, 41
Bouchard'sche Knoten 224
Bundessozialhilfegesetz 249

Calciummangel 117
Cardio-vasculäres System 31
Carotisangiographie 45
Carotisstenosen 45
Cerebrale Syndrome 37
Cheyne-Stokes'sches Atmen 59
Chlorpromazin 74
Chronisches cerebrales Syn-
    drom 65
Colitis, ischemische 168
Colitis ulcerosa 169
Coloncarcinom 167
Computertomographie 33
Coronarsklerose 27
Cross-linkage 6
Cystometrie 89
Cytosin 5

Dauerkatheter 96
Defensive Haltung 22
Degeneration, neurofibriläre 37
Dehydration 173
Dekubitusprophylaxe 108, 110

Dekubitusrisiko 107
Demenz 17, 43, 71, 68, 76
Diabetes 187, 192, 188, 190, 191
Diarrhoe 98, 182
Dickdarmerkrankungen 159
Diät für ältere Menschen 214, 215
Digitalisintoxikation 150
Diogenes-Syndrom 75
Disengagement 20
Diuretika 181
Divertikulose 157, 164, 165
DNS 5, 6, 10, 11
DNS-Code-Alphabet 5
Doppelhelix 5
Drop attacks 49, 50, 63
Durst 173
Dysphagie 153
Dysurie 32, 78

Einläufe 162
Einsamkeit 18
Eisendefizit 130, 133
Eisenmangelanaemie 128, 129, 132
Eisensättigung, prozentuale 130
Eisenstoffwechsel 128
EKG 32
Elektrolyte 171
Energiehaushalt 218
Epilepsie 63
Erblindung 210
Ernährung 214, 217
Endocarditis, subakute, bakterielle 203
Error catastrophe 9
Essen auf Rädern 240, 242, 247
Etat criblé 37
Etat lacunaire 37
Euthanasie 258
Evolution

Fäkale Inkontinenz 99, 101
Fallneigung 50, 61, 62, 63
Familienkontakte 17, 18
Fehlernährung 214
Feindseligkeit 23

Femurhals-Franktur 120
Ferieneinweisung 232
Fersennekrose 110
Flüssigkeitshaushalt 171
Folsäure 134, 139, 216
Freiwilligenhilfe 244, 245
Freizeit 25

Gastrointestinales System 31
Gebrechlichkeitspflegschaft 251
Geburtenkontrolle 15
Gedächtnis 20, 21, 27, 29
Gegenhalten 30, 43
Gemeindeschwesterneinsatz 249
Genselektion 11
Genetisches Code-System
Geriatrische Kliniken 246
Geriatrischer Dienst in Großbritannien 228
Geriatrisch sozialer Dienst in der Bundesrepublik 246
Gesetz über Hilfen und Schutzmaßnahmen bei psychischen Krankheiten 251
Gesichtsfelddefekte 210
Glabella Klopfzeichen 43
Glaukom 206, 208, 209
Gleichgewichtssinn 61
Greifen, forciertes 44
Greifreflex 44

Haloperidol 74
Halluzinationen 74
Halsstützmanschette 50
Harnweginfektion 96, 199, 200, 201, 202
Hauspflegedienst 240, 242
Hayflick-Phänomen 11
Heberden'sche Knötchen 224
Herzgeräusche 144
Herzinfarkt 28
Herzinsuffizienz 177
Herzkrankheiten 143
Hiatushernien 155
Hilfsdienste, mobile 247
Hilfsorganisationen, freiwillige 18

Hirninfarkt 42
Hörhilfen, elektronische 212
Hörrohr 212
Hörvermögen 210, 212
Holiday Admission 232
Hyperreflexie 43
Hypertonie 42
Hyperthyreose 55, 59
Hypokaliämie 170, 179, 183, 184, 185
Hyponatriämie 179
Hypothalamus 56
Hypothermie 57, 59, 60
Hypotonie 64, 149

Inkontinenz 79, 93, 242
Institutionalisierung 17
Insulinbehandlung 193
Intelligenz 67

Juristische Gesichtspunkte in der Geriatrie 251

Känguruhvorlage 93
Katarakt 206, 207
Katheterdehnung nach Dotter 221
Knochenerkrankungen 113
Knochenbrüche 119
Körpertemperatur 27
Konstruktive Haltung 22
Kompressionsfraktur von Lumbalwirbeln 115
Koordination 30
Kraft 30
Krankheiten des fortgeschrittenen Lebensalters 26
Krankheiten, Verteilung unbekannte 237, 238
Kurzzeitgedächtnis 20

Labortest 32
Langzeitbetreuung 230
Langzeitgedächtnis 20
Laxantien 161, 162
L-Dopa 52
Lebenserwartung 13, 15

Lingua geographica 152
Looser-Zonen 117
Low sodium-Syndrom 177
Luftenzephalographie 33

Makuladegeneration 206, 209
Malabsorptions-Syndrom 158
Maschine, Analogien 3
Meals on wheels 242
Medikamentennebenwirkung 28
Megacolon 164
Megaloblastische Anaemie 134, 136, 137, 138
Messenger-RNS 7
Mikroaneurismen 42
Mikroembolie 42
Miktionskontrolle 84
Miktionssynkope 64
Molekulare Uhr 4, 10, 12
Monoartikuläre Arthritis 225
Multiinfarktsyndrom 42, 43
Muskeltonus 30, 62
Myokardinfarkt 146

Nächtliches Wandern 73
Natriummangelsyndrome 175
Nekrosen, arterielle 221
Neurogene Blase 86
Nichtsinhibiert neurogene Blase 87, 91
Non-DNA error theory 5

Oberschenkelhalsfraktur 122, 123
Obesitas 218
Obstipation 98, 160
Oesophagusobstruktion 154
Orientierungstest 29
Orthostatische Regulationsstörung 54, 147
Osteorathrose, primäre generalisierte 224
Osteochondrose 225
Osteomalazie 62, 116, 117, 118
Osteoporose 27, 113, 115
Oszillographie in Ruhe und nach Belastung 221

Paget'sche Erkrankung 118
Pankreatitis 158
Paraphrenie 75
Parkinsonismus 43, 51
Palmomentaler Reflex 44
Pensionierung 16, 23
Peptisches Ulcus 157
Perniziöse Anaemie 134, 138
Petrengang 44
Pflegegeld 249
Pflegeheim 16, 247
Phlebothrombose 222
Plaques, artheromatöse 40
Plaques, senile 37, 67
Pneunomie 195, 196, 197, 198
Polyarthritis, schafzellnegative
   akute 225
Polymyalgia rheumatica 48
Populationsverteilung 13, 14
Presbyacusis 27, 205, 211
Presbyopie 27, 205
Primary error-Theorie 5
Prostata-Adenom 82
Proteinsynthese 4, 5
Pulspaltpation 220
Pyridoxin 216
Pyrophosphatarthropathie 225
Pseudogicht 225
Psychologie des Alterns 13, 19
Psychometrische Testverfahren 72

Quervernetzung von Makromolekülen 6

Random error-Hypothese 9
Rektale Untersuchung 32
Rectogramm 99
Reflektorische neurogene Bla-
   se 87
Rehabilitation 228, 233
Rektumcarcinom 167
Respiratorisches System 31
Retinopathie, hypertensive 206
Retinopathie, diabetische 206,
   209
Rheumatoide Arthritis 224

Riesenzellarteriitis 48
Rigidität, paratonische 43
RNS 5, 8, 11
Rückenschmerzen 225
Ruheschmerz 221
Ruhestand 15, 16
Shy-Drager-Syndrom 53
Saugreflex 44
Schafzellennegative akute Poly-
   arthritis 225
Schanz'sche Krawatte 50
Schenkelhalsfraktur 121
Schwanken 61
Schwindel 27
Sehschärfe 31, 206
Selbsthaß 23
Selbstmord 23
Senile monoartikuläre Arthri-
   tis 225
Seniorenbegegnungsstätten 250
Serum-Eisenkonzentration 130
Sheltered Housing 241

Soziale Betreuung 233
Soziale Einrichtungen in Großbri-
   tannien 239
Sozialstationen 249
Soziologische Gerontologie 13
Spondylosis 27
Statusverlust 24
Sterben, Betreuung 252
Sterben, psychische Verände-
   rungen 253
Sterben, physische Begleitum-
   stände 255
Stereotypien des Alterns 21
Streßinkontinenz 81
Strukturproteine 4
Stuhlinkontinenz 71, 97, 98
Subarachnoidalblutung 47
Syndrome, klinische 42

Tagesklinik, geriatrische 232
Taubheit 205
Thermoregulation 55, 56, 57
Thiamin 216

Thioridazin 74
Thoraxaufnahme 32
Thrombophlebitis 221
Thymin 5
TIA 45, 49, 63
Transkription 7
Transport-RNS 8
Tremor, seniler 52
Triplett 7, 8
Tuberkulose 203

Ulcus ventriculi 157
Ultraschalldoppler-Technik 221
Ultraschalluntersuchung 33
Umwelt 25
Unfall 28
Uracil 7
Urethraatrophie 82
Urininkontinenz 71, 78
Urinuntersuchung 32

Vegetative Störungen 53
Venenthrombose 221, 222
Vereinsamung 24
Versorgung, geriatrische 231
Vertebrobasilare Zirkulation 40,
48

Verwirrtheit 65, 66, 67, 68, 69,
70, 71, 72
Vestibularisfunktion 61
Vibrationsempfinden 31
Vitamin A 216
Vitamin B 1 216
Vitamin B 6 216
Vitamin B 12 216
Vitamin C 216
Vitamin D 116, 216
Vitaminzufuhr 218

Wäschedienst für Inkonti-
nente 240
Wasserbett 109
Wassermatratze 109
Wasserverlust 173
Wasserzufuhr, iatrogene, übermäs-
sige 178
Wechseldruckmatratze 109
Wohnplätze, geschützte 241

Zentralnervöses System 30
Zirkulation, cerebrale 38
Zunge 152

UTB